疑难心血管疾病
中医思考与辨治

主　编　薛一涛

副主编　焦华琛

编　委（以姓氏笔画为序）

刘　江　孙海燕　李　焱　吴　彤　林　鑫

孟宪卿　郝　浩　钟　霞　焦华琛　薛一涛

人民卫生出版社

·北京·

图书在版编目（CIP）数据

疑难心血管疾病中医思考与辨治 / 薛一涛主编. —
北京：人民卫生出版社，2022.2
ISBN 978-7-117-32828-9

Ⅰ. ①疑… Ⅱ. ①薛… Ⅲ. ①心脏血管疾病—疑难病
—辨证论治 Ⅳ. ①R259.4

中国版本图书馆 CIP 数据核字（2022）第 017348 号

| 人卫智网 | www.ipmph.com | 医学教育、学术、考试、健康，购书智慧智能综合服务平台 |
| 人卫官网 | www.pmph.com | 人卫官方资讯发布平台 |

疑难心血管疾病中医思考与辨治
Yinan Xinxueguan Jibing Zhongyi Sikao yu Bianzhi

主　　编：薛一涛
出版发行：人民卫生出版社（中继线 010-59780011）
地　　址：北京市朝阳区潘家园南里 19 号
邮　　编：100021
E - mail：pmph @ pmph.com
购书热线：010-59787592　010-59787584　010-65264830
印　　刷：北京铭成印刷有限公司
经　　销：新华书店
开　　本：710×1000　1/16　　印张：12　　插页：2
字　　数：209 千字
版　　次：2022 年 2 月第 1 版
印　　次：2022 年 3 月第 1 次印刷
标准书号：ISBN 978-7-117-32828-9
定　　价：55.00 元

打击盗版举报电话：010-59787491　E-mail：WQ @ pmph.com
质量问题联系电话：010-59787234　E-mail：zhiliang @ pmph.com

主编简介

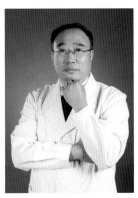

薛一涛

现任山东中医药大学附属医院（山东省中医院）主任医师，二级教授，医学博士，博士研究生导师。山东中医药大学中医心病学学科带头人，齐鲁中医药优势专科集群心血管科负责人和学术带头人，山东省首席保健专家。

先后获得"全国医药卫生系统先进个人称号"（2010年）、山东省有突出贡献的中青年专家、山东省名中医药专家（2013年）、"山东省抗击新冠肺炎疫情先进个人"（2020年）等多项荣誉称号。

主要从事中医、中西医结合心血管病科的临床医疗及研究工作。

主要社会兼职：国家自然科学基金委员会评审专家，中华中医药学会心血管病分会副主任委员、膏方分会副主任委员，中国医师协会中西医结合分会心血管专业委员会副主任委员，中国中医药信息学会心脏康养分会副会长，山东省医师协会副会长等。

参与省部级科研课题近20项，先后获山东省科学技术奖一等奖1项（"提高中医降压质量的关键技术及转化应用"）、三等奖2项（"冠心病情志因素与血管内皮功能损伤的关系及中药干预""苍术油治疗骨质疏松症的实验及临床研究"），山东省卫生政策研究一等奖2项（"城市公立医院综合改革对三级中医医院就诊患者医疗行为的影响调查""规范中医药诊疗临床路径的研究"），中国老年保健医学研究会科学技术奖三等奖1项（"复心汤对心衰心肌细胞凋亡信号转导分子 Caspase-8 及凋亡相关基因 Bcl-2 mRNA 表达的影响"），山东中医药科技进步奖一等奖 2 项（"复心汤治疗慢性心力衰竭基础与临床研究""中医护理模式及技术标准示范研究"）等多项奖项；主、参编著作 15 部，发表学术论文近 110 篇。从事中医学习工作 40 余年，在长期大量医疗实践的基础上，积累了丰富的临床经验。在心系疾病的诊断、治疗等方面独树一帜，形成了自己独特的学术观点。特别是在心力衰竭、冠心病、心律失常、高血压等常见病、多发病方面，总结出了独具个人特色的学术思想及临证经验。

陈可冀院士序

山东中医药大学附属医院薛一涛教授为我国中医药学界富有临床实践经验及教学经验的优秀医学家，从事医疗及医学教育事业先后 40 余年，尤其在心血管疾病的中医及中西医结合医疗方面，积累了丰富的医疗与教育经验。40 多年来，薛一涛教授衷中参西，中西医优势互补，取得很好的临床实际效果，其学术理论进一步系统化、特色化，为中医药界高度认可。今《疑难心血管疾病中医思考与辨治》一书即将出版，该书内容涵盖薛一涛教授医疗学术理念、学术特色、师承谱系、临床实践心得、医案及临证医话等，具有较强的临床实用价值和较高的参考价值。

值此新书即将面世之际，应薛一涛教授之请，谨致数语，聊以为序，期待薛一涛教授的临床医疗及教学经验得到读者认可和推广应用。

陈可冀

时年九十一

2020 年 10 月于北京

（注：陈可冀教授系中国科学院院士、国医大师）

庄严教授序

亦师亦友二十七年

我习惯称呼薛一涛为老师，在和他交流的时候，还是觉得喊"薛老师"更顺口。第一次和他见面是在 1993 年，我在山东省中医院保健科毕业实习，薛老师是我的带教老师。记得那时薛老师风华正茂，在保健科的大夫中算是年轻人。他对学生、对病人都非常客气，平时话也不多，总是忙忙碌碌的，走起路来很快，带着风——直到今天他仍是这样的走路方式。之所以对他印象深刻，一是和他说起来老家的时候，他是莱阳，我是莱西——中华人民共和国成立前，莱西就是莱阳一部分，这样看，算是非常近的老乡了；二是薛老师指导我的时候，一直鼓励我好好学习，争取留在山东省中医院保健科工作，虽然是半开玩笑的话，那个时候却对我起到了重要的激励、鞭策作用。

毕业后留在大学从事管理工作，见到薛老师的机会就少多了，后来听说他离开保健科，也从事医院管理了，第一次听到这个消息的时候，还觉得有些诧异：薛老师这么沉默少语的人，也改行了啊！好在周围的同事有薛老师的学生，听他们讲薛老师在医务处，后来到院级领导岗位，虽然管理工作繁忙，一直没有放弃业务，在中西医结合治疗心系疾病事业上兢兢业业、孜孜以求。

再次和薛老师频繁交往，是因为父亲的心脏病，家父因心脏病心律失常住院了，经过几天的治疗，效果不好。薛老师来到病房看他，看完病历后，他说："这个病不需要住院……"住院一个月效果一般，出院后就开始请薛老师调理，很快心律失常问题控制得就非常满意了。从此以后，父亲成了薛老师的老病号，我也切身体会到薛老师的业务能力和水平，特别是中西医结合治疗心脏病方面，果然名不虚传。

2019 年 7 月，我参加医院名老中医传承工作室工作会议，看到医院的老先生们都有著作了，就对身边的薛老师说："您的业务这么好，应该也写本书，把自己的经验传承下去。"他谦虚地说："正在写。"

近日，得知薛老师的著作付梓，非常高兴。遵薛老师命，写一段文字。因学识有限，不敢妄论学术，只能简单回忆一下往事，以表达感恩、感谢之情。

是为序。

庄严

2020 年 7 月于济南

（庄严教授时任山东中医药大学副校长、
山东中医药大学附属医院党委书记）

自 序

光阴荏苒，不知不觉已经步入中医领域 40 余年，几十年来一直从事临床医疗工作，虽然后来兼有行政管理工作，但始终没有放松对中医的学习和临床实践，积累了一些经验，也有深深的思考和感悟。

1979 年，恢复高考的第三年，考入山东中医学院（现为山东中医药大学），那时候，对中医没有任何印象，更谈不上喜欢、爱好和专业思想，入学的头几年，上课还在看数学。大二以后对中医逐渐有点入门，尤其是读了李克绍老师的《伤寒解惑论》后，颇受启发，从此也喜欢上了《伤寒论》，虽然背得不熟，但也是爱不释手，这对以后的临床工作发挥了巨大作用。

1984 年 7 月，本科毕业后分配到山东省中医药研究所，在山东中医药大学附属医院（山东省中医院）上班，8 月份在病房转科工作 1 个月，9 月份突然被抽调至内科急诊室，由于刚刚毕业，没有临床工作经验，更谈不上中西医临床技能，没有底气，心里非常忐忑，本想转几个科室再去，急诊室主治医师听说安排一个刚刚毕业的学生来急诊室工作也不放心，我听说后激发了斗志，也主动要求去急诊室。到急诊室上班的第一天就碰到了一个心脏骤停的患者，第一次学习和使用心脏除颤技术。由于内科急诊室承担全院的急诊，内、外、妇、儿、骨科等急诊患者都到急诊室，要求医生临床知识必须全面，个人临床技能有较大差距。为了尽快掌握急诊技能，提高急救技术水平，利用业余时间几乎看遍了医院图书馆所有急救杂志和急救书籍。在急诊室工作的一年时间，得到了上级医生及各位同事的理解、支持和无私帮助，使我临床知识和临床技能，尤其是急危重症救治能力得到全面提升，如各种穿刺（胸腔穿刺、腰椎穿刺、骨髓穿刺）、心肺复苏、急诊患者的快速处置等。

1986 年攻读硕士研究生，师从王永安教授，3 年时间，系统学习了心血管病科疾病的中西医理论和防治方法，通过跟诊学习、继承了王永安老师的学术思想。1989 年毕业分配到山东中医药大学附属医院工作至今。以后攻读山东大学博士学位，师从高海青教授，系统学习了老年心血管疾病的西医技术和科研方法，丰富了研究思路和研究方法，业务水平和科研能力得到很大的提升。于 1985 年到上海医科大学进修学习半年，1996 年到中国医学科学院北京阜外医院进修学习一年，这些学习和进修经历丰富了中西医理论知识，开阔了视野，提高了临床综合能力和独立科研能力，为以后的临床和科研工作奠定了基础。

1999 年至今，大部分时间和精力在行政管理工作，虽然一直没有放弃业务，但从事临床的时间减少了许多。由于始终坚持临床医疗工作，对中医理论知识、理法方药的认识逐步提高，临床疗效逐年提升，积累了一些临床经验。

2018 年获批山东省名老中医药专家传承工作室建设，焦华琛教授作为工作室负责人，在她的提议和召集下，工作室人员汇集了多年来的临床验案，编写了这本经验集，希望对同仁有一点启迪和帮助。由于时间仓促，水平所限，书中内容难免出现错误，一些个人观点及遣方用药也不一定准确，敬请各位同仁批评指正。

是为序。

2020 农历庚子年中秋

薛一涛

前　言

由于不健康饮食、身体活动不足、吸烟等不良生活方式，我国患有高血压、血脂异常、糖尿病和肥胖的绝对人数不断攀升，我国心血管病的发病率和死亡率逐年增加，尚看不到拐点。据《中国心血管健康与疾病报告 2020》显示，2018 年中国医院心脑血管病患者出院总人次数为 2 316.13 万人次，占同期出院总人次数的 12.80%；其中，心血管病出院总人次数为 1 142.39 万人次，占 6.31%。缺血性心脏病和缺血性脑卒中占比最高。1980—2018 年，中国心血管病患者出院人次数年均增速为 9.73%，快于同期全病种出院人次数的年均增速（6.34%）。所以心血管疾病已经成为严重影响国人健康的疾病，对心血管疾病的防治刻不容缓。

作者致力于中医药治疗心血管疾病 40 余年，熟读经典，衷中参西，融百家之长，涉猎广博，对心系疾病各家学说皆有独到见解，尤其是在心力衰竭、冠心病、心律失常、高血压等疾病治疗领域树立了独特的学术思想，在中医药治疗心血管常见病多发病方面有很深的造诣。

本书以作者在临证过程中的心得为主体，以医案医话的形式系统阐述了作者对心血管系统常见病、多发病的诊断治疗方法。除了基于君臣佐使理论组方遣药外，还记述了膏方的制剂、流程、应用等方面的个人体会，令人耳目一新。

全书共分四章。第一章学术经验概述，主要叙述了心力衰竭、冠心病、心律失常及高血压的主要学术观点和经验；第二章学术思想与特点，主要叙述了师承谱系、治学特点、治学态度及主要学术观点的源流、形成；第三章临证医话，主要叙述了方剂使用心得、单味药及药对使用心得和膏方应用心得；第四章临证医案，主要叙述 49 个亲自医疗的临床医案。

杏林岐黄，传承不息，作者率众弟子撰写本书，意在总结以往经验，共同研讨，为心血管疾病治疗提供新的思路，主要适用于临床医生，尤其是中医青年医生在临证时的借鉴和参考，希望在提高临床疗效方面有所帮助，愿与诸君共同进步。

在本书行将出版之际，特别感谢中国科学院院士、国医大师陈可冀教授和山东中医药大学副校长、山东中医药大学附属医院党委书记庄严教授在百忙中为本书赐序。感谢山东省名老中医药专家传承工作室（薛一涛工作室）工作及编写人员在本书编写过程中的辛勤付出。感谢人民卫生出版社相关编辑在书稿审稿、出版过程中提出的宝贵意见和建议。

由于作者学术水平所限，书中错误在所难免，不当之处敬请读者批评指正。

编者

2021 年 11 月

目 录

| **学术经验概述**

　　临床上，心血管疾病大多数都是疑难病，病情重、病程长、治疗难度大，甚至需要终身服药治疗，给个人、家庭和社会造成很大的负担。薛一涛教授从事中医工作 40 余年，在长期大量医疗实践的基础上，积累了丰富的临床经验。在心系疾病的诊断、治疗等方面独树一帜，形成了自己独特的学术观点。特别是在心力衰竭、冠心病、心律失常、高血压等常见病、多发病方面，总结出了独具个人特色的学术思想及临证经验。

一、心力衰竭：补气活血，温阳利水是心力衰竭的根本治法

（一）历史沿革

　　心力衰竭是各种心血管疾病导致心功能不全的一种综合征，中国古代医籍中并没有心力衰竭这一名称。关于心力衰竭的描述分布在"喘证""水肿""虚劳""痰饮""心胀""心痹""心水"等疾病中。

　　心力衰竭相关的病名最早见于《黄帝内经》。《黄帝内经》中已有明确的"喘、肿、悸"等描述。《灵枢·胀论》曰："夫心胀者烦心短气，卧不安。"此处对"心胀"的描述即包含心力衰竭的症状。《灵枢·天年》中记载："六十岁，心气始衰，若忧悲，血气懈惰，故好卧。"《素问·水热穴论》中记载："故水病下为胕肿大腹，上为喘呼，不得卧者，标本俱病，故肺为喘呼，肾为水肿，肺为逆不得卧，分为相输俱受者，水气之所留也。"这是对心力衰竭比较明确的记载。《素问·痹论》："脉痹不已，复感于邪，内舍于心。"又曰："心痹者，脉不通，烦则心下鼓，暴上气而喘，嗌干善噫，厥气上则恐。"可见，由于时代所限，《黄帝内经》没有提及心衰名，但从临床表现出发，心力衰竭一病出现的时间较早。

　　东汉张仲景明确提出了"心水"的病名。在《金匮要略·水气病脉证并治》提出："心水者，其身重而少气，不得卧，烦而躁，其人阴肿。"《金匮要略·痰饮咳嗽病脉证并治》曰："水在心，心下坚筑，短气，恶水不欲饮……

水停心下，甚者则悸，微者短气。"《金匮要略·痰饮咳嗽病脉证并治》云："夫饮有四……有痰饮，有悬饮，有溢饮，有支饮。"支饮病机为饮停胸膈，如"咳逆倚息，短气不得卧，其形如肿，谓之支饮"。又如"膈间支饮，其人喘满，心下痞坚，面色黧黑，其脉沉紧，得之数十日，医吐下之不愈，木防己汤主之"。这些记载是对心力衰竭比较准确的描述。可见张仲景对心力衰竭已经有了明确认识。

王叔和最早在《脉经》中系统论述了心力衰竭："心衰则伏，肝微则沉，故令脉伏而沉。工医来占，固转孔穴，利其溲便，遂通水道，甘液下流。亭其阴阳，喘息则微，汗出正流。肝著其根，心气因起，阳行四肢，肺气亭亭，喘息则安。"王叔和在此提出心力衰竭的病机为心之阳气虚衰兼水饮内停，还提出调阴阳、利小便、扶木生火、鼓舞心阳的治则治法。

早在孙思邈的《备急千金要方》一书中即已出现了"心衰"一词，《备急千金要方·脾脏方·脾脏脉论第一》中有"心衰则伏"的记载，"伏"可指外邪入里，与内邪相合为病，导致阳气难化，小便难少而出现水肿，如《金匮要略》中记载："热止相搏，名曰伏，沉伏相搏名曰水，沉则脉络虚，伏则小便难，虚难相搏，水走皮肤，即为水矣。""伏"也可指阴盛阳衰而脉伏，即脉位极沉，如《脉确》中所说："阴盛阳衰，四肢厥逆，六脉俱伏。"《圣济总录·心脏门》中也谓："心衰则健忘，心热则多汗。不足则胸腹胁下与腰背引痛，惊悸，恍惚，少颜色，舌本强。"认为健忘之病本于心虚，血气亏少，精神昏愦，故神志动乱而多忘，此处"心衰"实则心虚之义，与西医学所指心力衰竭的含义不同。

宋代严用和在《济生方》中提出："肾水不流，脾舍堙塞，是以上为喘呼咳嗽，下为足膝衍肿，面浮腹胀，小便不利，外肾或肿，甚则肌肉崩溃，足胫流水。"提出由肾水致心衰的观点。《诸病源候论·虚劳病诸候下·虚劳浮肿候》指出："肾虚则水气流溢，散于皮肤，故令身体浮肿，若气血俱涩，则多变为水病也。"也支持肾不行水，水气泛溢。《医林改错》："元气既虚，必不能达于血管，血管无气，必停留而瘀。"阐明了心力衰竭的病机是心阳不足，血行无力，留而成瘀，瘀而成水。

（二）病因病机

心力衰竭的中医病因以内因为主，外因为辅。内因主要有年老体衰、久病失养、心脉痹阻、肺气亏虚、脾失健运、肾不行水等；外因主要是感受六淫之邪。心力衰竭的发病多数是外因引动内因，或者以内因为主导。外内合邪为病，导致心的气血阴阳亏虚，进而形成痰饮、气滞、血瘀等病理产物。

《黄帝内经》载"心者，五脏六腑之大主也，精神之所舍也""心主身之血脉""诸血者，皆属于心""主不明，则十二官危，使道闭塞而不通，形乃大伤"。薛一涛教授认为心力衰竭的病变基础不外乎气和血，病理本质当属本虚标实，虚实夹杂。本虚有三个方面，即心气虚、心阳虚、宗气虚；标实也有三个因素，即血瘀、水停、痰湿。在诸多因素中心气不足，心阳不振，血留成瘀，肺失通调，水泛于外是最重要的病机。

1. 心气亏虚

心气亏虚是心力衰竭发生的重要因素。《金匮要略》言："心气不足，吐血衄血""凡食少饮多，水停心下，甚者则悸微者短气。"《圣济总录》中也说："虚劳惊悸者，心气不足，心下有停水也。"皆言心力衰竭系由心气不足引起。

心气虚证是临床常见心系疾病证候，多因禀赋不足、心气素虚、年迈体衰、脏气渐弱；劳倦思虑过度、耗伤心气，或由久病气血双亏、心气乏源；或因误汗、过汗、汗出过多，心气随之而泄，导致心气不足。其证属虚，病位主要在心。日久可累及肺、脾、肾，致三脏功能失调，极易酿生瘀血、痰浊、水饮等病理产物。

气虚是心力衰竭的根本原因。《素问·五脏生成》曰："诸血者，皆属于心。"《素问·痿论》："心主身之血脉。"心脏和全身的血液循环关系最为密切，心是血、脉的主导和动力，心气充沛则血行有力，血循常道。气为血之帅，血为气之母，气行则血行，气滞则血瘀。如心气虚衰，则率血无力，血行不畅，瘀阻经络，导致血瘀的发生。日久瘀血常常引起水停心下，累及多个脏腑，进而出现喘咳、水肿、心悸等一系列的心力衰竭症状，因此气虚是慢性心力衰竭发生的根本原因。

气虚的病理反应可涉及全身各个方面，如气虚则卫外无力，肌表不密，腠理不固，而易汗出；气虚则四肢肌肉失养，周身倦怠乏力，肢体萎弱不用；气虚则清阳不升、清窍失养而精神萎顿、头昏耳鸣；气虚则无力以率血行，则脉象虚弱无力或微细；气虚则水液代谢失调，气滞津停，水液不化，输布障碍，可凝痰成饮，甚则水邪泛溢肌肤而成尿少水肿；气虚还可导致脏腑功能减退、肢体失于温煦，从而表现出一系列脏腑虚弱、温煦不足的征象。

2. 瘀血内阻

七情内伤，肝失疏泄，或气行不畅，气滞致瘀，或郁而化火，火热煎熬血津黏稠致瘀；嗜食肥甘，饮食失宜，或脾失健运，脾虚生痰，痰阻气滞致瘀，或脾不统血，血出致瘀；久病年高，劳倦内伤，气虚血运无力，阳虚脉道失温而滞涩，阴虚脉道失润而僵化。寒邪外感或阳虚寒凝，血得寒则凝，致血寒致瘀。血滞为瘀，瘀血阻于脉络，心脉失养，发为诸证。心脉的正常运行与心气充沛、血液充盈、脉道通利三者有关。若因久病体虚，思虑劳心过度，或痰湿内阻，或失血过多等，使脉不充盈，心之阳气不足以推动血液运行，则容易导致瘀血内阻、气机阻滞，而使心脉受阻出现心血瘀阻证。该证常因劳累、感受寒邪，或情志变化而诱发、加重。

瘀血是心力衰竭的重要环节。瘀血既是病理产物，又是多种疾病的致病因素。《医林改错》："元气既虚，必不能达于血管，血管无气，必停留而瘀。"说明在心力衰竭过程中，瘀血是气虚的病理产物，而瘀血一旦形成，又可加重气机阻滞，酿生水湿、痰浊、瘀热、瘀毒等病理产物，进一步损害机体，诱发他病。

瘀血在心血管病的形成和发展中具有十分重要的作用，是以瘀阻心脉、心脉痹阻为主导心系疾病发生、演变的中心环节，亦是心血管疾病的基本病机。瘀阻于内，留于体内不散，不仅使血液失去应有的濡养作用，而且可以作为新的致病因素诱导新的病理因素产生。

瘀血的致病特点主要表现在以下几个方面：第一，瘀血易阻滞气机。"气为血之帅，血为气之母"，血能载气，为气行之所附。瘀血的形成，必然影响和加重气机的郁滞。即所谓的瘀血必见气滞。第二，瘀血形成之后，无论是瘀阻于脉内，还是留滞于脉外，均可影响心肝肺等脏腑功能，导致局部或全身的血液代谢失常，进一步加重血瘀的程度。如果瘀血阻滞于心脉，心脉痹阻则可发为胸痹心痛；瘀血阻于肝脏，肝络闭阻，气血运行不畅；瘀血阻于脉道，损伤脉络，血溢脉外而致出血，见硬节肿块、皮肤青紫瘀斑等。瘀血阻于经络，形体官窍瘀阻，组织失于荣养，可见口唇爪甲青紫、皮肤瘀斑瘀点、脉涩不畅。第三，瘀血既成，阻于机体，脏腑失于濡养，影响其功能正常发挥，瘀血不去新血不生，从而影响新血的生成。第四，瘀血一旦停滞于某脏腑组织，难于及时消散，致病部位固定，多见局部刺痛，固定不移或癥积肿块日久不消。同时由于瘀阻部位不同，兼夹邪气不同，病证也各异。瘀阻于心，致胸痹心痛；瘀阻于肺，致胸痛、咯血；瘀阻于肝，致胁痛、癥积；瘀阻于胞宫，致痛经；瘀阻于肌肤，致皮肤局部肿痛、青紫；瘀阻于脑，致猝然昏倒、不省人事、半身不遂。然而，心主血脉，生血行血，心又为五脏六腑之大主，血瘀不离乎心，脏腑形体官窍经络的瘀阻均可影响到心血的运行，以象测藏，局部的瘀血体征又可反映出心脉血行的状态。

一般来讲，瘀血致病的症状特点主要有以下几点：第一是疼痛，疼痛性质为局部刺痛，痛处固定，疼痛拒按，入夜尤甚。第二是肿块，其形成多因瘀积于皮下或体内某处，或胀或痛；第三是出血，留瘀日久，络损血溢，可见皮下出血或内脏出血；第四是瘀色多紫黯，可见面色紫黯、口唇爪甲青紫，舌紫黯，舌有瘀点、瘀斑；第五是肌肤甲错，瘀血不去，新血不荣，故肌肤失养；第六是脉涩或脉结代，脉为心搏之外候，络道瘀滞，影响心搏，故见涩脉、结代脉。第七是瘀血乘心，心不藏神，可见昏谵、发狂等神志障碍。

3. 水饮内停

肺、脾、胃、三焦在水液代谢过程中发挥着关键性的作用，如功能障碍，可致水液停聚于体内而发生本证。由于所停部位不同，引起的临床症状也有区别，若在上焦胸中，则有肺失宣降之咳喘、咳痰之症；妨碍心主血脉功能，则有胸闷、心悸表现；若滞留于肠胃，使其气机失于和降，故有呕恶、食欲不振等症。此外，若水饮凌心易于蒙蔽心神，出现头晕目眩、精神萎靡等症；若痰浊上犯与风火相合，则可见神昏谵语、癫狂痫等症。

水饮内停是心力衰竭的必然结果。水液代谢受肺、脾、肾三脏调控。肺为水之上源，通调水道，下输膀胱；脾主运化水液；肾主水，司开阖，为水之下源，司水之气化。在病理条件下，不论任何原因，影响到肺的通调水道，脾的运化水湿，肾的气化制水作用，都可以使水湿停聚而形成水肿。心力衰竭者心气势微，无力率血，血行不畅，波及肺、脾、肾之功能，造成水饮内停，也可加重水湿之患。二者之间互为因果，恶性循环，易于反复，经久难愈。

（三）辨证治疗

作者治疗心力衰竭常从"益气温阳，活血利水"出发，使用自拟的复心汤加减：制附子12~30g，淫羊藿30g，葶苈子30g，泽泻20g，当归15g，黄柏15g。

该方以制附子为君药，用附子大辛大热之性鼓动肾中真阳，暖肌温经，开发腠理，致津液通气。附子大辛大热，入心肾脾经，能温补一身之阳，常用于亡阳虚脱，肢冷脉微，心阳不足，胸痹心痛，虚寒吐泻，脘腹冷痛，肾阳虚衰，阳痿宫冷，阴寒水肿，阳虚外感，寒湿痹痛。《神农本草经》中记载附子"主风寒咳逆邪气，温中，金疮，破癥坚积聚，血瘕，寒湿踒躄，拘挛膝痛，不能行步"。《名医别录》言其能疗"脚疼冷弱，腰脊风寒，心腹冷痛，霍乱转筋，下痢赤白，坚肌骨，强阴，又堕胎，为百药长"。

臣以辛甘之品淫羊藿，以加强温补肾阳之功，君臣相配，辛甘助阳，则温复肾阳功专效宏。淫羊藿，又名仙灵脾，味辛、甘，性温。归肝、肾经。功能补肾阳，强筋骨，祛风湿。用于阳痿遗精，筋骨痿软，风湿痹痛，麻木拘挛等证。《日华子本草》言其"治一切冷风劳气，补腰膝，强心力，丈夫绝阳不起，女子绝阴无子，筋骨挛急，四肢不任，老人昏耄，中年健忘"。《医学入门》记载："补肾虚，助阳……治偏风手足不遂，四肢皮肤不仁。"

佐以苦降之品葶苈子，泻肺逐水、止咳平喘，可利水下行走膀胱，祛痰涎而利肺气。肺朝百脉，主宣发肃降，为水之上源，肺气通调，则给水邪以出路。当归入心、肝经，补血活血。《名医别录》：下膀胱水，伏留热气，皮间邪水上出，面目浮肿，身暴中风热痱痒，利小腹。《本草正义》中对葶苈子的功用叙述最为精当：葶苈子苦降辛散，而性寒凉，故能破滞开结，定逆止喘，利水消肿。《本经》主治，皆以破泄为义。惟寒泄之品。能通利邪气之有余，不能补益正气之不足，苟非实热郁窒，自当知所顾忌。《名医别录》："久服令人虚，本是至理。然肺家痰火壅塞，及寒饮弥漫，喘急气促，或为肿胀等证，亦必赖此披坚执锐之才，以成捣穴犁庭之绩。自徐氏之才，论十剂之泄以去闭，偶以大黄、葶苈二物并举，而东垣遂谓葶苈气味俱厚，不减犬黄，景岳从而和之，石顽且谓苦寒不减硝黄，丹溪亦有葶苈性急，病涉虚看，杀人甚捷之说，遂令俗人不辨是否，畏如蛇蝎，即寻常肺气喘满、痰饮窒塞之证，亦几有不敢轻试之意，其亦知实在性质，不过开泄二字，且体质本轻；故能上行入肺，而味又甚淡，何至猛烈乃尔。"

泽泻利水渗湿，三药配伍，瘀得化、水得行心脉得通。佐使之品黄柏苦寒微辛，其性沉降下行，可泻膀胱相火，补肾水不足，以制附子、淫羊藿大辛大热之偏性，使其扶阳而不伤阴。泽泻乃通利脾胃之药，以其淡渗能利土中之水，水去则土燥而气充，脾恶湿故也。但气湿必自膀胱而出，泽泻能下达膀胱，故又为膀胱之药。《本草汇言》："利水之主药。利水，人皆知之矣；丹溪又谓能利膀胱、包络之火，膀胱包络有火，病癃闭结胀者，火泻则水行，行水则火降矣，水火二义，并行不悖。"

当归味甘，性温，功效能补血活血，调经止痛，润肠通便。可治一切血虚萎黄，眩晕心悸，月经不调，经闭痛经，虚寒腹痛，肠燥便秘，风湿痹痛，跌扑损伤，痈疽疮疡。酒当归活血通经。用于经闭痛经，风湿痹痛，跌扑损伤。

《本草纲目》称其"治头痛，心腹诸痛，润肠胃筋骨皮肤。治痈疽，排脓止痛，和血补血"。

此外，黄柏还具补气健脾养心之功，可通行上中下三焦，与君臣药合用兼顾气分、血分、水分，共同起到温阳复心、活血利水的作用。

夜眠不佳者加炒酸枣仁、柏子仁；水肿者合用五苓散；乏力明显者酌加党参、茯苓、白术；尿量减少者合用茯苓、猪苓、车前子、冬瓜皮等；心率偏慢或有房室传导阻滞或窦房结功能低下者，可加保元汤合麻黄附子细辛汤，加用补肾阳药，如仙茅根、淫羊藿、鹿角胶、补骨脂等以温肾阳、促心阳。

除复心汤外，作者亦推崇真武汤。真武汤出自《伤寒论》，为治疗少阴阳虚水泛之经典名方。《医宗金鉴》言："真武者，北方司水之神也，以之名汤者，藉以镇水之义也。"《伤寒明理论》也说："真武……用以治水焉。"可见真武汤温脾肾之阳，利水祛湿，为治水之效方。纵观全方组局，拆析方药配伍，真武汤以附子为君药，专入命门，补先天命门真火，解沉寒痼冷之疾，温肾助阳，化气行水，兼顾中焦脾土；臣以茯苓利水渗湿入下焦，白术健脾燥湿走中焦；佐以生姜，辛温通阳，散水宣肺行上焦；白芍泄络利水走筋脉，柔肝缓急，且防附子燥烈之性。附子配生姜，宣散寒水自表出；附子配白术，温补脾肾，先后天同补；附子配芍药，阴阳相配，气血共走；附子配茯苓，更佐膀胱化气利水之功。喻嘉言在《尚论张仲景伤寒论》（简称《尚论篇》）中云："误服大青龙汤，厥逆、筋惕肉润者，既有亡阳之逆矣。亡阳即当用四逆汤以回阳，乃置而不用，更推重真武一汤以救之者，其义何居？盖真武乃北方司水之神，龙惟藉水可能变化，而水者，真武之所司也。设真武不与之以水，青龙之不能奋然升天可知矣。故方中用茯苓、白术、芍药、附子，行水收阴，醒脾崇土之功，多于回阳，名之曰真武汤。乃收拾分驰离绝之阴阳，互镇于少阴北方之位，其所收拾者，全在收拾其水，使龙潜而不能见也。设有一毫水气上逆，龙即得遂其升腾变化，纵独用附子、干姜以回阳，其如魄汗不止何哉……"，这一描述无疑是对真武汤的切中肯綮的描述。薛教授临证时不吝回阳救逆，附子常可用至30g，茯苓、白术亦取大剂量，意在回阳救急，培护中焦，多年来临床效验明显。

同时，要重视心力衰竭并发症的治疗。临床中心力衰竭常常并发很多症状，其中心悸、水肿者最为常见。《伤寒明理论》中记载了心力衰竭时伴随心悸的症状，谓："其心气虚者，由阳气内弱，心下空虚，正气内动而为悸也。"《伤寒治例》中指出心阳虚是心悸发生的主要病因："气虚停饮，阳气内弱，心下空虚，正气内动而悸也。"《伤寒论》中有桂枝甘草龙骨牡蛎汤治疗心阳不足之心悸。薛教授在此基础上，提出对于心力衰竭患者并发的心悸可从"温补心阳，安定心悸"角度出发辨证施治，临证时常常以桂枝甘草龙骨牡蛎汤为底方，方中桂枝、甘草复其阳；龙骨、牡蛎安其神，同奏温心阳、安心神之功。对于心力衰竭患者水肿之症的治疗，《黄帝内经》中有"开鬼门、洁净腑、去菀陈莝"治水三要法的记载。《金匮要略》中也谓："腰以下肿，当利小便。"古代文献提示发汗、利小便、活血化瘀为心力衰竭水肿治疗的重要法则。薛教授认为，心力衰竭日久，见水邪内停之心肾阳虚证者可选用真武汤治疗。

二、冠心病：重视调补宗气，补气活血，养心通脉

（一）历史沿革

胸痹心痛病名源于《黄帝内经》。《灵枢·本脏》云："肺大则多饮，善病胸痹、喉痹、逆气。"《金匮要略·胸痹心痛短气病脉证治》第3条中指出"胸痹之病，喘息咳唾，胸背痛，短气，寸口脉沉而迟，关上小紧数"等症状。《灵枢·厥病》将心痛严重、病情凶险者称为"真心痛"，曰："真心痛，手足青至节，心痛甚，旦发夕死，夕发旦死。"晋代葛洪《肘后备急方》曰："胸痹之病，令人心中坚痞忽痛，肌中苦痹，绞急如刺。"至隋代巢元方《诸病源候论·咽喉心胸病诸候》也列专篇讲述胸痹，认为心痛病属于心系疾病。《诸病源候论·咽喉心胸病诸候》中描述更加生动全面："寒气客于五脏六腑，因虚而发，上冲胸间，则胸痹。胸痹之候，胸中如满，噎塞不利，习习如痒，喉里涩，唾燥。甚者，心里强痞急痛，肌肉苦痹，绞急如刺，不得俯仰，胸前皮皆痛，手不能犯，胸满短气，咳唾引痛，烦癞，自汗出，或彻背膂。"

宋代《圣济总录·诸痹门》将胸痹病分列为胸痹噎塞候、胸痹心下坚痞急候、胸痹短气候，提出胸阳不足，阴寒痹阻的病机。金元时期心痛与胃脘痛之说法含糊不清，但此时已开始有医家提出心痛与胃脘痛不同。明代仍未分辨出心痛与胃脘痛之区别，究其原因，主要是因为明初及中期仍承袭金元时期的思想。明代虞抟《医学正传·胃脘痛》认为胸痹除真心痛外，其余皆为胃痛。宋代陈无择《三因极一病证方论·九痛叙论》也提出心痛和胃痛不能区分。

明代以后，心痛和胃脘痛逐渐区分开来。明代张景岳在《景岳全书》中云："凡病心腹痛者，有上中下三焦之别。上焦者痛在膈上，此即胃脘痛也，《内经》曰胃脘当心而痛者即此。时人以此为心痛，不知心不可痛也，若病真

心痛者，必手足冷至节，爪甲青，且发夕死，夕发旦死，不可治也。"清代，由于王清任瘀血学说的兴起，对胸痹的认识趋于完善。以血府逐瘀汤为代表的活血剂是胸痹的治疗里程碑。血瘀证的研究由清代历久不衰，近现代继续发扬，为胸痹的治疗开启了新的篇章。

（二）病因病机

《黄帝内经》中提出胸痹可由外感、内伤、继发病因如痰饮、瘀血等引起。《举痛论》："寒气入经而稽迟，泣而不行，客于脉外则血少，客于脉中则气不通，故卒然而痛。"《金匮要略》中首创胸痹的辨证论治，提出温补阳气、温阳兼利小便、化痰祛浊等基本祛邪方法。对于胸痹的病机，记载道："夫脉当取太过不及，阳微阴弦，即胸痹而痛，所以然者，责其极虚也。今阳虚知在上焦，所以胸痹心痛者，以其阴弦故也。"即上焦阳气不足，胸阳不振，阴寒太盛，水饮内停。

《诸病源候论》认为胸痹的形成原因有二：一者，"风冷邪气乘于心也"；二者，认为本病的发病与肾不能运化水液，"停饮乘心之络"有关。孙思邈《备急千金要方》对胸痹的病因可归为寒、气、痰、瘀、热，特别重视寒邪致病，采用乌头赤石脂丸治疗。张元素在《医学启源》中，从本病、标病、虚实寒热等角度描述了心经的经脉证法。易水学派对胸痹有两种认识即不通则痛和不荣则痛。不通则痛，为实痛证证治之纲领。李东垣《医学发明》中论述："通则不痛，痛则不通，痛随利减，当通其经络，则疼痛去矣。"《证治准绳·杂病》："臂痛有六道经络，究其痛在何经络之间，以行本经药行其气血，血气通则愈矣。"奠定了冠心病调气活血通络的治法。明清时期，胸痹进入以瘀血学说为主导的阶段。《医林改错》和《血证论》对后世治疗胸痹心痛颇有启发，并创制了以血府逐瘀汤为主的多个方剂，用于胸痹治疗，对后世影响颇大。

胸痹一病，基本病机在于宗气不升，气虚血瘀，脉络失养。治疗时宜升补宗气，补气活血，养心通脉。

1. 宗气不升

"宗气"，又称为"胸气""大气"或"胸中大气"，首见于《黄帝内经》。《素问·平人气象论》中谓："胃之大络，名曰虚里，贯膈络肺，出于左乳下，其动应衣，脉宗气也。"此为文献中关于宗气的最早记载。《黄帝内经》中认为宗气是由水谷精微化生，积聚于胸中，与肺吸入的自然界清气相合发挥作用的气。张锡纯则强调宗气是胸中之主，即"大气者，原以元气为根本，水谷之气为养料，以胸中之地为宅窟者也"。宗气位于上焦心肺所居，与心肺二脏关系密切。《灵枢·邪客》中指出："宗气积于胸中，出于喉咙，以贯心脉而行呼吸焉。"即宗气的功能主要是贯心脉行气血，走息道而行呼吸。宗者，尊也。人体五脏六腑、经络循行皆赖于宗气的运行。宗气不仅为全身诸气之纲领，亦为全身血脉之纲领。

清·喻昌在《医门法律》中说："五脏六腑、大经小络昼夜循环不息，必赖胸中大气斡旋其间。大气一衰，则出入废，升降息，神机化灭，气立孤危矣。"宗气虚，则不能贯心脉、行气血，走息道、行呼吸，宗气的盛衰可对人的心肺功能及气血循行产生至关重要的影响，因此宗气不足成为心系疾病的重要病机。中医认为，宗气与营卫之气密切相关。《景岳全书》中记载："营气卫气，无非资借宗气，故宗气盛则营卫和，宗气衰则营卫弱矣。"宗气的来源主要有两端，一者为水谷之精微，一者为自然之清气，因此当这两个来源失司时宗气的生成就会产生障碍。老年体弱、久病失养、劳倦内伤等因素，易导致人体宗气化生无源，宗气不足，甚则下陷。宗气虚弱，推动鼓动无力，心血行而不畅，导致心系疾病发生。如大气下陷，则"气短不足以息，或努力呼吸，有似乎喘；或气息将停，危在顷刻"。宗气不足，对于心主血脉的功能正常发挥不利，气血痹阻，脉络不通，可发为心系疾病。

宗气不足主要分为两类，宗气亏虚和宗气下陷。张仲景《金匮要略·胸痹心痛短气病脉证治》描述宗气亏虚的表现为"胸痹之病……胸背痛，短气""胸痹，胸中气塞，短气"。从张仲景的论述中可见，宗气亏虚的表现与冠心病临床表现相似。张锡纯在《医学衷中参西录》中也说："此气（指宗气）一虚，呼吸即觉不利，而且肢体酸懒，精神昏愦，脑力心思为之顿减。"若宗气亏虚继续加重，则会演变成宗气下陷。《灵枢·五色》言"大气入于脏腑者，不病而卒死"，即为大气下陷的描述。中医认为，大气下陷与五脏密切相关，导致大气下陷的成因主要有以下几个方面：一者与肾有关，禀赋不足，年老体衰，肾气不足或房劳伤肾、肾不纳气；二者与脾胃有关，胃病日久或饮食伤胃，脾虚不运，脾清不升，水谷之气化源不足；三者与肝有关，暴怒或抑郁，肝气上逆，壅塞胸膈，导致宗气不升。此外，大气下陷还与失血耗精、正气不足，久病久咳、肺气耗伤，清气不入、宗气不足等有关。大气下陷所表现出的临床症状较多，张锡纯在《医学衷中参西录》中首次系统阐述了宗气下陷的症状表现："气短不足以息。或努力呼吸，有似乎喘。或气息将停，危在顷刻。"

并对大气下陷的脉象进行了详细描述，书中载："其脉象沉迟微弱，关前尤甚。其剧者，或六脉不全，或参伍不调。"现代临床认为，宗气虚的临床表现主要有胸闷、胸痛、气短、心悸、神疲、乏力、少气懒言、头晕、目眩、不寐、面色晦黯等，或兼见咳嗽、声低气怯、语言难出、鼻塞失音、舌干口渴、口淡乏味、多汗、纳呆腹胀、便溏、畏寒、浮肿、小便不利或不禁、胁肋疼痛、心下痞满、女子经水不行、经水淋沥、带下等表现。

胸痹本系为本虚标实之证，本虚即正虚、气虚，故也包括宗气虚。薛教授认为，宗气亏虚是胸痹发生的根本原因，胸痹的治疗也当以补宗气为法则，治疗的过程中，应依据宗气的生成来源，分别从肺气、脾气、元气等进行补益。从宗气不足论治冠心病体现了中医的整体观念，指导临床具有统筹兼顾、执简驭繁的效果。宗气不足是冠心病的基本病机，而升补宗气法是治疗冠心病的重要治法。目前从宗气治疗冠心病主要有以下几种治法：①益气升陷活血；②益气升陷温阳；③益气升陷、健脾化痰；④益气升陷养阴；⑤益气升陷解毒。

2. 气虚血瘀

《素问·调经论》曰："血气不和，百病乃变化而生。"说明气血的变化是疾病发生的基础。《素问·调经论》曰："血之与气并走于上，则为大厥。"气虚清阳不升，气虚血行不畅，气血瘀滞，脑失濡养，导致神明失用。劳倦内伤、忧思恼怒、嗜食厚味及烟酒等诱因，引起脏腑阴阳失调、气血逆乱而致血行不畅，血留成瘀。

古人认为：血，其性属阴而主静；气，其性属阳而主动。血不能自行，必须靠气的推动。《血证论·阴阳水火气血论》谓："运血者，即是气。"《仁斋直指方》也指出："人以气为主，血脉之所以流者，亦气也。"气的充盛、气机的调畅是血液正常运行的基础，气行则血行；若气虚不能推动血行，血停为瘀，而血瘀亦能阻滞气机，进一步加重气虚血瘀。

中医认为，气和血是维持人体生命活动的基本物质，二者在生理上相互依存、相互转化，病理上亦相互牵连、相互影响。生理上，气与血之间的关系经常用"气为血之帅，血为气之母"来概括。一般来讲，气主要有以下三方面的生理功能：第一是指气能生血，气化是血液生化的源头，水谷精微摄入之后，必须经过气的推动作用，才能转化为营养物质。第二是指气能行血。气行血是指气的推动作用，是血液循行的动力。第三个方面是指气能摄血。即是指气对血液的运行起统摄作用，使得血液运行遵循常道，而不溢出于脉外。病理上，气血失和，最为常见的表现即为气虚血瘀，正如张景岳所说："凡人之气血犹如源泉也，盛则流畅，少则壅滞，故气血不虚不滞，虚则无有不滞者。"

心气的盛衰，与心跳的强弱、节律以及气血运行等密切相关。心气足，血脉充盛，才能保持正常的心力、心率和心律，心脏才能进行正常的生理活动；若心气虚弱不足，行血无力，则可致血液流行缓慢，血液运行不畅乃致血停成瘀。

气虚血瘀是冠心病最重要的病理机制，气虚血瘀证是冠心病最常见的中医证候类型，在冠心病的发生、发展中均处于十分重要的地位。自清代王清任在《医林改错》中正式提出瘀血学说以后，近现代医家对于瘀血学说不断发挥。特别是以陈可冀院士为代表的活血化瘀法治疗冠心病的研究，更是在血瘀证的基础、治疗的各个方面做出了巨大的贡献，系统阐述了瘀血证的病因、病机、病位、病势、病性以及预后转归等，对于冠心病的诊断治疗起到了决定性的作用。

（三）辨证治疗

在冠心病的治疗上，作者推崇的方剂有丹参饮、失笑散、四逆散及血府逐瘀汤等。

丹参饮出自陈修园《时方歌括》，是中医治疗"心腹诸痛"等病的常用经典名方，原方中有丹参一两，檀香、砂仁各一钱半，三药共施，具有活血化瘀、行气止痛功效，临床适用于血瘀气滞之心腹诸痛。原书云："心腹诸痛有妙方，丹参为主义当祥，檀砂佐使皆遵法，入咽咸知效验彰。"君药丹参味苦微寒，益气活血，祛瘀止痛，兼顾凉血养血；臣以檀香芳香行气止痛；砂仁温中行气止痛，助丹参活血祛瘀行气止痛。三药气血双调，重在化瘀，兼顾气血阴阳。古人对丹参饮一方颇多溢美之辞，有"一味丹参饮，功同四物汤"之说。实际运用中薛教授常根据患者情况进行加减：痰盛者，可加半夏、黄芩、瓜蒌以清化痰热；胸部刺痛者，合并失笑散；心悸者，加桂枝、远志、龙骨、牡蛎、炙甘草等。丹参饮为心胃同治之方，方中丹参活血祛瘀，檀香调气，砂仁温胃畅中。全方妙在心胃同治，气血兼顾，阴阳并举，调气化瘀，宣通胸阳，达到治疗胸痹的目的。檀香一药，味辛，性温，入脾、胃、心、肺经，能够行气温中，开胃止痛。《本草备要》称其"调脾胃，利胸膈，为理气要药"。檀香气味芳香，入煎剂能开胸膈，解胸闷，由于其气芬芳，易挥发，故宜后下。现代研究证明，丹参饮在抗凝、抗心肌纤维化、抗心肌缺血、抗动脉粥样硬化、抑制炎症因子释放以及保护冠状动脉内皮细胞等方面有一定的正向促进作用。

失笑散，出自《太平惠民和剂局方》，为理血剂，具有活血祛瘀，散结止痛之功效。方中五灵脂为鼯鼠科动物复齿鼯鼠之干燥粪便。苦咸甘温，入肝经走血分，通利血脉，散瘀止痛；《本草纲目》中记载："五灵脂，足厥阴肝经药也，气味俱厚，阴中之阴，故入血分。"肝主血，故此药能治血病，散血和血而止诸痛。近年来，有不少人提出，五灵脂为动物粪便，是否还适宜作为中药继续使用。薛教授认为，五灵脂虽为动物粪便，在药物炮制的过程中，已经进行了矫臭矫味的处理，去除了药物原有的不良味道。在多年的应用过程中，并未发现五灵脂具有明显的副作用，并且对于患者的胃肠道刺激也不大。五灵脂与蒲黄组合而成的失笑散在临床上目前仍然被广泛应用。基于这几点，薛教授认为五灵脂没有必要在临床应用中被淘汰，而是应该更加注意药材的灭菌、消毒以及后期的炮制。蒲黄，味甘，性平，功能行血消瘀、化瘀散结止痛。若血瘀血虚并见者，可合用桃红四物汤；若胸痛频繁者，可加乳香、没药、元胡等以化瘀止痛；若兼气滞者，可加香附、柴胡；若寒象明显者，可加干姜、附子、肉桂等以温经散寒。

四逆散出自《伤寒论》第318条："少阴病，四逆，其人或咳，或悸，或小便不利，或腹中痛，或泄利下重者，四逆散主之。"其组成为柴胡、芍药、枳实、甘草。四逆散原为少阴病而设，少阴病为伤寒六经病之一，具有透邪达表、宣通郁阳的功效。从药物组成来看，柴胡、枳实同用，一升一降，共奏气机枢转之能；柴胡、芍药，一气一血，调节气血郁滞；枳实、芍药行气活血，与透邪开郁的柴胡、甘草合用表里同治；理气剂中用血药，取其"治其阳者，必调其阴，理其气者，必调其血"之意；芍药、甘草同用，缓急止痛，扶助正气。

作者认为四逆散具有透达郁阳，缓急止痛，敛阴行气，表里同治，具有扶正祛邪之功。柴胡、甘草、枳实为小柴胡汤的雏形。柴胡味苦平，甘草味甘性平，二药相伍实为助肝用、补脾体、疏肝气、畅脾气。芍药、甘草，是芍药甘草汤，相伍酸甘化阴以生津血、泄郁结、畅气道。枳实、芍药共用，为《金匮要略》治疗"产后腹痛、烦满不得卧"的枳实芍药散，二药相伍宣畅气血，治疗产后气血郁滞之腹痛。枳实、柴胡、芍药乃大柴胡汤组成部分，三药相伍疏肝木、理脾滞、解枢机。四味药物组方精妙，暗合"升降"之理。柴胡主升，枳实主降，芍药主收，甘草主散。柴胡、甘草行阳，枳实、芍药走阴，阳升阴降，升降相宜。

血府逐瘀汤出自清代王清任《医林改错》，原文曰："立血府逐瘀汤，治胸中血府血瘀之症。"血府逐瘀汤由桃仁四钱（12g），红花三钱（9g），当归三钱（9g），生地黄三钱（9g），川芎一钱半（4.5g），赤芍二钱（6g），牛膝三钱（9g），桔梗一钱半（4.5g），柴胡一钱（3g），枳壳二钱（6g），甘草二钱（6g）组成。主治"头痛，胸痛，胸不任物，胸任重物，天亮出汗，食自胸右下，心里热，瞀闷，急躁，夜睡梦多，呃逆，饮水即呛，不眠，小儿夜啼，心跳心慌，夜不安，俗言肝气病，干呕，晚发一阵热。"此方是四逆散与桃红四物汤的合方，方中祛瘀者桃仁、红花、赤芍、川芎；和血养血者当归、生地黄；理气者柴胡、枳壳；桔梗载药上行，使药力发挥于胸中血府，兼可助柴胡、枳壳开胸理气，另外，牛膝可引瘀血下行，二者一升一降，条达气机，诸药相合共奏活血化瘀之功，对于血瘀所致诸疾患多可据证选用。

三、心律失常：快慢不同，同病异治，异病同治

（一）历史沿革

心律失常当属中医学"心悸""惊悸""怔忡"等范畴。从古至今认为，心悸在中医学中既可用作病名，又可指症状。1973年湖南长沙马王堆汉墓出土帛书《足臂十一脉灸经》和《阴阳十一脉灸经》，这是现存最早记载心悸的文献。《足臂十一脉灸经》中有"心烦，善疢"的描述，"疢"是心动过速的意思；《阴阳十一脉灸经》中有"闻木音则惕然惊，心惕然""心如悬""心惕惕恐人将捕之""心彭彭如痛"的描述。这是关于心悸病早期认识的雏形。《说文解字》中将"悸"解释为"心动也"。《黄帝内经》中亦无心悸病名，而只以"惊""惕""惊骇"等名之。《黄帝内经》对心悸症状的记载有"心掣""心下鼓""心澹澹大动"，以及"心动""心中憺憺"等。因心悸的发生常伴有惊、恐不适，而惊、恐又常为引发心悸的直接原因，三者难以截然分开，因此，《黄帝内经》中还有"惊骇""惕然而惊""心惕惕然""心如悬""心惕惕如人将捕之"等有关"惊、恐"症状的记载，并将其纳入"心悸"范畴加以认识。《伤寒杂病论》分《伤寒论》和《金匮要略》两部分。《伤寒论》中有"心悸""心动悸""心中悸""心下悸"的记载，其中"心悸""心动悸""心中悸"的记载，有着共同病机——少阴心虚外加邪扰，"心下悸"则由中焦脾胃肝病变及下焦肾病所致，病因中主要有内虚、停饮两端。在此，《伤寒论》所提之悸，是伤寒病发生发展过程中一个具有重要意义的症状。《金匮要略》所述"心悸"与《伤寒论》同出一脉，书中仲景立"惊悸吐衄下血胸满瘀血病脉证

治"篇专论惊、悸，"寸口脉动而弱，动则为惊，弱则为悸"，首次定义"惊、悸"病名。

《诸病源候论》中将心悸作为一个证候论述，据证候特点分为风惊悸、虚劳惊悸、脚气风经五脏惊悸、金疮惊悸等。书中涉及很多具体的有关心悸的描述，如"目精不转，而不能呼""悸者，动也，谓心下悸动也""其将起脐下，上以腹至心，气筑筑然而悸动不定""心下澹澹，如人将捕之"等。

宋代的《太平圣惠方》中已经开始区分"惊悸"和"心忪"，说明惊悸已被当作较为固定的心悸病名使用。《博济方》中最早出现"怔忡"病名。宋代陈无择在《三因极一病证方论》首次明确提出"惊悸与忪悸不同"的观点。其后，严用和在《济生方》一书中，将"忪悸"改为"怔忡"，并专立"惊悸怔忡健忘门"，对惊悸、怔忡进行了鉴别。元·朱丹溪认为两者的区别在于"惊悸有时"而"怔忡无时"。杨士瀛在《仁斋直指方》中提出："曰惊曰悸，其可无辨乎？"说明在当时，惊悸分治已经被医家充分认识。

至明清，众医家对于心悸病的认识更加成熟和完备。《医学正传》中将惊悸和怔忡进行区分，并分别做出了详细概述，书中谓："夫所谓怔忡者，心中惕惕然动摇而不得安静，无时而作者是也。惊悸者，蓦然而跳跃惊动而有欲厥之状，有时而作者是也。"李用粹在《证治汇补》中提出了惊悸和怔忡在病因病机方面有所不同，谓："人之所主者心，心之所养者血。心血一虚，神气失守，神去则舍空，舍空则郁而停痰，痰居心位。"认为心血不足和痰饮为惊悸和怔忡发病的主要病因病机，同时强调惊悸侧重于痰火，怔忡偏向于血虚，这与朱丹溪"大率惊悸属痰与火，怔忡属血虚有火"的观点不谋而合。

心悸一证历史悠久，沿革多变，人们对于心悸病的认识也不断发展、完善，对于心悸病病名的命名渐趋统一，概念逐渐明确，症状描述也逐渐趋于规范。西医学认为，心律失常一病与"心悸病"的定义最为接近，临床中对于心律失常一类疾病的诊断、防治可与中医心悸病相结合，相互参考、借鉴，对后世临床心律失常防治工作的展开产生了较大的影响。

（二）病因病机

张介宾《类经》言："情志之所舍，虽五脏各有所属，然求见其由，则无不从心而发。"心为君主之官，主藏神，主司精神意识思维等活动，心为五脏六腑之大主，情志致病损及脏腑，最终累及于心。《黄帝内经》中明确指出惊、怒、悲、愁和恐等情志皆可影响到心神，从而导致心悸的发生。

　　作者在心悸的发病中尤其注重情志这一病理因素的作用，并且也通过多项科研课题进行了相关的发病机制研究，可以概括为以下4种：

1. 惊恐致悸

　　《素问·举痛论》说："惊则心无所倚，神无所归，虑无所定，故气乱矣。"心主血，主神明，若心虚胆怯或突遇惊吓，大惊则心气紊乱，心神不能自主可致心悸。临床常见善惊易恐、坐卧不安、多梦易醒、恶闻声响、食少纳呆等症状表现。宋·严用和在《济生方·惊悸》中曰："夫惊悸者，心虚胆怯之所致也……或因事有所大惊，或闻虚响，或见异相，登高涉险，惊忤心神，气与涎郁，遂使惊悸，惊悸不已，变生诸证。"即是指如平素心虚胆怯，如遇惊恐逆乱，易心神动摇，不能自主而心悸。恐乃肾所主，心为肾之所不胜，肾过强，乘心，则心失所养，发为心悸。

2. 思虑致悸

　　《济生方·惊悸怔忡健忘门》载："夫怔忡者……多因汲汲富贵，戚戚贫贱，又思所爱，触事不意，真血虚耗，心帝失辅，渐成怔忡。"《类证治裁·怔忡惊恐论治》中指出："如思虑郁损心营，而为怔忡惊悸者，逍遥散或益营煎。"《素问·阴阳应象大论》谓："脾在志为思。"脾胃为气血生化之源。长期忧思不解，一者思虑伤脾，则气血衰少或阴血暗耗，而心神失养；二者脾属土，心属火，思虑伤脾，则子病及母，心血亏虚，心失所养，或心气郁结，郁而化火生痰，痰火扰心，心神不宁而致心悸。

3. 过怒致悸

　　《素问·金匮真言论》："东方色青，入通于肝……其病发惊骇。"提出大怒伤肝，肝阳上亢，气机逆乱，上冲扰心或脏腑气机失调，气血逆乱，横逆于上，逆乱冲心，变生郁火、痰浊、瘀血等病理产物，诸邪皆可扰乱心神而发为心悸。

4. 恐惧致悸

　　金·刘完素《素问玄机原病式·惊》中云："所谓恐则喜惊者，恐则伤肾而水衰，心火自甚，故喜惊也。"大恐伤肾，肾阴亏虚于下，水不制火，火逆于上，亦可动摇心神而发惊悸。

　　作者认为，心悸的病机概括起来主要是心失所养，心脉不畅。其中又有虚、实两方面因素：虚者以气虚、血虚、阴虚、阳虚为主，其中阴虚是主导因素；实者主要是血瘀、痰火，其中痰火是主要病理环节。缓慢性心律失常和快速性心律失常的病因病机亦各有不同。一般认为，缓慢性心律失常多责之于心阳不足，鼓动无力，而快速性心律失常则多由气阴两虚，心脉失养所致，可以概括为以下 6 种：

1. 心气虚

金·成无己在《伤寒明理论·悸》中这样记载："气虚者，由阳气内虚，心下空虚，正气内动而悸也……有汗吐下后，正气内虚而悸者，有邪气交击而悸者，与气虚而悸者，则又甚焉。"说明心气虚，心脉失养，"心下空虚"，气虚不能固摄，所以"正气内动"而导致心悸。清·林珮琴在《类证治裁·怔忡惊恐论治》中指出："心脾气血本虚，而致怔忡惊恐……"也将心悸原因责之于气血亏虚。

2. 心血虚

《金匮要略·血痹虚劳病脉证并治》提出："男子面色薄者，主渴及亡血，猝喘悸，脉浮者，里虚也。"指出精血亏虚，心失所养而心悸。临床所见血虚而致心悸多是由于心血不足，不能充养血脉，心失所养。手术后、产后等急性失血情况导致心悸更多见。

3. 心阴虚

《景岳全书·怔忡惊恐》曰："此证惟阴虚劳损之人乃有之，盖阴虚于下，则宗气无根，而气不归源，所以在上则浮撼于胸臆，在下则振动于脐旁。虚微者动亦微，虚甚者动亦甚。"历代医家均认为心悸之证中，阴虚在发病机制中占很重要的地位。后世医家均推崇阴虚致悸说。薛教授认为许多心悸患者伴有心烦失眠、夜寐不安、口干喜饮等证候，均为心阴不足、阴虚火旺之证。

4. 心阳虚

《伤寒论》64 条描述的"发汗过多，其人叉手自冒心，心下悸，欲得按者，桂枝甘草汤主之"是经典的心阳不足致悸。原文可解为太阳病发汗过多，内伤心阳，心脏失去阳气的庇护则空虚无主，所以心中悸动不安。薛教授认为，随着疾病谱的变化，现在阳虚致悸者较少，即使有阳虚证，也是阴阳两虚，单纯阳虚证较少。

5. 心血瘀阻

《素问·痹论》云："心痹者，脉不通，烦则心下鼓。"认为心下鼓与心脉痹阻不通有关。这是较早有关血瘀致悸的描述。唐容川在《血证论·怔忡》指出："凡思虑过度及失血家去血过多，乃有此虚证，否则多挟痰瘀。宜细辨之。"指心阳不振，心气不足，运血无力，致血行不畅，瘀血内阻，可形成心悸怔忡。

6. 痰火扰心

朱丹溪在《丹溪心法·惊悸怔忡》中云："惊悸者血虚……痰因火动。"指出痰火为心悸的重要病因。李梴在《医学入门·内伤痰类·惊悸怔忡健忘》中也指出："思虑过度，及因大惊大恐，以致心虚停痰，或耳闻大声，目见异物，临危触事，便觉惊悸，甚则心跳欲厥……怔忡因惊悸久而成，痰在下火在上故也。"痰火内扰心神，常见神思涣散，多动多语。痰火内阻，气机不利，可见胸中烦闷。舌红，苔黄腻，脉滑数等皆为痰火内扰之象。

（三）辨证治疗

作者治疗快速性心律失常，常以自拟的养心复脉汤进行加减使用。

方中以生地黄、人参为君药。生地黄，味甘苦，性寒，功能清热凉血，养阴生津。《日华子本草》言其能"助心胆气，安魂定魄，治惊悸，劳劣心肺损……"人参，性平，味甘，微苦，性微温，有大补元气，复脉固脱，补脾益肺，生津安神的作用。《本草蒙筌》："大抵人参补虚，虚寒可补，虚热亦可补；气虚宜用，血虚亦宜用。"生地黄与人参相伍，益气养阴之力强，共为君药。臣药为玄参、黄芪、黄连、丹参、枣仁。玄参清热凉血，泻火解毒，《本草正义》言："玄参，禀至阴之性，专主热病，味苦则泄降下行，故能治脏腑热结等证。"黄芪，善补气，张景岳称其"专于气分而达表，所以能补元阳，充腠理，治劳伤，长肌肉"。黄芪与玄参一益气，一滋阴，针对气阴两虚而设。黄连，清热泻火，《药类法象》中记载其能"泻心火"。丹参，活血祛瘀，清心除烦，《滇南本草》："丹参，味微苦，性微寒。色赤象火。入心经。补心，生血，养心，定志，安神宁心，健忘怔忡，惊悸不寐，生新血，去瘀血，安生胎，落死胎。一味可抵四物汤补血之功。"酸枣仁，功能宁心安神，与黄连、丹参合用，针对瘀血内阻，日久化热，扰乱心神所设。佐药中麦冬、五味子养心阴，敛心神，当归、苦参活血清热，甘松宁神定悸，桂枝性温，取少火生气之意，同时防止苦寒药物伤正，一药两用。使药炙甘草补中宁心，同时调和诸药。全方14味药，共奏益气养阴，活血通络，宁心定悸之功效。

炙甘草汤为中医临床治疗心悸怔忡之病的经典方剂。炙甘草汤源于汉代张仲景的《伤寒论》，原文中记载："伤寒，脉结代，心动悸，炙甘草汤主之。"薛教授临床亦常用炙甘草汤治疗心悸。炙甘草汤由炙甘草、生姜、人参、生地黄、桂枝、阿胶、麦冬、麻仁、大枣九味药组成。具有通阳益气、滋阴养血之功效。现代临床认为，炙甘草汤既能用于快速性心律失常，亦可用于缓慢性心律失常，是治疗心悸最常用的主方之一。在临床中，若遇快速性心律失常，薛教授常以党参、黄芪易人参，同时配伍滋阴清热之品，如黄连、苦参、甘松、沙参、知母等，可使补而不滞，温而不热，全方阴阳平和，收养心止悸之功效。

西医学定义，缓慢性心律失常在临床中可有窦性心动过缓、窦房传导阻滞、窦性停搏、病态窦房结综合征、房室传导阻滞、窦性逸搏等表现形式，其成因多与迷走神经张力过高、心肌病变、某些药物影响、高血钾等有关。临床常表现为胸闷、气短、心悸、乏力等心气虚症状，脉象上多表现为迟脉，亦可见沉脉、细脉、结脉等脉象。病机为心阳根于肾阳，肾阳不足，心肾阳虚，不能温运血脉，则见脉象沉迟细。主要与脏腑功能失调，气血亏虚，肝郁气滞，痰湿内阻，心血瘀阻有关。薛教授治疗缓慢性心律失常常以麻黄附子细辛汤为基础方加减化裁使用，辨证得当，可获得不错的疗效。

麻黄附子细辛汤出自《伤寒论》第301条"少阴病，始得之，反发热，脉沉者，麻黄附子细辛汤主之"，本方专为阳虚外感而设，用于治疗肾阳虚外感。近代常有名家用此方治疗缓慢性心律失常。方中麻黄，辛温入太阳散表寒；附子有毒，辛温大热，归心脾肾三经，既可上温心阳，又可下温痼冷；细辛辛温可入太阳、少阴，在表可以发散风寒，助麻黄解表；在里可以鼓动阳气，助附子温经。三药合用共建温经散寒、助阳解表之功。现代药理研究也表明，麻黄碱能够增强心肌收缩，阻断迷走神经反射，从而加快心率；附子通过改善房室间传导以提高心率；细辛能够兴奋心脏，起到正性肌力的作用。实践证明，麻黄附子细辛汤对于缓慢性心律失常起到良好的预防与控制作用。对于方中细辛的用量问题，古有"细辛不过钱"之说。此认识见于《本草纲目》引《本草别说》云："细辛若单用末，不可过一钱。"《得配本草》也指出"细辛其性极辛烈。气血两虚者，但用一二分，亦能见效。多则三四分而止。如用至七八分以及一钱，真气散，虚气上壅，一时闷绝"。薛教授认为，细辛虽有小毒，但也不必拘泥"不过钱"之说。临床常用 3~6g 并无不良反应出现，且临床疗效颇佳。

四、高血压：从肝胆论治，平肝潜阳

（一）历史沿革

高血压属于中医学"眩晕病"等范畴，最早见于《黄帝内经》。《黄帝内经》中对于眩晕的论述有多处记载，如"诸风掉眩，皆属于肝""上虚则眩"

等，首开眩晕病因病机论述之先河。《素问·标本病传论》中云："肝病头目眩胁支满。"《灵枢·五邪》曰："邪在心，则病心痛喜悲，时眩仆。"其所述的"目眩""眩仆"等不同的名称，即类似于西医学的高血压。东汉张仲景在《黄帝内经》的基础上，对眩晕病进行了"眩""目眩""头眩"以及"身为振振摇""振振欲僻地"等描述。后世医家在此基础上又有所拓展，如提出了"冒眩""目瞑""眩运""眩晕"等病名。

近代医家对高血压的称谓可谓林林总总，比较多的是眩晕、头痛、中风、肝风、风眩、肝阳、肝火、头风、薄厥、脉痹、风头眩等，但其中比较公认的即是眩晕病。

古代医家对眩晕病的病因病机都有自己的认识。如《黄帝内经》中就有"血之与气并走于上，则为大厥"等记载。《冯氏锦囊秘录》中亦有阐述，如"头眩之症，多主于痰……有因气虚挟痰；有因血虚挟痰"。《诸病源候论·五脏六腑病诸候》云："肝气盛，为血有余，则病目赤，两胁下痛引小腹，善怒。气逆则头眩……"后世医家在《黄帝内经》的基础上各有发挥，如张仲景认为眩晕有外风与内风的区别，刘完素从火论治眩晕，朱丹溪有"无痰不作眩"之说，张景岳有"无虚不作眩"等论述，对眩晕的病因病机的认识不断丰富与完善。随着时代的发展，高血压的病因在现代也体现出了与古代截然不同的特征，精神因素、饮食失宜成为较为公认的高血压发病的病因，且随着人们生活水平的提高、饮食结构的变化及生活压力的增大，在高血压发病的诸多因素中所占的比例越来越大。

（二）病因病机

高血压是由于年老体虚，或七情所伤，或饮食失节，引起人体阴阳平衡失调，病损的脏器主要在肝、肾及心。主要病机为肝肾阴虚、肝阳上亢。病理因素主要涉及风、火、痰、虚、瘀五个方面，其中火、虚、瘀是最主要的三个方面。

1. 内火

人体之火即内火，与高血压密切相关的主要是肝火、心火、胃火，三者又以肝火为最。肝失疏泄，气机失调，人体上下之气不相顺接，以致阳气郁积，肝之横逆之气上窜，血随气升，从而引发血压升高；或郁火引动肝火，肝火上炎，鼓动气血升腾，导致血压升高。火性炎上，火热上冲脑窍可见眩晕、头痛；肝火上炎多见面红目赤、口干舌燥、急躁易怒，神志不宁；胃火内炽可见口中异味，口臭气粗，消谷善饥，口渴多饮。《明医杂著》记述："内伤发热，是阳气自伤不能升达，降下阴分而为内热，乃阳虚也，故其脉大而无力，属肺脾；阴虚发热，是阴血自伤不能制火，阳气升腾而为内热，乃阳旺也，故其脉数而无力，属心肾。"

2. 诸虚

张景岳在《景岳全书》中言："无虚不作眩。"虚证常包括肾虚、脾虚、阴虚等，而与高血压关系最为密切的是肾虚。肾为先天之本，寓元阴元阳，为一身阴阳之根本。肾虚则阴阳失调，脏腑功能失常，导致血脉失和，气血逆乱发为眩晕。肾虚包括肾气虚、肾阴虚和肾阳虚，而眩晕证属肾阴虚者为多。肾阴虚的症状为"热"，主要表现为眩晕耳鸣、形体消瘦、失眠多梦、颧红潮热、盗汗、咽干腰酸等症。脾胃为后天之本，气血生化之源。中医认为，脾主运化，有运化水谷和输布水液等作用。脾虚则运化失常，并可出现营养障碍，水液失于布散而生湿酿痰，症见腹胀纳少、食后胀甚、肢体倦怠、神疲乏力、少气懒言、形体消瘦、或肥胖浮肿、舌苔淡白等。

3. 血瘀

凡离开经脉之血不能及时消散和瘀滞于某一处，或血流不畅、运行受阻、郁积于经脉或器官之内呈凝滞状态，都叫血瘀。《仁斋直指方》中言："瘀滞不行，皆能眩晕。"《医灯续焰》中亦谓："眩晕者，有因于死血者……血死则脉凝泣，脉凝则上注之薄矣，薄则上虚而眩晕生。"唐容川明确提出眩晕之根本在于血水之瘀结，谓："血水本不想离，血瘀必然导致水结，所结之邪……上扰清窍，则头晕目眩。"可见，血瘀是高血压致病的重要因素。临床中，高血压证属血瘀者多见头痛，且疼痛性质多为刺痛，痛处固定，夜间尤甚，亦可伴见胸闷、胸痛、心悸等症。血瘀日甚，气血不畅，终成瘀血。血瘀不得畅行，或因于气，或因于邪。但血既不能畅达，则经脉失于疏通，气机因之不利，气血失于条达和畅，终则必会导致血结不行，积而成为瘀血。

近年来，关于高血压的辨证分型说法众多。郑筱萸在《中药新药临床研究指导原则》一书中将高血压分为了肝火亢盛、阴虚阳亢、痰湿壅盛以及阴阳两虚4种证型，此种分类目前应用得较为广泛。

（三）辨证治疗

作者认为，高血压的治疗总以平肝潜阳为主，临床常用天麻钩藤饮、半夏白术天麻汤等化裁应用治疗。

　　天麻钩藤饮始载于胡光慈所编著的《杂病证治新义》一书，由天麻、钩藤、石决明等 11 味中药组成，属平肝降逆之剂。方中天麻、钩藤二药为君药，均入肝经，有平肝息风之效。石决明性味咸平，可平肝潜阳、除热明目；牛膝引血下行、直折亢阳，两者共为臣药，以助君药平肝息风之功。配黄芩、栀子清热泻火；伍益母草活血利水，以利于肝阳之平降，亦合乎"治风先治血，血行风自灭"之理；再用杜仲、桑寄生补益肝肾，夜交藤、朱茯神宁心安神；以上均为佐药。全方共奏平肝息风、清热活血、补益肝肾之效。天麻钩藤饮证的临床表现是头昏胀、面红、耳鸣、易怒、眠差等。实践证明，天麻钩藤饮作为防治高血压的经典方剂，不仅可以降低血压，而且对于临床高血压患者头痛、眩晕、失眠等伴随症状也有一定的改善作用。

　　半夏白术天麻汤方出自清·程国彭的《医学心悟》，书中记载："眩，谓眼黑；晕者，头旋也，古称头旋眼花是也，有湿痰壅遏者，书云：头旋眼花，非天麻、半夏不除是也，半夏白术天麻汤主之……痰厥头痛者，胸肺多痰，动则眩晕，半夏白术天麻汤主之。"该方为治疗脾胃虚弱、痰湿内阻、虚风上扰致成痰厥头痛之经典方剂。方剂组成：半夏一钱五分，天麻、茯苓、橘红各一钱，白术三钱，甘草五分，生姜一片，大枣二枚，水煎服。方中半夏味辛，性温，归脾、胃、肺经，具有燥湿化痰、降逆止呕、消痞散结之功效。天麻味甘，性平，主入肝经，具有化痰息风、平肝养、止目眩之功效。茯苓、白术为健脾利湿之要药，主要发挥健运脾胃之功效，且能促进水湿运化以达化痰止咳之功效。橘红理气化痰，可治以顺气消痰，大枣、生姜意在调和脾胃，并有助于降低半夏等药物产生的不良反应，甘草主以调和诸药。全方风痰并治，标本兼顾，共奏化痰息风、健脾燥湿、理气止眩之功。临床中，薛教授运用半夏白术天麻汤加减化裁治疗痰浊内蕴型高血压患者，常能取得良好的疗效。

第二章 学术思想与特点

一、师承谱系

薛一涛教授 1989 年 7 月毕业于山东中医学院（现为山东中医药大学），获医学硕士学位，师从于王永安教授；王永安教授毕业于上海医科大学（现为复旦大学上海医学院），是我国较早参加"西学中"的西医师，学习中医后毕生从事中医临床、教学工作，尤擅于心血管疾病的治疗，对冠心病的诊治有丰富的经验，对薛一涛教授学术思想的形成起到了决定性的作用。

王永安教授主张标本兼顾，冠心病为本虚标实之证，以脏气亏损为本，血瘀、气滞、痰浊为标。王老指出，冠心病病位在心，其他脏腑亏损可兼见或先后出现，但心之亏损才会导致冠心病。心主血脉，推动血液运行，周流全身。心气不足，推动无力，则血流涩滞，若瘀血痹阻心脉，不通则痛，导致冠心病发作，出现胸闷憋气、胸痛心悸、气短乏力等症。心气不足，心血瘀阻是冠心病最基本的病理机制。对于冠心病的治疗，王老临床上常用东垣黄芪汤为主，以补益心气，顾护其本，合四物、丹参等活血祛瘀，以治其标。

王老重视心神调治。心主神明，为五脏六腑之大主，主不明则十二官危。王老认为，冠心病患者心之气血素亏，而心主无威，易为外界各种因素，尤其是情志的影响而致心神失调，心神失调则五脏六腑功能失却统辖，气机逆乱犯心，则可导致冠心病心绞痛等病的发作或加重。《灵枢·口问》曰："故哀愁忧则心动，心动则五脏六腑皆摇。"《难经·六十难》曰："其五脏气相干，名厥心痛，其痛甚，但在心，手足青者，即名真心痛。其真心痛者，旦发夕死，夕发旦死。"明确指出了心主无威，五脏气相干对厥心痛及真心痛的严重影响。心神失调，脏腑间气机紊乱是冠心病心绞痛、心肌梗死、心律失常等临床病证发生发展的重要因素。王老临床上尤为重视心神的调摄，对冠心病见有心烦、惊悸、失寐等心神失调表现者，首选炒酸枣仁、柏子仁、合欢花等养心安神之品，甚者加龙骨、牡蛎、磁石等重镇安神，如夹痰浊则加用茯苓、远志等化痰安神。

王老倡导降火保气。高血压、高脂血症、糖尿病等冠心病的高危因子和原发病因，大多为阳热郁火之证。认为这些病证的阳热郁火均可损伤气血，进而导致冠心病的发生发展。《素问·阴阳应象大论》云："壮火之气衰，少火之气壮；壮火食气，气食少火；壮火散气，少火生气。"李东垣在《脾胃论·饮食劳倦所伤始为热中论》中亦言："火与元气不两立，一胜则一负。"临床上冠心病伴有高血压、糖尿病等阳热郁火之证较为常见。对此王老主张降火保气为先，常以滋阴潜降、清火平肝之法治之。常选用天麻钩藤饮、泻心汤、龙胆泻肝汤等加减。一般郁火得清，阳热得以潜降，则气之不足可渐自恢复。或先以平降清火，火势得减，气虚明显者再合以益气之品。

王老认为疾病的发生发展有其自身的规律性，不同的发展阶段又有其各自的特点，主张辨病与辨证结合，扬长避短，提高疗效。王老临诊，力求明确诊断，然后再结合辨证施治。王老告诫，心肌梗死等严重病证变化多端，而症状不典型者不少，临诊要认真检查，结合心电图等明确诊断，避免漏诊，对心肌梗死者，予以必要的监护措施。辨病与辨证结合，才能提高疗效。对冠心病伴有心律失常者，王老则常在辨证的基础上，结合辨病，加苦参、甘草、黄连等抗心律失常中药。王老指出，疾病的发展是一不连续的过程，临证不可拘泥于分型，应灵活权变，随病制方。

王老针对冠心病本虚标实，心气不足，瘀血痰浊以及"壮火食气"的病机特点，临诊分气虚血瘀与壮火食气两大类型，随证加减治疗，执简驭繁，切合临床实际，颇有独到之处。一是针对冠心病心气不足，心血瘀阵的病机采用益气活血法为主治疗。这一类型临床最为常见，表现为胸痛胸闷、气短心悸、神疲乏力、舌淡或胖或有瘀斑、脉沉细或细弱。常用方药：党参15~30g，黄芪15~30g，当归10g，川芎10g，瓜蒌30g，丹参30g，酸枣仁30g。加减法：心痛欲作，或有元气欲脱先兆者，加人参6~15g，烦躁口渴者加麦冬15g，葛根15g，生地黄15g；心烦不寐加柏子仁15g，合欢花30g，或加龙骨、牡蛎各30g；瘀血甚者加赤芍15g，红花10g，兼有气机郁滞者加柴胡10g，郁金10g，脾虚食滞者加山楂30g，鸡内金10g；肝肾亏虚者加枸杞子15g，首乌15~30g；阳虚者加桂枝10g，附片3~10g。二是针对阳热内郁、"壮火食气"的证情，采用平肝泻火、清心除烦为主。这一类型临床主要表现为胸闷胸痛、心悸气粗、心烦不寐、口渴口苦、头晕或痛、目红面赤、腰膝酸软、舌红脉弦，常伴有高血压、高脂血症、糖尿病等。常用方药：钩藤30g，白芍30g，天麻10g，牛膝10g，丹参30g，瓜蒌30g，酸枣仁30g，葛根15~30g。加减法：肝火旺者加夏枯草 10g，黄芩 10g；形体壮实者加龙胆草 6～15g，栀子 15g，黄连 10g，以泻肝清火，肝阳化风者加羚羊角 0.3～1g，龙骨、牡蛎各 30g，以平肝息风；肝郁不达者加柴胡、黄芩、郁金、枳实以疏肝气，令其条达，透火于外，肾虚者加枸杞子、杜仲、首乌、桑寄生，瘀甚加赤芍、红花、当归；寐差加柏子仁、合欢花；兼浮肿者加车前子 30g，泽泻 15g；气虚明显而火不太甚者加黄芪 15～30g，阴虚及阳，阴阳两虚者酌加桂枝、附子、补骨脂、淫羊藿。

薛一涛教授 2010 年师从山东大学高海青教授攻读博士学位。高海青教授从事老年医学及心血管内科的临床、教学和科研工作 40 余年，创立了山东省第一个老年医学硕士和博士点，多年来致力于心血管临床和基础研究，在国内率先创立心脏远程监护中心和远程医疗平台，较早引进和开展了无创心功能检查、动脉血管弹性检查等多项诊疗技术；注重基础研究与临床实践结合，从事老年医学尤其是老年心血管病的基础与临床研究，在其研究领域处于国际领先水平。师从高海青教授后，在老年心血管疾病的中西医结合临床诊疗水平得到快速提升，尤其是在心血管疾病科研思路和研究方法方面收益良多，如利用现代科研方法研究中医情志对血压的影响等，取得较好的研究成果。

二、治学特点

薛教授的治学特点概括起来有如下四点：治学严谨，勤学不倦，持之以恒，学以致用。

首先，薛教授认为，治学严谨与否，不仅是科学态度的问题，而且是重要的方法问题。他自己订立了 3 条规则：①好读书，博览群书，必求甚解。见重点，作好笔记，加深记忆；有疑义，反复查证，慎思明辨。②谨授课，提纲挈领，必有准备。讲原文，主题明确，论之有据；作分析，深入浅出，引人入胜。③慎临证，仔细斟酌，必不粗疏。问病情，详察体认，明其所因；辨证治，胆大心细，伏其所主。

薛一涛教授平素严于律己，对学生要求也极为严格。学生的读书报告、开题报告毕业论文，薛一涛教授必要亲自审阅，认真指点，损益取舍，细心切磋琢磨。比如论据是否正确，引书是否可靠，辨证是否合理，施治是否切病，文字用语是否通顺扼要，均能一一加以详尽批改。同时鼓舞大家搞科研要不畏艰难，不惜精力；习理论要勤求古训，精益求精；著文章要大道至简，言简意赅。唯有删繁就简，方能领异标新。如此便提高了学生们独立的治学能力，也提高了学生的研究能力、思考能力以及文字表达能力。

其次，注重一个"勤"字。薛教授在读书方面是十分刻苦的。每当凌晨和夜静的时候，他书桌上的灯光总是准时亮起，他伏案阅读，孜孜不倦。并常说："一来这时头脑清爽，效率最高，二来没有白天的干扰，精力集中。"就这样，他不论阴晴寒暑，每天早晚坚持学习四五个小时，几十年如一日，坚持不懈，持之以恒。他对所读之书，还要认真思考，深入领会，吸其精华，弃其糟粕，作学问一丝不苟，丝毫也见不得马虎。薛教授要求学生亦是如此，他常常对学生谆谆教导："经典著作要精读深思，各家学说要博览兼收，基础知识书籍要勤读牢记。"扎扎实实地把书读通弄懂，真正做到一步一个脚印，厚积而薄发。

薛教授平素广泛收集民间有效疗法，随闻随采，随采随用，不耻下问。他擅于交往医界名流，逢见总是虚怀若谷，善以人之长补己之短，从不存门户之见。薛教授常说，学问学问，不但要勤学，而且要好问。只学不问，无以启思，只问不学，无以明理。薛教授时常叮嘱学生，要有每事必问的精神，才能在学识上有所进益。

再次，坚持一个"恒"字。薛教授认为，中医经典著作是中医理论的源泉，也是中医临证思维的根基。有了熟读乃至能够背诵的硬功，博览各家各派，方能抓住重点。薛教授认为，老一辈之所以能够引经据典，临证之时思维纵横，理法方药稍加思索便能脱口而出，正是因为年轻时曾经下过一番苦功。只有经典读熟了，以后才能熟能生巧，有豁然贯通之妙。中医理论深奥，若没有坚韧不拔、锲而不舍的毅力和活到老、学到老的恒心，是不易掌握和领会的。漫漫医路数十载，坚守初心，不改矢志，勤求古训，博采众长，系统研读了《黄帝内经》《伤寒论》《金匮要略》《温病条辨》《医学衷中参西录》《医学心悟》等医书数遍，没有持之以恒的顽强意志是办不到的。"书山有路勤为径，学海无涯苦作舟。"薛教授常说学无止境，而学习也没有捷径。没有量变的积累，何来质变的飞跃？

最后，要落实一个"用"字。薛一涛教授认为，中医治学要学以致用，学用结合。如果只学不用，读书虽多，亦不过埋在故纸堆中，纵然发出议论，多是章句之学，作古人的注脚而已。若只用不学，临证虽繁，亦不过终日碌碌于书角一隅，纵然诊阅百人，专业亦难求精进。所以，他极力倡导，学理论是为了运用理论和发展理论，在学习中精进临床，在临床中升华理论，坚守严谨治学，做到学用并重，这也是他做学问的精到之处。

三、治学态度

（一）重视理论，强调实践

韩愈曾说："术业有专攻。"中医理论是临床的指导，中医学著作浩如烟海，一个人的精力有限，欲有所成，就要择要而攻。古人云："书读百遍，其义自见。"把主要的经典著作读熟、背熟，这是名老中医普遍提倡的一项基本功。《黄帝内经》《伤寒论》《金匮要略》等几部经典著作是汉代以前诸多医学家经验的总结，也是中医学理论的基础和渊源，文章简练古奥，含义深刻，需要不断加深理解，方能融会贯通，临证运用自如。薛教授强调，读经典要讲究技巧。首先，应当精读。清代医家徐灵胎在《慎疾刍言》一文中指出："一切道术，必有本源，未有目不睹汉唐以前之书，徒记时尚之药数种而可为医者。"主张先学经典著作作为学医的根本。刘渡舟先生学习中医之初，用了3年时间把经典著作系统学习了一遍，虽然对有些问题还有些朦胧，但为进一步学习中医打下了坚实的基础。薛一涛教授认为打不好理论基础，也就谈不到学习中医学，并强调背诵是学习中医必不可少的。正如《医宗金鉴·凡例》中所说："医者书不熟则理不明，理不明则实不清，临证游移，漫无定见，药证不合，难以奏效。"薛教授指出要科学地利用时间，尤其是在青年时代，读书注重博览强记，对《黄帝内经》《难经》《伤寒论》《金匮要略》诸经典，读得更是滚瓜烂熟，掌握了经典，犹如成竹在胸，后去探索金元及明清诸家学说，则易如反掌。对诸家学说，主张逐一研究，反对囫囵吞枣和不求甚解，也不应停留于泛泛的传统理解，强调详细研究，并在全面领会的基础上推出新意。

作者认为，医学的形成是从实践到理论，由理论指导实践，也只有不断实践才能证实理论而发展理论。中医学之所以历经千年而不衰，深为广大人民信赖，关键在于能在实践中为人民解除疾病痛苦。因此，勤于实践是中医临床医生提高学术水平，丰富经验最重要的方法。自作者从医以来，从未离开临床，无论社会活动、行政事务多么繁忙，他总要抽出时间出门诊、查病房。正是由于他的不断实践，理论联系实际，坚持辨证论治的原则，临证中才屡有建树。薛一涛教授经过多年的临床实践，阐前人之未发，提出心力衰竭以本虚标实、虚实夹杂为病机特点，并制定出相应的经验方药，丰富了心力衰竭的辨证施治内容。近年来又经过百余例的临床观察，证明了复心汤抗心力衰竭的临床疗效，其有效率达87.5%。目前经实验研究已证实了该药的疗效机制，并获山东省中医药科学技术奖一等奖。另外，对冠心病、心律失常、高血压等，他均在实践中总结出很多有创见性的认识及治法方药，疗效显著，不胜枚举。用一句话概括就是，打好坚实的基础，再从实践中学习，理论联系实际，这是取得成功之关键。

（二）博采众方而不偏执一端

作者认为中医学是一门高深的科学，有浩如烟海的文献典籍，浸透着历代医家与疾病斗争的结晶，是取之不尽、用之不竭的宝藏。医者不应闭门自守，分门论派，而应博览百家，尽汲所长。

作为医生要善于吸取名家之长，避其所短，融各家学说于一身，力求吸收历代名家之精华，用于理论研究，指导临床实践。诸如张仲景的《伤寒杂病论》、张景岳的《景岳全书》、郑钦安的《医理真传》、张锡纯的《医学衷中参西录》以及近代施今墨、秦伯未经验医集等等，无不涉猎。这种博采众长的治学之道，一直贯穿在他的临床实践之中。例如作者以郑钦安的潜阳封髓丹治疗虚阳浮越的阵发性房颤，以仲景的麻黄附子细辛汤治疗心阳不足所致的室性期前收缩，四逆散治疗气滞心胸的冠心病，以东垣的当归六黄汤治疗气阴两虚的心律失常，甘温除热法治疗低热等经验，临证应用，卓有成效。他精于中医，但并不排斥西医，他认为在坚持中医为主的基础上，充分利用现代化的科学技术来丰富和发展中医，使中医为人类做出更大贡献，这才是我们中医应该走的道路。因此，他在临床和科研中，都大力提倡用现代化科学技术手段来探索中医，如他承担的国家自然科学基金面上项目"复心汤提取物干预心力衰竭左室重构的靶向治疗研究"（编号：81273703）、"从线粒体动力学探讨益气温阳中药提高心力衰竭运动耐量的机制研究"（编号：81774247），采用了先进的免疫检测手段及实验指标，对治疗心力衰竭的有效方药的机制进行了深入探讨，引起国内中西医专家的高度重视。临证中也兼采中西医之长，两相结合，相得益彰。如在治疗中，除用中医传统的辨证论治方法外，还结合临床检验、CT、磁共振、心电图、B超等检测手段，以进一步推断病情、判定预后、对症治疗。同时还主张结合西医诊疗指南，可中西药、中西医两法合用，以取长补短，提高疗效。薛一涛教授以治疑难、危重心血管病而闻名，这与他博采众长、中西结合、互补不足的科学的治学态度是分不开的。

（三）灵活运用，师古而不泥古

薛教授的医学理论，源于对《伤寒论》《金匮要略》之精研，治法多宗仲景，兼采古今各家之长。但师古而不为古之陈规所限，有所发挥，有所创造，这是治学的又一个突出之处。如对仲景之学，他认为《伤寒论》经方确为中医学之瑰宝，读仲景书用其方既要忠实于原文，又不要被其束缚，他不仅对经方有洞幽烛微的阐发，而且临证应用灵活通变。他认为，经方的运用"远不局限于外感病，凡内、外、妇、儿、急、慢性疾病，皆可用之"，扩大了经方的应用范围。如对黄连阿胶汤的应用，原书用其治疗少阴病，心肾同属少阴，而胸痹病位在心，多累及肝、脾、肾，认为胸痹可归属少阴病，每应用少阴病之方治疗心系病证效果甚佳。对麻黄附子细辛汤的应用，原书用以太阳、少阴两感证，辨证论治是中医活的灵魂，心悸病因诸多，表现各异，心悸者多为阳气失于疏布。对大柴胡汤的应用，也脱离了专治表里同病之案臼，认为不论有无外感，只要肝胆湿热内蕴，疏泄受阻，肠胃通降失常，即可放胆用之，多能随手奏效。可见对经方的运用，灵活巧妙，立意创新。

四、主要学术观点的源流、形成

（一）从五脏论治冠心病

20 世纪 90 年代，薛教授在攻读研究生期间，在导师王永安教授的指导下苦心钻研冠心病的病因病机及其治则治法。认为冠心病的病理性质为本虚标实，本虚是五脏虚衰，尤以心肾气虚为主。五脏虚衰及相互影响，在冠心病的发病中构成了复杂的病理过程，而心肾气虚贯穿于冠心病发生发展的过程始终。标实是在五脏虚衰的基础上所产生的瘀血、痰浊等病理产物，它们是致痛的主要病理因素。益气补肾，活血通脉化痰可谓是冠心病的主要治法。

1. 五脏虚衰、心肾为主是冠心病之本

《黄帝内经》中有"正气存内，邪不可干""邪之所凑，其气必虚"。中医学在发病学上非常重视人体正气的作用，认为正气内虚是人体发病的根本原因。如高世栻说："人身本无病也，凡有所病，皆自取之。或耗其精，或劳其神，或夺其气，种种皆致病之由。惟五脏充足，六腑调和，经脉强盛，虽有所伤，亦不为病。若脏腑经脉原有不足，又不知持重调摄而放从（纵）无常，焉得无病？"所以冠心病的形成，也是以内虚为基础的，而五脏虚衰、尤其是心肾气虚则是冠心病发生的根本原因。

（1）心虚

"心主阳气""主血脉"，心之阳气有温暖血脉、推动气血运行以及维持生

命活动的作用。各种致病因素，引致心之阳气虚衰，不能温煦血脉、鼓动气血运行无力，则血流不畅、心脉滞涩不通而为病。张仲景在《金匮要略·胸痹心痛短气病脉证治》中强调"阳微"是引致胸痹、心痛的内在因素，应"责其极虚也"，说明了心之阳气虚衰与胸痹心痛的内在关系。由于阴阳互根，心阳虚损日久，必然涉及心阴，以致心阴亦虚。或思虑过度，暗耗心阴，阴不敛阳，心阳独亢。心阴虚损日久，亦阴损及阳，使心阳愈虚。心虚不能有效的调整机体，抗御外邪，再受六淫、七情、饮食、劳倦等影响，易使寒热痰瘀滋生，闭塞心脉而为病。

（2）肾虚

肾为先天之本，藏精，育元阴、元阳。肾中所藏精气，是维持肾的各项生理活动的物质基础。肾"受五脏六腑之精而藏之"，肾中精气对机体各方面的生理活动均起着极其重要的作用。肾阴、肾阳是肾中精气生理效应的两种状态，二者皆以肾中精气为物质基础，故肾的阴虚或阳虚，实质上都是肾中精气不足的表现形式。肾阴，为人体一身阴气之根，调控脏腑形体官窍及生命活动的正常运行。肾阴不足，不能上济于心，则心阴不足，心火独亢。肾阳，为人体一身阳气之本，是人体脏腑功能活动的原动力。肾阳不足，心阳失于温煦，鼓动血脉无力，心血瘀阻，血不利则为水；肾阳虚损，命门火衰，火不暖土，脾阳虚衰，运化失职，湿聚成痰，痰从寒化为饮、为水，日久痰浊、水饮、血瘀错杂为患，犯于心脉、困于胸阳而为病。

（3）脾（胃）肺肝虚

脾胃为后天之本，气血生化之源。脾胃纳运，《素问·经脉别论》曰："饮入于胃，游溢精气，上输于脾。脾气散精，上归于肺，通调水道，下输膀胱。水精四布，五经并行。"通过心肺输布气血于周身。脾主统血，统摄血脉，运行上下，充周四体。五脏形官皆受气于脾，脾运健旺，血液生化有源，收统有力，血脉充盈，心得血养，就能发挥主司血液循环的功能。脾虚运化不健，气血生化乏源，脾失统摄，血液丢失，致气血亏虚，心脉失养，不荣则痛；气虚运血无力，离经之血阻滞，脉道不利，不通则痛，发为心痛。

心肺同居胸中，胸中既为清阳积聚之处，亦是气血调顺之枢纽。心主一身之血，肺主一身之气。肺朝百脉，能辅心神，行心血，摄心液。血之运行，虽为心所主，但须在肺气宣畅的情况下，宗气才能贯心脉、行血气，推动血液运行而通达周身。而气的输布，也有赖于血的运载。气与血是相互依存、相互为用的，有血而无气，则血凝而为瘀，有气而无血，则气涣散而不收。肺气虚衰，宣化力弱，宗气不足，则可影响心脏使血运无力，脉络瘀阻，心脉不畅，出现胸闷、胸痛、心悸气短等症。

心主血脉，肝主藏血，血通于诸脉，心肝关系甚为密切。肝体阴用阳，兼司气血。心肝母子相及，肝阴血不足，久则累及于心，既可致心阴亏虚，又能致心气不畅，气行则血行，气滞则血瘀，留瘀日久，不通则痛，发为心痛。如陈修园所说："两乳之间，则为膻胸，膻胸痛者，乃肝血内虚，气不充于期门，致冲任之血，不能从膻胸而散，故痛。"

心主神志，主宰人的精神活动。神、魂同属五神，心藏神，肝藏魂，心神统率五神，肝魂妄动亦能影响心神。肝主疏泄，调畅气机。肝疏泄功能正常，则肝气条达，血气和顺，心情舒畅。若情志过极，则肝疏泄无度。疏泄不及，则肝气郁结，气滞痰凝，郁而化火；疏泄太过，则肝火上炎，阴虚阳亢。气滞则血瘀，瘀血痹阻心胸，痰浊蒙蔽心窍，火热内扰心神，导致心神不安及胸痹心痛。临床上因情志过极诱发冠心病心绞痛发作或猝死的并不少见。

2. 瘀血、痰浊是冠心病之标

五脏虚衰，脏腑功能失调，瘀血、痰浊随之而生，痹阻心脉而发病。

（1）瘀血

正常情况下，血行脉中，周流全身，荣养五脏六腑、四肢百骸，一旦流行不畅，则瘀而为病。血流的畅达有赖于气的推动和五脏的调节。五脏阳气虚衰，鼓动无力，血流不畅，发生瘀血。五脏虚衰，血液生化无源，气虚血少，血脉不充，虚而致瘀。五脏阳气虚衰，寒于经脉，经脉拘急挛缩，血流凝涩而为瘀。瘀血内阻，心脉失于营养、濡润或温煦而引起"不通则痛"或"不荣则痛"。

（2）痰浊

脾脏虚弱，运化失职，则水湿不化，聚而成痰；肺脏虚弱，宣降失职，水液不能通调输布，亦停聚成痰；肾虚气化不利，水液停蓄不行，聚结为痰。另外，脏腑之寒热亦可凝涩或煎熬津液而为痰。痰浊痹阻胸阳，或阻塞心脉，不通则痛。痰瘀往往互相兼杂，痰瘀又可相互转化，因此冠心病患者往往既有瘀血生成，又有痰浊内生，且痰浊滞经，易致瘀血，瘀血阻络，易致痰浊，日久痰瘀互结，相兼为患，闭塞心脉，引发心痛。

由此可知，五脏虚衰是瘀血、痰浊生成的重要原因，而瘀血、痰浊是五脏虚衰的病理产物，二者互为因果，使五脏虚衰更甚，致病情复杂，反复发作，缠绵难愈。

3. 益气补肾、活血通脉化痰为冠心病的主要治法

由于冠心病为本虚标实之证，因此，在治疗上应采取既补其虚以固本，又祛其邪以治标的原则，补虚勿忘实，泻实当顾虚，虚实统筹，标本兼治。而冠心病发病之虚，皆以气虚为基础，而肾为生气之根；冠心病发病之实，当责之于瘀血、痰浊，故益气补肾、活血通脉化痰实为冠心病辨治过程中的重要治法。

（1）补其虚以固本：益气补肾

气既是构成人体和维持人体生命活动的基本物质，又是推动各脏腑生理活动正常运行的原动力。脏腑之气推动和调控各脏腑的生命功能，主司呼吸，率血运行，化行津液，固摄精津，护卫肌表，温润肌肤，感应传导生命信息。"虚为百病之由，治虚为去病之要"，而气虚在冠心病的发生发展过程中尤为重要。故在气血为病的治疗中，必须着重于治气，尤其要着重于补气，血虚者予以补气，气能生血，气生血自生，气旺则血之化生有源；血瘀者予以补气，一方面气能率血，气行则血行，真气旺盛，气机通畅，血行自利，另一方面，气足能摄血，统摄血液于脉中，防止血不循经，离经于脉而为瘀，故气充则血畅，血瘀之证亦随之消除。气旺则五脏之虚得补，脏腑得养，利于其生理功能正常发挥与协调，脏腑功能正常，阴阳和合，气血调畅，瘀血得除，痰浊得化，心痛得解。

肾为生气之根，主司脏腑气化，推动和调控脏腑之气的升降出入运动及脏腑形体官窍的生理功能。肾主纳气，肾气失于摄纳潜藏，不能纳气，则影响肺肾生理功能的协调及气的输布运行，进而影响各脏腑形体官窍功能的发挥。故气病亦必须治肾。唐容川说："气者，肾中之阳……气者，肾水所化也。"故补气的同时也须补肾。根本得固，气生有由，气生有根。另外，肾藏元阴元阳，元阴为一身阴气之本，元阳为一身阳气之本，五脏之阴均赖于元阴濡润滋养，五脏之阳皆赖于元阳的温煦鼓舞。肾阴肾阳充足，肾中精气充沛，则气化温润有序，五脏之阴气得滋，五脏之阳气得发。故益气补肾是冠心病的治本之法。

（2）祛其邪以治标：活血通脉化痰

瘀血内阻，气血运行不畅，心脉痹阻，不通则痛，心脉失养，不荣则痛。瘀血既成，滞留于脉，反过来又可影响脏腑气机，致气机不畅，加重血瘀，痹阻心脉，引发心痛。痰浊既成，可随气流行，无所不至，上犯胸阳，胸阳不展，影响气血运行，进而导致胸闷、胸痛。或痰瘀互结，交阻心脉，引发心痛。治以活血通脉化痰，使瘀血得消，血脉得畅，痰浊得化，心神得安，标证

解除，乃是心病的治标之法。这样补虚治实，标本兼治，既补五脏之虚，恢复五脏之用，使五脏功能协调平衡，又使瘀血得除，痰浊得化，心脉环境得净。同时，五脏间的功能协调，也能够促进瘀血、痰浊的消退；而瘀血、痰浊的消退，又有利于五脏功能的正常发挥，二者相辅相成，以达到治疗的目的。

作者用益气补肾、活血通脉化痰之胸痹汤（党参、黄芪、补骨脂、枸杞子、何首乌、麦冬、丹参、益母草、蒲黄、瓜蒌、炒酸枣仁）治疗冠心病，临床随证加减，疗效显著。

21 世纪初，随着医学的发展，大量流行病学调查和临床研究证明，精神心理行为因素在冠心病的发病中占重要地位。薛一涛教授认为这与中医学情志因素致病的理论是一致的，而情志与五脏亦关系密切。

我国古代医家认为，人有七情，即喜、怒、忧、思、悲、恐、惊。这七种情志变化，是机体精神状态的体现。《素问·阴阳应象大论》说："人有五脏化五气，以生喜怒悲忧恐。"说明人体的情志活动与内脏有密切关系。若七情内伤，可使气机升降失调，气血不和，影响相应的内脏，使脏腑气机逆乱，气血不调。古代医家早已注意到情志心理因素对人体生理病理活动的影响，并指出情志异常可导致脏腑功能紊乱，尤与心病关系密切，且是导致胸痹心痛发生的重要因素之一。《黄帝内经》指出"心者，五脏六腑之主也……故悲哀忧愁则心动，心动则五脏六腑皆摇……忧思则心系急，心系急则气道约，约则不利"，并指出"怒则气上，喜则气缓，悲则气消，思则气结，恐则气下，惊则气乱"。沈金鳌《杂病源流犀烛·心病源流》认为，七情中"喜之气能散外，余皆足令心气郁结而为痛也"。《太平圣惠方·治心痹诸方》："夫思虑繁多则损心，心虚故邪乘之，邪积而不去，则时害饮食，心中如满、蕴蕴而痛是谓心痹。"另外，情志所伤亦可导致其他脏腑功能失调，进而引发胸痹心痛。如忧思伤脾，脾虚气结，运化失司，津液不得输布，聚而为痰，痰瘀交阻，气血不畅，心脉痹阻，发为胸痹心痛；又如郁怒伤肝，肝失疏泄，肝郁气滞，郁久化火，灼津成痰，气滞痰浊痹阻心脉，而成胸痹心痛。由此可见，情志因素在胸痹心痛发病中起着重要作用。

通过阅读大量医学古籍，探讨中医情志学说的发展历史，结合情志与冠心病的相关性，开展了大量关于中医情志干预疗法治疗冠心病的临床研究，以及情志因素对冠心病血管内皮功能影响的研究。为在临床上广泛应用情绪疏导、健康宣教，以及疏肝理气活血中药（如柴胡疏肝散加减、四逆散加减）治疗冠心病奠定了理论基础。

（二）扶阳学说与心力衰竭

2000 年以来，中医扶阳学派（火神派）的影响逐步扩大，被许多中医师学习并应用，该学派因善于从温热角度辨证，常常运用附子、干姜等火热温性药物，从理法到方药都多崇温热，发挥运用都颇具特色，故得"火神"之名。作者仔细研读"火神"医家的著作，发现"火神派"作为中医学术体系范围内的一种学术流派，其理法方药始终遵循辨证论治的规范。并指出不能只看到其重用温热药物的现象，更重要的是要阐述清楚这些现象背后的真实意义，了解疾病发生的本质，掌握其正确的应用原则，才能做到治病求本。在学习了《郑钦安医书阐释》《扶阳讲记》《吴佩衡医案》等火神派著作后，结合自己的临床经验，认为心阳气亏虚与心力衰竭的发病密切相关，在扶阳理论的指导下，从"益气温阳，活血利水"的角度进行辨治，创立了以附子为主药的中药复方制剂复心汤（附子、淫羊藿、葶苈子、泽泻、当归、黄柏），对心力衰竭、扩张型心肌病等心血管重症的临床疗效显著。而且复心汤抗心力衰竭的机制研究得到了国家自然科学基金以及山东省自然科学基金的资助，为温阳中药抗心力衰竭提供了理论支持，为日后复心汤抗心力衰竭研究工作的进一步开展及临床应用奠定了基础。

心力衰竭是多种病因导致心肌舒缩功能受损最后失代偿而出现的临床综合征。中医将其归属于心悸、喘证、水肿、胸痹、痰饮、积聚等证范畴。中医对于心力衰竭的脉因证治最早可追溯到两千多年前。《黄帝内经》中对于心力衰竭症状有了明确记载："水始起也，目窠上微肿，如新卧起之状，其颈脉动，时咳……足胫肿，腹乃大。"这与今天西医所讲的充血性心力衰竭的主要症状极为相似。并指出其病机为"五脏阳以竭"，由于五脏阳气衰弱，不能温化推动，布散转输水液所致，治疗上则提出"去菀陈莝"，用"开鬼门，洁净府"的方法（发汗利尿）治疗水肿，从而降低血容量、改善心脏前后负荷而缓解心力衰竭症状。有人引述《黄帝内经》"心水"之说，因心气虚而导致水肿，则认识更为明确。

至汉代张仲景已形成较为全面系统的认识，治法方药更趋完善，如在痰饮篇中有"上气面浮肿""咳逆倚息不得卧"的描述，颇接近于西医学心力衰竭症状体征；在《伤寒论》太阳经变证中亦可寻其踪迹。如心阳虚心悸烦躁、欲作奔豚证等。从用药来看，桂甘龙牡汤、桂枝去芍药加蜀漆牡蛎龙骨救逆汤等方中以桂枝甘草温补心阳，茯苓、大枣健脾化湿，龙骨、牡蛎镇静安神，蜀漆化痰祛瘀与西医学的治疗思路也是一致的，其创制的炙甘草汤更是治疗慢性心功能不全、心律失常的常用方。在病因病机上张仲景指出为外感风邪、"上气""支饮"、肺肾不足等，尤其值得一提的是其认识到这些病证常因饮邪内停、后复感外邪内外合邪而发病，与西医学心力衰竭发作诱因的感染学说尤为接近，其有关治法方药也早已成为现代中医诊治慢性心力衰竭的"经典"。如通阳宣痹之瓜蒌薤白汤诸方，温化痰饮之苓桂术甘汤，外解表寒、内化痰饮之小青龙汤，健脾利水之防己黄芪汤，健脾泻肺之葶苈大枣泻肺汤等一直为临床所习用。

近代以来，中医对慢性心功能不全的研究亦经历了几个阶段：从初始研究开发具有强心利尿的中草药（如附子、葶苈子、麦冬、生地黄、人参等）到着重于活血化瘀、改善心肌供血、改善微循环、降低血凝度及扩张冠状动脉的研究等，还比较偏重于单味药及"病"的研究，随着人们对慢性心功能不全认识的提高，逐步将其作为独立病证并加以讨论。

作者结合"火神派"扶阳学说，总结自己以及历代医家治疗心力衰竭之经验，认为心力衰竭的基本病机为心阳虚衰，血瘀水停，多从温阳复心，活血利水角度进行论治。其创立的复心汤中附子的用量常达到 30～60g，但同时强调，在治疗心力衰竭时，附子的用量当因人而异，根据患者体质的不同灵活把握用量，初次使用剂量宜轻，根据患者的病情程度及耐受性逐步加量，切勿拘泥于盲目扶阳，不可一味大剂量应用温热药物，临证时要做到仔细辨证，有的放矢，灵活运用，这也是中医学辨证论治理论的体现。

此外，作者还应用潜阳封髓丹（附子、龟甲、黄柏、砂仁、甘草）加减用以治疗虚阳浮越的多种病证，如冠心病、心律失常等。方中砂仁辛温，能宣中宫一切阴邪，又能纳气归肾；附子辛热，能补坎中真阳，而真阳为君火之种，补真火即是壮君火也；龟甲得水之精气而生，有通阴助阳之力；甘草补中，有伏火互根之妙；黄柏味苦入于心，禀天冬寒水之气而入于肾，色黄而入于脾。且砂仁辛温，能温纳五脏之气而归肾；甘草调和上下，又能伏火，真火伏藏，则人身之根蒂永固。再者，黄柏之苦，合甘草之甘，苦甘能化阴；砂仁之辛，合甘草之甘，辛甘能化阳。阴阳合化，交会中宫，则水火既济，心肾相交。全方共奏纳气归肾、温肾潜阳、纳气回阳、清上温下之功。正如郑钦安所说："人身一团血肉之躯，阴也，全赖一团真气运于其中而立命。"每当水中之火无法包容之时，就会出现火性炎上或易于跑散外露之特征。薛一涛教授指出，临床在治疗虚阳浮越一类的心系疾病时，应从温肾潜阳、纳气归肾、清上温下三个方面入手，以调和气血，平衡阴阳，使阴平阳秘，水火相济。临证时当审症求证，辨证识机，合理应用此方。

（三）膏方在心血管疾病中的应用

膏方，又称膏滋、煎膏，是一种将中药饮片反复煎煮，去渣取汁，经蒸发浓缩，加蜂蜜等制成的半流体状剂型。膏者泽也，《正韵》《博雅》中释为"润泽"。膏方较早流行于江浙一带，作为中医传统的一种内服滋补方式，主要用于滋补养生与调治慢性疾病，膏方补中寓治，治中寓补，秉承"阴平阳秘"的中医核心健康理念，为中医治未病的重要治疗形式。

2010 年，作者在外出访学时了解到膏方作为中医药的剂型之一，不仅具有滋补作用，还可以用于治疗，正如近代名医秦伯未所述："膏方非单纯补剂，乃包含救偏却病之义。"强调膏方蕴含治病纠偏之义。且此类剂型容易贮藏、保存，便于长期服用，适合现代生活的需求，作者便对膏方治疗心血管疾病产生了浓厚的兴趣。

膏方发展历史悠久，古人关于膏方的记载，最早可追溯至《黄帝内经》和《五十二病方》。《黄帝内经》中记载了最早的外用膏方。《灵枢·痈疽》谓豕膏，"治之以砭石，欲细而长，疏砭之，涂以豕膏，六日已，勿裹之"，以治米疽病证。《灵枢·经筋》言马膏，"颊筋有寒，则急引颊移口；有热则筋弛纵缓，不胜收故僻。治之以马膏，膏其急者，以白酒和桂，以涂其缓者"，以治筋脉纵弛病证。《五十二病方》中载有 30 余种膏剂，并有"肪膏""脂膏""彘膏"等记载。《神农本草经》首次提出了对于熬煎制胶的方法。有文献记载的内服膏方，当推甘肃武威出土的"武威汉代医简"中的三方："治百病膏药方""治妇人膏药方"和"千金膏药方"。东汉张仲景《金匮要略》将内服膏剂称之为"煎"，讲述了膏方的内服方法及制备方法，创制猪膏发煎，内服可治疗黄疸等病，并记载了"大乌头膏"。南北朝时陈延之的《小品方》中有地黄煎（生地黄），是单独一味作为滋补膏方。唐宋膏方以"煎""膏"命名，如"杏仁煎""枸杞煎""酸枣仁煎""栝楼根膏"等。唐代孙思邈的《备急千金要方》中膏方的制剂有水煎去渣，取汁，浓缩及内服的特征。如金水膏功效润肺化痰，将药味水煎去渣后浓缩，加炼蜜收膏。《备急千金要方》中有个别"煎"方已与现代膏滋方大体一致。如苏子煎，将药味捣碎，取汁，去滓，熬如脂状，纳蜜，煎如饴状，治阴虚咳喘已久，功能养阴润肺，降气化痰。王焘的《外台秘要》载"古今诸家煎方六首"，这些煎方均强调作滋补强壮剂。宋代膏方用途日趋广泛，如南宋《洪氏集验方》收载的琼玉膏。

膏方发展至明清，已进入成熟阶段。其标志为正规命名，规范制作，数量繁多，运用广泛。明代王肯堂《证治准绳》所载通声膏，将药物共研粗末，熬透去渣，加入杏仁液、酥、蜜、姜汁、枣肉，再煎收膏而成，功用补气润肺，化痰利窍，专治气阴耗伤之咳嗽气促，胸中满闷，语声不出之症。明代《景岳全书》所载两仪膏，取人参 120～250g，熟地黄 500g，水煎 2 次，取浓汁加白蜜 120～250g 收膏，以气血双补，形气兼顾。治疗气血两亏，嗜欲劳伤，胃败脾弱，下元不固诸证。明代倪朱谟著《本草汇言》，内载柿饼膏等多种膏方，并阐明膏滋制备和服用方法等。韩天爵著《韩氏医通》，收录有"霞天膏"，治沉疴痼疾等。洪基著《摄生总要》，从壮阳填精法立论，纂辑了诸如"龟鹿二仙膏"（鹿角、龟甲、枸杞子、人参）等著名的抗衰老膏方，至今仍在临床上得到广泛使用。龚廷贤著《寿世保元》集抗衰老膏方，如"茯苓膏""银叶膏"等，亦多佳效。

清代叶天士《临证指南医案》中载有膏方医案，《叶氏医案存真》中，治精血五液衰夺，阳化内风之证，治咳甚呕血吐食，均"进膏滋药"。吴尚先著《理瀹骈文》，载有内服膏方，吴氏制方，基于外治与内治相通之理，主要取辨证论治之内服汤丸制作膏药。

晚清名医张聿青撰有《张聿青医案·膏方》，较全面地反映了当时医家运用膏方的经验。此时膏方用药往往已达二三十味，甚至更多，收膏时常选加阿胶、鹿角胶、龟甲胶、鳖甲胶等以加强补益阴精的作用，并增加膏剂的黏稠度。强调运用配制膏方尤强调辨证而施，不拘泥于补益之膏方。近代秦伯未、丁甘仁等医家均以擅长膏方治病著称，对今天医者临证膏滋处方也有一定的影响。

膏方源远流长，在不同历史时期均得到了一定程度的推崇和发展，目前膏方已成为中医药领域的潮流，膏方因其方便、味佳、疗效好等优点日益普惠大众人群。全国各地积极响应，致力于膏方事业的推广与发展，各地中医院、医馆诊所、养生馆、不同医学流派等根据当地情况、根据不同人群举办有自己特色的膏方节，如龙砂医学、孟河医派等根据自己学术流派的学术特色应用于膏方。开展大型膏方学术研讨会议及义诊活动，以服务于公众健康，同时也能促进膏方知识的传播与发展。随着大众对于膏方疗效的认可，膏方事业的发展蒸蒸日上。

除了补益膏剂之外，还有诸种具有其他治疗功效的夏枯草膏、蒲公英膏、忍冬膏等等，可谓丰富多彩。膏方宜主收藏之令的冬季服用，效果更佳，但也并非局限于冬令季节，只要于病有利，一年四季皆可。既可在无病时单独服用，又可在病中与煎药同服或病后服用调养身体，以促进病后恢复健康。

作者查阅古籍文献，结合自己临床经验在辨证论治的基础上，创制出具有活血祛瘀作用的活血通脉膏方、具有益肾温阳作用的温阳补肾膏方，并将膏方广泛运用于临床以治疗冠心病、心力衰竭等慢性疾病，效果显著。

中医胸痹是以胸部闷痛，甚至胸痛彻背，喘息不得卧为主症的一类疾病，轻者仅感胸闷如室，呼吸欠畅，重者则有胸痛，严重者心痛彻背，背痛彻心。《素问·脏气法时论》谓："心病者，胸中痛，胁支满，胁下痛，膺背肩胛间痛，两臂内痛。"其范畴包括西医学的冠心病等病。其多因情志失调、饮食劳倦、年迈体虚、久病伤正引起。病位在心，多与肺、脾、肝、肾相关。证属本虚标实，标实应区别气滞、痰浊、血瘀、寒凝，本虚应区别阴阳气血亏虚的不同。中医膏方可补其不足，泻其有余，扶正祛邪。

膏方有明显的滋补特点，补养兼治疗、高效兼简便，在治病纠偏、改善体质方面发挥着独特的功用，因此对因病致虚、因虚致邪实的慢性、顽固性、消耗性疾病，心血管病的防治及调养有独特的疗效。作者认为依人体节律"春生夏长秋收冬藏"的规律，冬季时，对于心血管等慢性疾病患者，在配合其他药物治疗下，使用膏方补其不足、泻其有余能使治疗效果达到最佳。而临床使用膏方更应注重辨证论治。胸痹多为虚实寒热错杂，本虚以气血阴阳亏虚为主，标以痰瘀互结为要。病机上具有久病多虚、久病入络、久病致郁、久病生痰的特点。心肾阳虚型患者，应以补肾助阳为主。气虚血瘀型患者，应以益气活血化瘀为主。临床使用中医膏应明察病者阴阳气血之偏胜，用药性之偏究其阴阳气血之偏，以求"阴平阳秘，精神乃治"。由于胸痹患者多为中老年人，素体虚实夹杂，既要考虑"形不足者，温之以气；精不足者，补之以味"，注重气血阴阳的调补，更要顾及瘀血痰瘀等标实之邪的祛除，适当加以祛邪之品，以求固本清源。在膏方的组方中更要掌握虚实兼顾、寒温得宜、气血双调、动静结合、阴阳平衡的配伍原则。膏方配伍首先应注重顾护脾胃，脾胃为后天之本，气血生化之源，膏方以黏腻呆滞之品的滋补药居多，多用则影响脾胃运化，易致闭门留寇，应佐以健脾理气之药使其动静结合，使其补而不滞。针对久病多瘀，应佐以活血化瘀之药。针对久病致郁、久病生痰，应佐以清肝泻火、宽胸涤痰之药，扶正兼以祛邪，谨防痰瘀互结生火。而活血、祛瘀、涤痰之药易伤脾胃，故在健脾理气药之外加入炒麦芽、炒谷芽等护胃药以顾护脾胃。其次，应注重调理气血，胸痹患者多血瘀，祛瘀则伤正，补虚则恋邪，"气为血之帅，血为气之母"，用行气活血药以促进血行，以气血双调为大法，脏腑功能才得以正常发挥作用。另外，冬藏以养阴为主，膏方中有大量养阴之药，如生地黄、熟地黄、女贞子、麦冬，养阴的同时配上淫羊藿、菟丝子等温阳之药，阴中求阳，阳中求阴，以求阴阳平衡。而温补药与黄芩、黄连等苦寒药相配体现寒温并用，可用药性之寒温调阴阳之偏正。

作者调治胸痹善用膏方，常结合患者不同症状自拟各类膏方，如活血通脉膏方、温阳补肾膏方，临床效果较好。强调中医膏方并非滋补药物的简单叠加，膏方中药味、剂量的使用也并非一成不变，临证需四诊合参，五脏同调，将"辨体－辨证－辨病"与"因时－因人－因地"相结合，方证联系，细心斟酌，灵活考究用药、化裁处方。

总而言之，膏方平衡阴阳、调补气血、纠偏脏腑，适于在各类心血管疾病的预防及治疗过程中开展应用，用之得当，常有桴鼓之效。临床医师应谨守病机，根据患者气血阴阳盛衰、药物性能功效，予以辨证加减治疗。用药切中病机，方能直达病所。大凡慢性疾病，皆可尝试使用中医膏方辨证调治。

一、方剂使用心得

（一）三才封髓丹

三才封髓丹出自元·罗天益的《卫生宝鉴》，由三才汤和封髓丹组成。《道德经》言："道生一，一生二，二生三，三生万物。"将天、地、人合称"三才"，喻言其生化万物之要。《卫生宝鉴》将天冬、熟地黄、人参谓之"三才"，重要之理异曲同工，此三才遥相呼应，为生化人身之物。《医方集解》载："此手足太阴少阴药也。天冬以补肺生水，人参以补脾益气，熟地黄以补肾滋阴。以药有天、地、人之名，而补亦在上、中、下之分，使天地位育，参赞居中，故曰三才也。"封髓丹出自《奇效良方》，《医学发明》又名凤髓丹，由黄柏、砂仁、甘草三味中药以一定的配比组成。清代郑寿全所著的《医理真传》中用于治疗"眼中常见五彩光华，气喘促者"，文曰："封髓丹一方，乃纳气归肾法，亦上、中、下并补之方也。夫黄柏味苦入心，禀天冬寒水之气而入肾，色黄而入脾，脾者，调和水火之枢也，独此一味，三才之义已具。况砂仁辛温，能纳五脏之气而归肾，甘草调和上下，又能伏火，真火伏藏，则人身之根蒂永固，故曰封髓。"《医门法律》云："以黄柏入肾滋阴，以砂仁入脾行滞，而以甘草少变天冬、黄柏之苦，俾合人参建立中气。"清·郑钦安在《黄帝内经》"凡阴阳之要，阳秘乃固"的基础上将"扶阳潜阳"的思想寓于临证当中，提出"补土伏火法"，补脾土之虚而伏虚阳外越之火，将甘草列为补土伏火的第一要药，与封髓丹之甘草用意大致。

三才封髓丹集三才汤与封髓丹功用于一体，清火滋阴，育阴潜阳，交通心肾，调理水火。作者在临床中的常用方药剂量为人参9g、天冬15g、熟地黄15g、黄柏9g、砂仁9g、甘草9g，临证时常根据患者具体情况灵活加减方药剂量。方中人参补脾益气；天冬味甘苦性寒，归肺、肾经，上能清肺降火下能滋补肾阴，起滋肾清肺生阴之效；熟地黄味甘性温，滋阴补肾，填精益髓；黄柏味苦入心，苦寒善清下焦相火，有泄火坚阴之效；砂仁芳香辛温，温脾行滞，布化津液，通利三焦，有化湿行滞醒脾之效；甘草甘平，既可健脾益气，以助人参宁心益气，又能缓黄柏苦燥之弊。诸药合用，破阴通阳，纳气归肾，益水补火，共奏泻火坚阴，固精封髓之功。

三才封髓丹原治"一切虚火上冲，牙疼、咳嗽、喘促、面肿、喉痹、耳肿、面赤、鼻塞、遗尿、滑精诸症"（《卫生宝鉴》）。《医方论》云："此方治龙雷之火不安，梦遗走泄则可，若肾气久虚，精宫不固者，岂得再用苦寒！断宜补肾纳气之法为是。"而现代药理研究发现，三才封髓丹具有增强免疫、促进造血的功能，适用于多个系统疾病。近年来，三才封髓丹在临床中应用较为广泛，可用于治疗阴虚火旺，虚火上炎所致的遗精、早泄等男科疾病、口腔溃疡、牙痛、贫血、痤疮等病，也均取得了一定的临床疗效。

作者认为此方性味平和，刚柔相济，阴阳兼顾，是滋阴润燥之上品，不但能治疗心血管疾病，所有虚火上冲之证均可治之。现代人生活压力大，生活习惯不佳，阴虚内热者比实火更多见，因此三才封髓丹适用证范围极广。临床中薛教授常用此方治疗胸痹心痛的患者，症见胸痛、胸闷、气短、心悸、失眠、双下肢乏力，或伴腰酸腰痛、耳鸣耳聋等症，辨证属肾虚所致者。此方既往多治疗肾虚遗精之证，从下焦肾入手治本，上清虚火，下滋肾水，心肾相交，水火既济，配伍精妙，寒热相济，阴阳相衡，可用于一切阴虚之证，方证相应，每获良效。

方中人参略燥，可由党参代替，党参常用量为 15～30g。黄柏、砂仁的用量亦可以加大，随证治之，不输其理。

（二）潜阳封髓丹

东汉·张仲景在《伤寒论》中首创温潜法："火逆下之，因烧针而烦躁者，桂枝甘草龙骨牡蛎汤主之……伤寒脉浮，医以火迫劫之，亡阳必惊狂，卧起不安者，桂枝去芍药加蜀漆牡蛎龙骨救逆汤主之。"以补益心阳，镇静潜阳。以此为理论基础，清·郑钦安创制出潜阳丹以扶阳潜阳。《医理真传》中记载潜阳丹方由附子八钱、龟甲二钱、砂仁一两、甘草五钱组成，郑钦安言："潜阳丹一方，乃纳气归肾之法也。夫西砂辛温，能宣中宫一切阴邪，又能纳气归肾。附子辛热，能补坎中真阳……龟甲一物，坚硬，得水之精气而生，有通阳助阴之力……佐以甘草补中，有伏火互根之妙，故曰潜阳。"后世又有封髓丹一方，由黄柏一两、砂仁七钱、炙甘草三钱组成，两方相合，吴佩衡称之为潜阳封髓丹。方中选用附子辛热，能补肾中真阳，为命门主药；砂仁辛温，能散阴邪，下气归肾，两药合用，共奏温补肾阳、纳气归肾之功，故为君药。龟甲养阴生津，为臣药。黄柏味苦入心，能清热除烦，并防辛温太过而伤阴；为佐药。炙甘草补中益气，合黄柏苦甘化阴，合砂仁辛甘化阳，并能调和诸药，兼佐、使之用。诸药合用，调和水火，纳气归肾，补土伏火而使真火伏藏。

临床实践证明，潜阳封髓丹既可用于阳虚火浮之证，亦可用于阴虚火旺之证，尤其对于虚阳浮越、肾气不纳、下寒上热等证有较好的临床疗效。薛教授临证常以潜阳封髓丹加减治疗心血管疑难病证，如冠心病不稳定型心绞痛反复发作、顽固性心律失常等，疗效显著。

郑钦安说："若虚火上冲等症，明系水盛（水即阴也），水盛一分，龙亦盛一分（龙即火也），水高一尺，龙亦高一尺，是龙之因水盛而游，非龙之不潜而反其常。故经云：阴盛者阴盛者，阳必衰，即此可悟用药之必扶阳抑阴也。"借龙水之故以喻元阴、元阳，形象地说明了潜阳封髓丹阳虚阴盛、虚阳上浮或外越的虚火病机。肾中元阳又称"真阳""相火""龙火""命门火"等。水性至柔，封藏为要。龙潜水中，才能助肾化气为阳气之源泉以为先天。故《景岳全书》："阴阳原同一气，火为水之主，水即火之原，水火原不相离矣。"若龙腾飞跃，离开坎宫，就会犯上作乱，祸患无穷，临床不仅见于循肾经致咽痛，循阳明胃经致牙痛、口臭、口糜，循少阳胆经致太阳颞部头痛、耳鸣等，亦可出现相火扰心之证，临证不可不查。心系病证之心悸、胸痹，两症均有虚实两端邪气扰者不在少数。前例之口干鼻干、咳吐黄痰、耳鸣眩晕，后例之面红、烦热、乏力、腰膝酸软，均乃肾气虚衰、无根之火上扰所致。如郑钦安所说："人身一团血肉之躯，阴也，全赖一团真气运于其中而立命。"每当水中之火无法包容之时，才出现火性炎上或易于跑散外露之特征。故在治疗心系疾病的基础上，治宜温肾潜阳、纳气归肾、清上温下，以调理阴阳，使阴平阳秘，水火相抱。临证时当审症求证，辨证识机，合理应用此方。潜阳封髓丹可用于虚阳浮越的多种病证。其方中砂仁辛温，能宣中宫一切阴邪，又能纳气归肾；附子辛热，能补坎中真阳，而真阳为君火之种，补真火即是壮君火也；龟甲得水之精气而生，有通阴助阳之力；甘草补中，有伏火互根之妙；黄柏味苦入心，禀天冬寒水之气而入肾，色黄而入脾。且砂仁辛温，能纳五脏之气而归肾；甘草调和上下，又能伏火，真火伏藏，则人身之根蒂永固。再者，黄柏之苦，合甘草之甘，苦甘能化阴；砂仁之辛，合甘草之甘，辛甘能化阳。阴阳合化，交会中宫，则水火既济。全方共奏纳气归肾、温肾潜阳、纳阳回阳、清上温下的作用。

作者认为心阴不足、肾阳虚衰是老年心房颤动患者主要病机，因证立法，故提出用补肾潜阳法治疗老年心房颤动患者。由于年老体衰，气血亏虚，不能濡养心脉而致心阴不足，可见心中悸动、五心烦热、颧红盗汗、失眠、多梦等症；患者久病体虚、操劳过度、房事不节抑或先天不足，出现肾阳虚衰，临床可见腰膝酸软、畏冷肢凉、夜尿频多、小便清长等症。阴无阳则无以化，阳无阴则无以生，心阴不足、肾阳虚衰则君相不安，水火不济，以致虚阳浮越、心悸不宁。应用潜阳封髓丹加味（炒酸枣仁30g，黄连15g，海蛤30g，磁石30g，麦冬30g，五味子15g）针对心阴不足、肾阳虚衰的病机，以补肾潜阳平心定悸为法治疗心房颤动，方证相合，临床常有明显获益。

（三）丹参饮

丹参饮出自清代陈修园《时方歌括》。书中有云："治心痛胃脘诸痛多效。妇人更效。心腹诸疼有妙方，丹参十分作提纲。檀砂一分聊为佐，入咽咸知效验彰。"

该方由丹参一两、檀香、砂仁各一钱半组成，药味精简，药力宏专。方中丹参味苦微寒，益气活血，健脾养心，化瘀止痛而不伤气血，兼凉血养血、除烦安神为君。《本草汇言》中记载："丹参，善治血分，去滞生新，调经顺脉之药也。"《本草纲目》亦载"丹参活血，通心包络"，为走心经血分之要药。檀香善行胸膈脾胃之气，《本草述》言："白檀调气在胸膈之上，处咽隘之间，而日华子更言煎服止心腹痛、霍乱、肾气痛，是则其调气不止在上焦而已也。"砂仁行气调中，和胃醒脾。《本草汇言》述："砂仁，温中和气之药也，若上焦之气梗逆而不下，下焦之气抑遏而不上，中焦之气凝聚而不舒，用砂仁治之，奏效最捷。"檀香、砂仁性味芳香，宽胸理气，温中行气止痛共为佐使，辅丹参活血祛瘀，行气止痛。三药性味平和，气血双调，重在化瘀行气，使瘀化气血通畅则疼痛自止。丹参饮平补平调，兼顾气血阴阳，为化瘀行气止痛之良方。临床可用于血瘀气滞，心胃诸痛。近年来，丹参饮已被广泛应用于心血管疾病（冠心病、心律失常、心力衰竭、慢性肺源性心脏病等）的治疗，也取得了确切的疗效。

《素问·六微旨大论》谓："出入废则神机化灭，升降息则气立孤危。故非出入，则无以生长壮老已；非升降，则无以生长化收藏。是以升降出入，无器不有。"作者认为，治疗胸痹可以从气机升降失常的角度入手。整个人体气机升降的状态就好比太极阴阳图，升已而降，降已而升，肝从左升，肺从右降，脾可随肝从左升，胃可随肺自右降。若肝左升不及，肝气郁滞胸胁，出现胸闷、胸痛、胁痛等症。而肝气升至颈关时，通道变窄，气机极易被郁此处，造成肩背的胀痛。再者，肝郁脾滞，见心下痞满之症；脾气不升，脾阳被郁，亦可见手脚发凉、手心出汗等症。此外，正常生理状态下肝左升，肺右降，形成"龙虎回环"。肝升不及，肺胃不能及时敛降，也会出现呃逆、呕吐、咳嗽等症。从中医发病角度来讲，气的升降聚散是人体生命的基础，维持人体新陈代谢的平衡，一旦全身气机逆乱，气血循环受阻，疾病就会发生，心系疾病也不外乎如此。又心为十二官之主，主血脉，心脏的搏动必赖心气的推动，气有一息之不运，则血有一息之不行。《血证论·吐血》："气为血帅，血随之而运行。血为气之守，气得之而静谧，气结则血凝。"所以，调气勿忘活血，气滞者当行，气滞血瘀是导致心系疾病发作的重要原因，薛教授倡导的"理气活血法"在治疗和调理此病方面收效甚好。临床常常将丹参饮列为效验之方，并从气机升降角度解析丹参饮，丹参味苦属降，檀香、砂仁辛散属升，三药相配，升中有降，降中寓升，升降结合，使气机得畅，瘀血得散。但我们中医讲究一个"活"字，依法而不拘泥，据方而贵变通，临床当四诊合参，辨证施治，不可拘于一法。本方为气滞血瘀之心胃疼痛而设，治宜活血祛瘀，行气止痛。

作者临床擅用丹参，处方中常重用丹参以活血祛瘀止痛。因丹参能"破宿血，补新血"，有活血并养血、祛瘀而不伤血的功效。现代药理研究证明，丹参中含有的丹参酮具有增强心肌收缩、扩张冠脉血管、改善血管微循环的作用，从而改善心脏血管的功能。同时，丹参能够调经止痛，对女性患者尤其适宜，且丹参能保护肝脏、改善肝脏血液循环。近年来，不但丹参饮片广泛使用，丹参的深加工制品也日益增多，丹参提取物制成的中药制剂在各大医院广泛应用。薛教授常将丹参饮与失笑散联合应用治疗冠心病之血瘀甚者；对于气滞血瘀并重、肝气郁滞、心脉瘀阻型冠心病心绞痛，症见心前区刺痛，或闷痛，其痛或作或止，胸胁胀痛，夜甚，舌黯红，脉弦等，则可合柴胡疏肝散化裁应用以理气疏肝、活血化瘀，临床疗效较好。

丹参药性平和，气虚证可配伍黄芪、党参、白术；气滞者配伍枳实、瓜蒌、厚朴；痰湿者配伍苍术、半夏、茯苓；寒证者配伍附子、肉桂、红参；热甚者配伍牡丹皮、赤芍、黄连解毒汤。

（四）失笑散

失笑散出自《太平惠民和剂局方》，书中云："治产后心腹痛欲死，百药不效，服此顿愈。"蒲黄（炒香）、五灵脂（酒研，淘去砂土），各等分。炮制上为末。用酽醋调二钱熬成膏，入水一盏，煎七分，食前热服。失笑散可治疗一切瘀血内停，血行不畅之证。方中五灵脂性味甘温，入肝经血分，"其功长于破血行血，故凡瘀血停滞作痛……在所必用"，善通利血脉，散瘀止痛；蒲黄甘平，亦入血分，其"生则能行，熟则能止"，且"以清香之气，兼行气分，故能导瘀结而治气血凝滞止痛"，有行血消瘀之功。五灵脂、蒲黄相须合用，相辅相成，起到活血祛瘀、通利血脉的作用。用酽醋煎熬，因酸能收敛，取其活血脉，行药力，助止血之长，以加强活血祛瘀止痛之效。

吴谦在《医宗金鉴·删补名医方论》中云："凡兹者，由寒凝不消散，气滞不流行，恶露停留，小腹结痛，迷闷欲绝，非纯用甘温破血行血之剂，不能攻逐荡平也。是方用灵脂之甘温走肝，生用则行血；蒲黄甘平入肝，生用则破血；佐酒煎以行其力，庶可直抉厥阴之滞，而有推陈致新之功。甘不伤脾，辛能散瘀，不觉诸症悉除，直可以一笑而置之矣。"这也正是"失笑散"方名的来源。李时珍之说："失笑散，不独治妇人心痛腹痛，凡男女老幼一切心腹、胸胁、少腹痛，疝气并治。"

近年来临床报道佐用"失笑散"治疗胸痹颇多，冠心病心绞痛即属中医学"胸痹"范畴。中医辨证冠心病、心绞痛为"气滞血瘀，不通则痛"，以"行气活血"法论治。失笑散中五灵脂善于活血化瘀止痛，为治疗瘀滞疼痛之要药，常与蒲黄相须为用，蒲黄能行血通经、消瘀止痛，伍用川芎、红花、郁金、乳香、没药等活血止痛、活血调经药，共奏行气活血之效，使胸痹心痛诸症悉除。蒲黄甘平，可升，行血消瘀，《本草汇言》谓其"至于治血之方，血之上者可清，血之下者可止"，入血分，能导瘀结而治气机升降失常所致瘀滞之病。五灵脂入肝经，具有疏通血脉，散瘀止痛的功效。五灵脂本身为动物粪便，气味较明显，然现代加工工艺中，将五灵脂醋炙或酒炙，既能起到矫臭矫味的作用，又能增加缓急止痛的功效，因此临床上可但用无虞。现代研究证明，失笑散（五灵脂、蒲黄）对血小板聚集有明显抑制作用，蒲黄能扩张周围小血管，改善微循环，从而改善心肌缺血及冠脉灌注不足状态，以缓解胸痛。薛教授常将丹参饮与失笑散联用治疗冠心病，活血化瘀，通络止痛，行血而不伤血，对以胸闷、胸痛为主症的冠心病，临床疗效甚佳。

作者临床应灵活运用失笑散，临证时当根据具体情况适当化裁。若瘀血甚者，可酌加当归、赤芍、川芎、桃仁、红花、丹参等以加强活血祛瘀之力；若兼见血虚者，可合四物汤同用；若疼痛较剧者，可加乳香、没药、元胡等以化瘀止痛；兼气滞者，可加香附、川楝子，或配合金铃子散以行气止痛；兼寒者，加炮姜、艾叶、小茴香等以温经散寒。

（五）当归六黄汤

当归六黄汤出自李杲的《兰室秘藏》，被后世称之为"治盗汗之圣药"。《丹溪心法·盗汗》中亦称当归六黄汤乃"治汗之神剂"。当归六黄汤组方：当归三钱、生地黄五钱、熟地黄五钱、黄连二钱、黄柏三钱、黄芩三钱、黄芪一两；用法用量：上药为粗末，每服五钱，水二盏，煎至一盏，食前服，小儿减半服之。《医方集宜》中载："盗汗用当归六黄汤，以当归、黄芪、生地黄以补其阴血，黄芩、黄连、黄柏去其内火也，此乃药性病情相对，可见立方之妙也。"近代医家焦树德言及当归六黄汤时也说："当归六黄汤中的当归、生地、熟地入肝肾经而滋阴养血，阴血充足则水能治火，为君。"细究方药配伍，方中当归、生地黄、熟地黄具有养血增液、滋阴补肾之功用为君药，黄连、黄芩、黄柏泻火除烦、清热坚阴为臣药，黄芪益气固表，龟甲咸甘微寒，入心经，善养血补心，滋心阴复血脉共为佐药，诸药配伍，泻火、养阴并用，标本兼治，共成滋阴清热，固表止汗之剂。临证常见盗汗，发热面赤，口干唇燥，心烦尿赤，大便干结，舌红脉数等阴虚火旺之证。张景岳也说："阳证自汗或盗汗者，但察其脉证有火，或夜热烦渴，或便热喜冷之类，皆阳盛阴虚也，宜当归六黄汤为第一。"认为自汗或盗汗凡属阳盛阴虚者，皆当首选当归六黄汤。现代研究证明，当归六黄汤在调节免疫、抗血栓、抗凝、促进血液循环、扩张血管、改善缺血心肌、增加冠状动脉血流、防止动脉粥样硬化、降血糖、降血脂、降血压等方面发挥重要作用。近年来，当归六黄汤已被应用于汗症、糖尿病、甲状腺疾病、病毒性心肌炎、快速性心律失常、失眠、皮肤病等疾病的临床治疗当中，也均有一定疗效。

吴谦在《医宗金鉴·删补名医方论》中论述了多汗的机制："寤而汗出曰自汗，寐而汗出曰盗汗。阴盛则阳虚不能外固，故自汗；阳盛则阴虚不能中守，故盗汗。若阴阳平和之人，卫气昼则行阳而寤，夜则行阴而寐，阴阳既济，病安从来？惟阴虚有火之人，寐则卫气行阴，阴虚不能济阳，阴火因盛而争于阴，故阴液失守外走而汗出；寤则卫气复行出于表，阴得以静，故汗止矣。用当归以养液，二地以滋阴，令阴液得其养也。用黄芩泻上焦火，黄连泻中焦火，黄柏泻下焦火，令三火得其平也。又于诸寒药中加黄芪，庸者不知，以为赘品，且谓阳盛者不宜，抑知其妙义正在于斯耶！盖阳争于阴，汗出营虚，则卫亦随之而虚。故倍加黄芪者，一以完已虚之表，一以固未定之阴。"

作者认为，由于现代人不良的生活习惯，极易受到情志、内伤、饮食、劳倦等因素的影响，导致气血阴阳不足，产生痰、饮、瘀、火等病理产物，正虚邪扰，虚实夹杂，影响心脉运行内环境，易导致心系病证的发生，其中属阴虚火旺及阴虚内热者占据发病人群的较大比例。当归六黄汤具有滋阴降火，益气养血，清热活血之功，倍黄芪益气扶正，通血脉，当归养血活血，血充则血脉通畅，生地黄滋阴清热，熟地黄滋肝肾，三药合用使阴足血充，黄芩、黄连、黄柏清热以坚阴，临证以当归六黄汤随证加减治疗心系病证，可使心神得滋，虚火得制，血脉通畅，从而恢复阴阳平衡。当归六黄汤原方当归、生地黄、熟地黄、黄连、黄芩、黄柏等量，倍黄芪，李东垣谓之"治盗汗之圣药也"，后世医家用之治疗多种病证，大大拓宽了其应用范围。薛教授将当归六黄汤广泛应用于治疗阵发性心房颤动、室性期前收缩、冠心病、高血压、失眠等心系病证，根据病人具体情况辨证论治，灵活进行药味或药量的加减，气血不足为主者重用黄芪、当归，减去三黄的用量，阴虚为主者加大生地黄、熟地黄的用量，火旺者三黄的用量加大，同时临证时特别注意配伍安神之品，或养血安神，或重镇安神，必要时酌配行气导滞、助阳之品，临床每获良效。临证若遇阴虚火旺，或者气血不足、阴虚内热型的心系疾病患者，均可应用当归六黄汤随证加减以治之，可使心神得滋，虚火得制，血脉通畅，从而恢复阴阳平衡。

作者认为火热往往影响心神，又会耗气伤阴，故应用当归六黄汤，重用生地黄、熟地黄，加栀子、牡丹皮清热泻火，心肾不交者加用黄连、肉桂取"交泰丸"之意，黄连清心火以坚阴，肉桂鼓舞肾水上清心火，交通心肾。或用黄连阿胶汤清心火、养肾阴，安神定志，或加用百乐眠胶囊滋阴清热，养心安神。冠心病、高血压、失眠等病，中医辨证属于气血不足，阴虚内热，气机郁滞，并具有心神失调的表现，治以气血同调，心神失调，方用当归六黄汤加味。方中可加丹参、川芎活血祛瘀、养心安神；酸枣仁宁心安神；夜交藤、柏子仁养心安神；合欢花解郁安神，共奏养血益气、清热活血、养心宁心、安神定志之功。使患者精神状态好转，心慌、胸痛等不适症状减轻。可见，心血、心气充足则能化神养神，神明神安则心能发挥主血脉的功能，气血方能正常运行，脏腑方可功能协调。因此，在治疗心系疾病时运用心神共调的方法，往往取得满意的疗效。

（六）黄连阿胶汤

黄连阿胶汤是东汉·张仲景《伤寒论》中的经典方剂，原主治"少阴病，得之二三日，心中烦，不得卧"，功能滋阴清热，交通心肾，用以治少阴热化而成的阴虚火旺、心肾不交之证，历代各有发挥，尤以治疗心烦、不寐应用最广。如《古今医统大全·虚烦门·药方》中记载："黄连阿胶汤，治阴虚邪盛，热烦于内，不得眠者。"黄煌认为黄连阿胶汤为古代的除烦止血方，尚可用于治疗"以心烦不得眠、心下痞、腹痛、舌红、便血、崩漏为特征的疾病"。该方由五味药组成：黄连四两、黄芩二两、芍药二两、鸡子黄二枚、阿胶三两。方中黄连用量最重，为君，味苦性寒，入心经泻君火，清心泻火，除烦解热，以制心火，使心火下行以温肾水。正如《本草崇原》所道："泻心火而养神……济君火而养神。"黄芩味苦性寒，有"治诸热"之功，可佐黄连以增强清火之力。此处芍药当为白芍，白芍味苦性寒，可入肝脾经，清热兼养血和营，《名医别录》中记载，白芍能"通顺血脉……散恶血，逐贼血，去水气，利膀胱……"既可增强黄连、黄芩清热之力，亦可辅助阿胶、鸡子黄滋阴养营，还因其味酸之性，便可收敛火热扰动之心神，使热去阴复、心神得安。鸡子黄味甘性平，入心肺肾经，血肉有情之品，有滋阴补血，交通心肾，兼引药下行之能。正如徐灵胎所说："此少阴传经之热邪，扰动少阴之气，故以降火养阴为治，而以鸡子黄引药下达。"《素问·阴阳应象大论》言："精不足者，补之以味。"阿胶味甘性平，归肺肝肾经，乃血肉有情、气味俱厚之品，长于滋补精血。阿胶与鸡子黄相配，则滋阴之力益强。诸药相合，酸苦涌泄以泻火，酸甘化阴以养液，共奏清热除烦、滋阴降火、交通心肾、调和阴阳之效。

对于心阳亢于上，所致的口舌生疮、心慌、失眠等症，又有肝阳怫郁导致的火证，如急躁易怒、嗳气、舌根苔黄厚腻等，薛教授认为心肝阳气有余，耗伤肾水，虚火内生，选用黄连阿胶汤为基础方加减治疗。方中黄连、黄芩、阿胶、白芍此四味药取自黄连阿胶汤。《伤寒论》曰："少阴病，得之二三日以上，心中烦，不得卧，黄连阿胶汤主之。"该方清心火，滋肾阴，为少阴热化证的代表方，但是后世医家用之治疗各种内伤杂病。黄连者，《珍珠囊》云"其用有六，泻心脏火，一也"。黄连阿胶汤加苦寒之黄芩、黄连，共泻心火，且患者舌根苔黄厚腻，可见湿热之邪间杂其中，二黄合用兼可清热燥湿；阿胶养阴滋肾水，黄连、阿胶同用，有"泻南补北"之妙用；白芍敛阴，平抑肝阳。

　　薛教授总结其40余年的临床经验指出：随着社会文明的提高，大家的保健意识不断增强，但是人们的医学知识尤其是中医知识都相对匮乏，这就导致很多人滥用补气补阳之品，这与朱氏所在金元时期有相似的医学时代背景。所以阳气有余所致虚火，在心律失常中常见，亦更加符合朱氏所言"气有余，便是火"的本意，如此，滋阴降火是重要治法，薛教授多用黄连阿胶汤随证加减治疗。"气有余，便是火"，出自朱丹溪《格致余论》。众所周知"气"是人体内活力很强运行不息的精微物质。气的种类很多，各医家对朱氏所言之"气"理解为是邪气、郁气或阳气。那么何为有余呢？管象黄认为："正气充沛不为余，有余指六淫，七情太过所致，病气有余之象谓有余，如元阳、命门之火之类属正常的；病变的火谓有余之火。"中医治病讲求的是阴阳平衡，过犹不及。正气、阳气、五脏之气这些都是机体必不可少的，但是"有余"则气机失于平衡，阴阳失调，百病由生。既然"气"可理解为邪气、郁气或阳气，那么气有余所生之火就是实火、郁火或虚火。如此，"气有余便是火"可以有如下三种诠释：①外感邪气（包括疠气）有余所致的火证。临床可见发热，身痛，咽痛，口渴，腹胀便秘等实火证的表现。如若感受邪气更甚的疫疠之气，首先出现实热之证，而后病变迅速入里，出现心悸，胸闷，胸部隐痛等的症状。如若患者心气不足感受疠气，则易患病毒性心肌炎，其临床表现多见各种心律失常。尤其是青少年，正气未盛，易感邪气，累及"君主之官"。②内伤郁滞之气化火。《吴医汇讲》里说："气有余便是火，即七情之病，亦莫不然，如喜太过则喜气有余而心火炽，怒太过则怒气有余而肝火炎！"这种情况在心律失常的患者中多见于中年人，他们本身生活、工作压力较大，易情绪波动如过喜，过悲，过怒导致心慌，胸闷，善太息，胸胀痛伴胁痛等表现。③阳气盛导致的虚火。阳盛则阴亏，阴亏则虚火旺，症见五心烦热、咽干目涩、头昏耳鸣、失眠盗汗、午后潮热、舌红口燥等。相对来说老年心律失常患者多见此证，如心火亢盛，耗伤肾水，久则水火失济，出现心悸，胸闷，胸痛，失眠等。结合朱丹溪生活在金元时期，《太平惠民和剂局方》盛行，当时的医生不论外感内伤，虚实寒热皆投以局方，局方用药多偏于温燥，基于此朱氏提出"气有余便是火"。《黄帝内经》云："年过四十，则阴气自半。"人到晚年，阴液本亏，滥用补益之品，导致阳气有余，虚火丛生。综上，从"气有余便是火"的角度辨治心律失常具有较好的临床疗效，值得进一步研究探讨。

（七）炙甘草汤

炙甘草汤出自东汉张仲景《伤寒论·辨太阳病脉证并治》："伤寒脉结代，心动悸，炙甘草汤主之。"对于炙甘草汤所之治之证，《金匮要略》中亦有"治虚劳不足，汗出而闷，脉结悸""治肺痿涎唾多，心中温温液液者"的记载。而著名血证大师唐宗海受"火即化血"思想的启发，将炙甘草汤列为"补血第一方"，以强调其补血之力强。方用甘草四两（炙），生姜三两（切），人参二两，生地黄一斤，桂枝三两（去皮），阿胶二两，麦门冬半升（去心），麻仁半升，大枣三十枚（擘），上九味，以清酒七升，水八升，先煮八味，取三升，去滓，内胶烊消尽，温服一升，日三服。功能益气滋阴，通阳复脉，主治阴血阳气虚弱，心脉失养证以及虚劳肺痿，亦称复脉汤。

方中重用生地黄滋阴养血为君，《名医别录》谓地黄"补五脏内伤不足，通血脉，益气力"。配伍炙甘草、人参、大枣益心气，补脾气，以资气血生化之源；阿胶"潜伏血脉，使输于血海，下藏于肝"，与麦冬、麻仁滋心阴，养心血，充血脉，共为臣药。佐以桂枝、生姜辛行温通，温心阳，通血脉，调和营卫，以助复脉之力。诸厚味滋腻之品得姜、桂则滋而不腻。用法中加清酒煎服，当知清酒辛热，借以温阳通脉行药势，又可使地黄等滋腻之品得酒之温通而得行，以加强益血复脉之功，是为使药。诸药合用，滋而不腻，温而不燥，俾心气复而心阳通，心血足而血气充，使气血充足，阴阳调和，则心动悸、脉结代，皆得其平。

炙甘草汤治疗心系疾病疗效确切，后世医家对此方的应用不断进行完善、扩充，近年来在心系疾病的实验研究及临床应用中均取得了一定进展。现代药理研究证明，炙甘草汤在保护心肌、促进造血、延缓心肌重构、抗心律失常等方面起到了一定作用，且在冠心病心绞痛、经皮冠脉介入术（PCI）后、心律失常、病毒性心肌炎、心力衰竭、风湿性心脏病以及扩张型心肌病等心系疾病的治疗中也得到了广泛的应用，尤其对于缓慢性心律失常的治疗具有良好的优势，应用前景良好，临床值得推广。

作者认为"无阴则阳无以化，无阳则阴无以生"，故在治疗上当从"阳中求阴，阴中求阳"这一思路考虑。炙甘草汤在应用大量滋阴药的同时，少佐温阳之品，阳中求阴，以加强其滋阴之效。此外，心阴虚无以滋养心体，则可见心慌气短；心阴虚无以化生心气，以充养推动血脉而见脉结代。而肾阴为诸阴之根，故以生地黄滋肾阴以补心阴，即滋肾水以上济于心。阿胶滋肺阴以实表，因肺合皮毛，肺阴充则肺卫健而外邪不致入里，且可通过滋肺阴养肾阴而促使心肾相交以养心阴。麦冬滋养心阴以养心安神。甘草、桂枝辛甘化阳，推动血脉。党参益气健脾运化水谷精气，实肺气吸纳清气，充养宗气，宗气盛则能贯心脉而缓解脉结代，行气血以养心体缓解心悸。酸枣仁养心安神以助眠。诸药合用，共奏益气滋阴、通阳复脉之效。心为君主之官，主行血脉而藏神明，心病则气血逆行，神明不安，发为惊悸怔忡。肾为五脏阴阳之本，而肾阳为一身阳气之本，"五脏之阳气，非此不能发"，肾阳虚衰，心阳失于温煦，发为惊悸。由此可见，心悸的发生离不开心肾两脏。同时，薛教授认为现代人压力大，生活节奏快，可将炙甘草汤应用于亚健康状态慢性疲劳综合征的治疗当中，治疗每有奏效。

作者认为炙甘草汤气血阴阳并补，凡是由气血阴阳俱虚导致的各种疾病均可运用炙甘草汤进行加减治疗，其自拟的"平心定悸汤"为炙甘草汤加减化裁而来。此方针对气阴两虚，火瘀内生的病机，以益气养阴活血通脉为法，选用生地黄、玄参、麦冬、党参、五味子、丹参、黄芪、黄连、苦参、甘松、酸枣仁、桂枝、当归、炙甘草等药物。方中生地黄性甘苦寒，乃益肾阴之上品，于方中可开后药滋阴之路，且制约气阴两虚所生之内热，并有活血之效正合病机标本兼顾；黄芪性温味甘，功能益气补中，为补气诸药之最，且其性善走，兼通血脉，故二者共为君药。玄参、麦冬、五味子养阴生津，酸枣仁宁心安神，取生脉散之功，气血双补，养阴复脉共为臣药；黄连、苦参专清心经之余火泄热除烦，丹参、当归活血通脉、养血生血，甘松、桂枝辛温助阳，调畅气机，开郁散滞，使诸药补而不滞、滋而不腻，并防寒凉过甚，直折败胃，以上共为炙甘草温中益气，合桂枝辛甘化阳，并有调和诸药性之效，是兼佐、使之用。

（八）酸枣仁汤

酸枣仁汤是临床治疗虚烦失眠的经典名方，出自东汉·张仲景的《金匮要略·血痹虚劳病脉证并治》："虚烦虚劳不得眠，酸枣仁汤主之。"方用酸枣仁二升（炒），茯苓二两，知母二两，川芎二两，甘草一两。主治肝血不足，阴虚内热证。肝藏血，血舍魂，若肝血不足，魂不守舍，心失所养，则虚烦不眠，心悸不安；血亏阴虚，易生内热，虚热内扰，每见虚烦不安，咽干口燥，舌红等；头目眩晕，脉细弦，乃血虚肝旺使然。治宜养血安神，清热除烦。

方中重用酸枣仁，以其性味甘平，入心肝之经，养血补肝，宁心安神，敛汗生津，为君药。茯苓宁心安神，知母滋阴清热，为臣药。与君药枣仁相配，以助君药安神除烦之效。佐以川芎调畅气机，疏达肝气，与君药相配，散中有收，补中有行，相反相成，具有养血调肝之妙。甘草生用，清热解毒，和中缓急，调和诸药，为使药。诸药相伍，一则养肝血以宁心神；一则清内热以除虚烦。共奏养血安神，清热除烦之功。

现代药理研究证明，酸枣仁所含的黄酮与皂苷有催眠、镇静、安神之效；茯苓所含的茯苓聚糖、麦角甾酸、卵磷脂等可减少机体的自发活动；知母中所含有的烟酸、皂苷、黏液质有降低神经系统兴奋性的作用；川芎中所含有的生物碱、挥发油以及有机酸对于中枢神经具有直接的麻痹作用，能够明显抑制大脑活动。

薛教授从医临床近40年，对常见病及疑难杂病有自己的独到见解。门诊上诸多病人都有失眠之痛苦，有的因为单纯失眠来诊，有的因为他病但亦有失眠的症状，常用酸枣仁汤治之。另外在论治处方时还会加入其他一些安神药对。

如黄连、肉桂：

黄连，毛茛科植物黄连、三角叶黄连或云连的干燥根茎。味苦，寒。归心、脾、胃、胆、大肠经。功可清热燥湿，泻火解毒。肉桂，樟科植物肉桂的干燥树皮。味辛、甘，大热。入肾、脾、心、肝经。效可补火助阳，散寒止痛，温经通脉，引火归元。

肉桂，味辛甘，性热，善于温运营血，促进气化，故可温通血脉，散寒解凝。黄连，味苦可燥，性寒善清，故能清热燥湿，泻火解毒。肉桂温热，擅长和心血，补命火；黄连苦寒，善于清心热，泻心火。《韩氏医通》云："黄连生用为君，佐官桂少许，煎百沸，入蜜，空腹服，能使心肾交于顷刻。"

二药配伍合用，黄连泻心火，制约上亢之阳；肉桂温肾阳，解寒凝，引火以归元。一寒一热，相反而相成，既清心火，又补肾水，"交通心肾于顷刻"。如此，心火不起，肾水可奉，水火既济，心肾相交，故被称为"交泰丸"。李时珍赞曰："一冷一热，一阴一阳，阴阳相济，最为制方之妙，所以有成功而无偏胜之害也。"故黄连、肉桂适用于心火亢炎于上，肾阴亏虚于下，心肾不交之证。

如龙骨、牡蛎：

龙骨，古代大型哺乳类动物的骨骼化石。味甘、涩，平。归心、肝、肾经。功可镇惊安神，平肝潜阳，收敛固涩。牡蛎，牡蛎壳动物长牡蛎、大连湾牡蛎或近海牡蛎的贝壳。味咸，性微寒。入于肝、胆、肾经。效可重镇安神，潜阳补阴，软坚散结。

牡蛎，为贝壳之类，质体沉重，功善敛阴潜阳，涩精止遗。二药相伍，"盖龙骨益阴之中能潜上越之浮阳，牡蛎益阳之中能摄下陷之沉阳。"配合使用，相辅相成，镇惊安神、益阴潜阳之力增强。多用于阴虚阳亢，肝阳上扰而出现烦躁失眠多梦、头目眩晕、惊悸不宁等神志异常的症状。

黄连、肉桂偏用于心火亢盛、肾阴不足之心肾不交；龙骨、牡蛎偏用于阴虚阳亢、肝阳上扰而失眠烦躁；酸枣仁偏于补益心肝阴血治虚烦不寐；首乌藤偏于协调阴阳平衡疗阴阳不交；远志有交通心肾之能，药力偏轻，又能益智祛痰。薛教授强调，临证时当抓住辨证要点，"审察病机，无失气宜"，并结合患者的具体情况，"观其脉证，知犯何逆，随证治之"。

此外，薛教授认为，对于临床长期不寐病证的治疗，还应重视精神调摄的重要性，养成良好的生活习惯。《素问·上古天真论》中说："上古之人，其知道者，法于阴阳，和于术数，食饮有节，起居有常，不妄作劳，故能形与神俱，而尽终其天年，度百岁乃去。"嘱患者保持良好的起居习惯，作息规律，适当运动，饮食有节，睡前忌咖啡、浓茶等，保持心情舒畅，养成规律的睡眠习惯，营造良好的睡眠环境，对于长期失眠患者的治疗与康复都有重要的指导意义。

（九）四逆散

四逆散为临床常见肝郁气滞的经典方剂，出自东汉·张仲景的《伤寒论·辨少阴病脉证并治》，原文说："少阴病，四逆，其人或咳，或悸，或小便不利，或腹中痛，或泄利下重者，四逆散主之。"方药组成及服用方法：甘草（炙），枳实（破，水渍，炙干），柴胡，芍药。上四味，各十分，捣筛，白饮和，服方寸匕，日三服。随证化裁：咳者，加五味子、干姜各五分，并主下利。悸者，加桂枝五分。小便不利者，加茯苓五分。腹中痛者，加附子一枚，炮令坼。泄利下重者，先以水五升，煮薤白三升，煮取三升，去滓，以散三方寸匕，内汤中，煮取一升半，分温再服。功能透邪解郁，疏肝理脾。主治阳郁厥逆证及肝脾气郁证。四逆散临床应用广泛，在内、外、妇、儿、男、皮肤等临床各科的治疗中皆有所涉及，疗效显著，后世的逍遥散、柴胡疏肝散、血府逐瘀汤等经典方剂亦是以此为基础化裁而来。

本证多由外邪传经入里，气机为之郁遏，不得疏泄，阳气内郁所致，治疗以透邪解郁，疏肝理脾为主。阳气内郁，不能达于四末，而见手足不温。此种

"四逆"与阳衰阴盛的四肢厥逆有本质区别。正如李中梓云："此证虽云四逆，必不甚冷，或指头微温，或脉不沉微，乃阴中涵阳之证，惟气不宣通，是为逆冷。"方中取柴胡苦平入肝胆经，升发阳气，疏肝解郁，透邪外出，为君药。白芍苦平，敛阴养血柔肝为臣，与柴胡合用，柴胡舒发肝气以疏达肝用，白芍养血益阴以柔润肝体，体用兼顾，同时可使柴胡升散而无耗伤阴血之弊。枳实苦寒，理气解郁，泄热破结为佐，与白芍相配，又能理气和血，使气血调和。甘草甘平为使，调和诸药，益脾和中，芍药配甘草，酸甘化阴以生津血、泄郁结、畅气道。诸药共用，柴胡主升，枳实主降，芍药主收，甘草主散，柴胡、甘草行阳，枳实、芍药走阴，阳升阴降，升降相宜，起到透邪解郁，疏肝理脾的作用，使邪去郁解，气血调畅，清阳得舒，四逆自愈。此外，通过对原方的加减化裁，进一步扩大了四逆散的主治范畴，其病位可涉及人体多个脏腑。

　　胸痹是指以胸部闷痛，甚则胸痛彻背，喘息不得卧为主症的一种疾病，轻者仅感胸闷如息，呼吸不畅，重者则现胸痛，严重者心痛彻背，背痛彻心。《素问·六微旨大论》对气机升降进行了详尽说明："出入废则神机化灭，升降息则气立孤危。故非出入，则无以生长壮老已；非升降则无以生长化收藏。"《素问·举痛论》也说："余知百病皆生于气也。"气机逆乱，肝气郁滞为疾病发生的重要病机。薛教授认为，治疗胸痹可以从气机升降失常的角度入手。方取柴胡疏肝解郁，升举阳气，《本草乘雅》谓其"禀少阳之气，动于子而发于寅，故得从坚凝闭密之地，正中直达，万化为之一新"；枳实味苦，能泄能降；甘草味甘补中，佐以芍药之酸敛，四逆散中一升一降，以调气机之升降。若患者心慌，憋喘，阵发性胸痛，其病机亦为肝气郁滞，肝不左升，郁在胸胁，故而胸痛，其不同之处在于，肝气郁在里更为明显，郁的更重，以至出现上半身麻木、发抖、手脚发凉的症状，此为脾阳不能达于四末，故在四逆散、失笑散、丹参饮调节升降基础上配合当归四逆汤，使脾阳达于四末。若其睡眠差，可加入炒酸枣仁，以养心安神，益肝。胸痹的致病因素很多，大都与外邪内侵，饮食失调，情志失调，劳倦内伤，年迈体虚等因素有关，并且在分型上也较为繁琐，不能体现出中医动态变化的过程，而薛教授从气机升降角度，抓住胸痹的病机，以调其升降为大方向，然后运用《伤寒论》之四逆散、《太平惠民和剂局方》之失笑散，灵活加减，遣方用药，颇有疗效，因此不失为一种治疗胸痹的可行思路。四逆散为调理肝脾的基础方剂，薛教授强调，对于枢机不利引起的气、血、水运行障碍所致的各种疾病均可从四逆散辨治。临证时还需仔细辨证，灵活化裁处方。大便秘结者可适当增加白芍和枳实用量；便溏便稀者可适当增加炙甘草用量，应用小剂量白芍；胸脘满闷者加枳实；血瘀明显者可将白芍换为赤芍。临证化裁，每有奏效。此外，薛教授还强调临证处方时当控制甘草用量，合理使用甘草这味药。对于膏积体丰、脉实有力之人应尽量避免使用或少用，以免发生下肢水肿之虞。而对于年老体瘦、脉弦细有力，阴竭虚阳上越者，应将甘草用量控制在 3 ~ 6g 为宜。在现代应用剂量一般 3 ~ 30g 不等，薛教授在临证过程中常用甘草剂量为 6 ~ 10g。

（十）六味地黄丸

六味地黄丸亦称作"地黄丸"，是滋阴补肾的代表方剂，被后世誉为"补阴方药之祖"。六味地黄丸出自宋代钱乙的《小儿药证直诀·卷下诸方》，原为钱乙根据《金匮要略》之肾气丸加减化裁以治小儿五迟之处方，后世发挥多以滋阴补肾为功用，尤擅治肝肾阴虚所致的诸多虚证，症见头晕耳鸣、腰膝酸软、骨蒸潮热、盗汗遗精、消渴等。方用熟地黄八钱，山茱萸四钱，干山药四钱，泽泻三钱，茯苓去皮三钱，牡丹皮三钱。方中重用熟地黄，滋阴补肾，填精益髓，为君药。山萸肉补养肝肾，收敛固摄，并能涩精；山药补益脾阴，亦能补肾固精，共为臣药。三药相配，君臣相佐，肝脾肾三阴并补，称为"三补"。但熟地黄的用量是山萸肉与山药两味之和，故以补肾阴为主，补其不足以治本。在补肾精的同时，必当兼顾泻"浊"，方能收存清补精之效。故配伍泽泻利湿泄浊，并防熟地黄之滋腻恋邪；牡丹皮清泄相火，并制山萸肉之温涩；茯苓淡渗脾湿，并助山药之健运。此三药为"三泻"，渗湿浊，清虚热，平其偏胜以治标，均为佐药。六味合用，三补三泻，其中补药用量重于"泻药"，是以补为主；肝脾肾三阴并补，以补肾阴为主。此方淡咸辛甘苦酸六味皆备，大开大合，三补三泄，补泻兼施，以补为主，同时补中寓泻，以泻助补，这是本方的配伍特点。

现代人多用六味地黄丸治疗肾阴亏虚之证，然而并非所有的肾阴虚证都适合用六味地黄丸来治疗，且六味地黄丸的临床作用远不止于此。薛己言六味地黄丸"无有不可用者，世所罕知"。现代药理研究也证实，六味地黄丸在扩张血管、降低血压、促进血液循环、改善血糖、抗氧化损伤、增加肾血流量、抗过敏反应以及抑制癌前病变细胞过度增生等方面皆有获益，可应用于高血压、糖尿病、慢性肾炎、食管癌、更年期综合征等临床多个系统、多种疾病的治疗，临床应用价值较高。

薛教授在临床上应用六味地黄丸治疗冠心病、慢性心功能不全、紧张性头痛、眩晕等多种疾病。以眩晕病为例，薛教授在应用地黄汤的基础上，加用龙骨、牡蛎、磁石等平肝潜阳、重镇安神，珍珠母、天麻、钩藤、全蝎平肝息风。如患者头晕、神疲乏力，活动后加重，是由于气血亏虚、清阳不升而致脑失所养、神不安舍，方中用当归补血调经，熟地黄补血养阴、填精益髓，丹参、炒酸枣仁养心除烦安神；如患者舌体稍胖大，且边有齿痕，脉缓，加用茯苓、泽泻利水渗湿；如患者少寐多梦，倦怠懒言，面色少华，是由于阴血不足，心失所养所致，加用山药、知母益气养阴，夜交藤、合欢皮养心安神，茯苓健脾宁心，调整脏腑阴阳，补其不足；如患者偶有自汗现象，加用山茱萸补益肝肾、收敛固涩。同时，薛教授强调六味地黄丸为治"痰饮水泛之圣药"，肾阴亏损久则累及肾阳，肾阳受损阳虚水泛，阴虚发热炼液为痰，痰饮困阻心阳，痹阻心脉，水饮凌心，发为眩晕胸痹，发为气短喘促，发为心悸水肿，六味地黄丸以茯苓、泽泻利水化湿，兼顾阴阳之本，三补三泻，为临床治疗心悸、胸痹、心力衰竭、心源性水肿痰湿型之良方效药。

薛教授认为重用补法，调理阴阳气血的平衡，使得患者气血得补，阴阳平衡，心神得安，身体功能得到很好的改善，从而从根本上改善患者的眩晕症状。重用补益之药，调理心脾气血，使得患者气血阴阳以及各脏腑达到平衡协调，身体功能得到恢复，从而使头晕以及眠差症状得到彻底的改善是薛教授治疗眩晕的特色之一。薛教授认为眩晕的临床表现复杂多样，治疗应积极预防，控制原发病。①调畅情绪，防止七情内伤，患者应保持乐观的情绪、舒坦的心情，劳逸结合。②要注意安全，该病是发作性的疾病，一般无明显前兆，易发生危险。③注意饮食调护，忌食辛辣肥甘食物。④加强锻炼，增强体质，根据自身情况制定合适的锻炼方案，持之以恒，循序渐进，从而增强体质，提高抗病能力。薛教授强调，要避免和消除能导致眩晕发生各种内外致病因素，针对本病各证候的不同，治疗可根据疾病的标本缓急来采取不同的治疗方法，标实者采取平肝潜阳息风、清热化痰、祛瘀的方法治其标，本虚者采用滋补肝肾、补益气血、健脾养心的方法治其本，以达到标本兼治的目的。对于眩晕病患者的临床治疗，采用补法对眩晕病证治疗，能有效地改善患者的临床症状，减少患者并发症的发生，起到促进患者康复的临床作用。

（十一）生脉散

生脉散由金代易水学派创始人张元素所创，是益气养阴的代表方剂。生脉散源于《医学启源》，出自《内外伤辨惑论》，成形于《医方考》。原方无剂量。

功能益气生津，敛阴止汗，主治温热、暑热、耗气伤阴证及久咳伤肺，气阴两虚证。近年来，该方被广泛应用于临床呼吸、消化、心血管、神经、内分泌、免疫及造血等多系统疾病之气阴两虚证的治疗。

肺主皮毛，暑伤肺气，卫外失固，津液外泄，故汗多；肺主气，肺气受损，故气短懒言、神疲乏力；阴伤而津液不足以上承，则咽干口渴。舌干红少苔，脉虚数或虚细，乃气阴两伤之象。方中人参甘温，益元气，补肺气，生津液，发挥补气、益肺、生津之效，故为君药。麦冬甘寒养阴清热，润肺生津，故为臣药。人参、麦冬合用，则益气养阴之功益彰。五味子酸温，敛肺止汗，生津止渴，为佐药。三药合用，一补一润一敛，益气养阴，生津止渴，敛阴止汗，使气复津生，汗止阴存，气充脉复，故名"生脉"。

《医方集解》这样方解："人参甘温，大补肺气为君；麦冬止汗，润肺滋水，清心泻热为臣，五味酸温，敛肺生津，收耗散之气为佐。盖心主脉，肺朝百脉，补肺清心，则元气充而脉复，故曰生脉也。夏月炎暑，火旺克金，当以保肺为主，清晨服此，能益气而祛暑也。"《古今名医方论》引柯韵伯："麦冬甘寒，清权衡治节之司；人参甘温，补后天营卫之本；五味酸温，收先天天癸之原。三气通而三才立，水升火降，而合既济之理矣。"

生脉散由人参、麦冬、五味子三味药物组成，药少力专，配伍精当。尽管其立方之初意不在治心，而费伯雄在《医方论》中云："肺主气，心主血，生脉散养心肺之阴，使气血得以荣养一身。"一语道破了生脉散益气养阴、生津敛汗之功，同时说明其当为之心病之良剂。在此后的医疗实践中，尤其是随着现代医学研究的深入，生脉散在心血管病临床研究中应用广泛，疗效显著。薛教授认为，方中人参补养心肺之气，鼓动血行；辅以麦冬、五味子益气养阴，寓意阴中求阳。加以丹参、葛根活血化瘀，通阳生脉；酸枣仁养血安神；黄芪配伍人参共奏益气养阴，化瘀安神之功。现代药理研究证实：黄芪及其有效成分黄芪甲苷及氨酪酸等能扩张血管，降低周围血管阻力，减少心脏负荷，从而减少心肌耗氧量，改善心脏功能；葛根总黄酮能够降低血液黏度、血小板聚集率、血小板黏附率，抑制血栓形成；丹参能抑制血小板聚集，扩张冠状动脉血流量，降低心肌耗氧量，增加心排血量，减轻心脏负荷，降低血液黏稠度，改善微循环及血液流变学等；酸枣仁皂苷、黄酮苷、水及醇提取物分别具有镇静催眠及抗心律失常作用，能增加冠脉血流降血脂和加强心肌收缩力。

薛教授在临证运用生脉散时，常根据患者的具体情况将人参与党参、太子参、西洋参灵活使用。党参，甘平，有补脾肺气、补血生津之效。太子参，甘平，以补气健脾、生津润肺见长，为清补之品。西洋参，甘凉，尤擅补肺养阴，清热生津。薛教授认为，在辨证的基础上，当具体情况具体分析，因人制宜，因病制宜，在方证相合的基础上，处方用药不必有所拘泥。

（十二）五苓散

五苓散为医圣张仲景所创，出自《伤寒论·辨太阳病脉证并治》："太阳病，发汗后，大汗出，胃中干，烦躁不得眠，欲得饮水者，少少与饮之，令胃气和则愈。若脉浮，小便不利，微热消渴者，五苓散主之。""中风发热，六七日不解而烦，有表里证，渴欲饮水，水入则吐者，名曰水逆，五苓散主之。"《金匮要略》中也有五苓散主"瘦人，脐下有悸，吐涎沫而癫眩"的记载。方用猪苓十八铢（去皮）、泽泻一两六铢、白术十八铢、茯苓十八铢、桂枝半两（去皮）。功能利水渗湿，温阳化气。主治膀胱气化不利之蓄水证。临床症见小便不利、烦渴、汗出、发热、饮入即吐、脉浮或数等。目前五苓散在临床上应用范围广泛，在神经、呼吸、消化、心血管、泌尿等多个系统疾病中均有所涉及。

本方主治病证虽多，但其病机均为水湿内盛，膀胱气化不利所致。在《伤寒论》中原治蓄水证，乃由太阳表邪不解，循经传腑，导致膀胱气化不利，而成太阳经腑同病。太阳表邪未解，故头痛微热；膀胱气化失司，故小便不利；水蓄不化，郁遏阳气，气不化津，津液不得上承于口，故渴欲饮水；其人本有水蓄下焦，饮入之水不得输布而上逆，致水入即吐，故此又称"水逆证"；水湿内盛，泛溢肌肤，则为水肿；水湿之邪，下注大肠，则为泄泻；水湿稽留肠胃，升降失常，清浊相干，则为霍乱吐泻；水饮停于下焦，水气内动，则脐下动悸；水饮上犯，阻遏清阳，则吐涎沫而头眩；水饮凌肺，肺气不利，则短气而咳。治宜利水渗湿为主，兼以温阳化气之法。方中重用泽泻为君，以其甘淡，直达肾与膀胱，利水渗湿。臣以茯苓、猪苓之淡渗，增强其利水渗湿之力。佐以白术、茯苓健脾以运化水湿。《素问·灵兰秘典论》谓："膀胱者，州都之官，津液藏焉，气化则能出矣。"膀胱的气化有赖于阳气的蒸腾，故方中又佐以桂枝温阳化气以助利水，解表散邪以祛表邪，《伤寒论》示人服后当饮暖水，以助发汗，使表邪从汗而解。

薛教授通过多年临床观察，总结中医古籍及历代医家治疗心力衰竭之经验，汲取其精华，结合临床经验及现代药理学研究，认为心力衰竭的病机主要为本虚标实，气、血、水湿、痰瘀交互为病。病位在心，涉及肺、脾、肾诸脏。临证时注重辨证论治，根据病情发展、病机变化，灵活采取不同的治法，据法遣方用药往往能取得良效。对于证属心肾不足，阳虚水泛的患者，治疗当温补心肾，利水渗湿，可选四逆汤合五苓散加减，方中以制附子为主药，补心脾肾之阳气，《本草汇言》："……附子乃命门主药，能入其窟穴而招之，引火归原……"干姜、淫羊藿助阳散寒，茯苓皮、泽泻、猪苓以利水渗湿消肿，桂枝以通阳化气，茯苓、炒白术以健脾燥湿，当归补血活血，葶苈子利水消肿。亦可选用真武汤合五苓散化裁使用。酌加赤芍以去菀陈莝，泄孙络利水气，酌配川牛膝以温补心肾之阳。桂枝、附子温补心肾，白术、生姜温补脾胃。生姜提壶揭盖，走上焦以宣散水气；猪苓、泽泻洁净府，利小便；白术、茯苓培土治水，健脾祛湿以补中焦。薛教授在临证时辨证求本、随证依法治之，在临床上疗效显著。

此外，薛教授认为五苓散"外通腠理，下达膀胱，通行三焦，化气行湿"，对人体水液代谢有重要的调控作用，对于临床由水液代谢障碍所引起的病证皆可从五苓散角度来治疗，但不可将其简单视为"利尿剂"，而忽视其恢复三焦通调水道之功的本质，同时又不可拘泥于小便不利之症，但有三焦气化不利之征象，皆可用之，在临床的实践过程中"知犯何逆，随证治之"，应用五苓散治疗水液病多有不错的疗效。

（十三）小柴胡汤

小柴胡汤原方出自《伤寒论》，是少阳枢机之剂，为后世医家和解表里的经典方剂。《伤寒论》中载："伤寒五六日中风，往来寒热，胸胁苦满，默默不欲饮食，心烦喜呕，或胸中烦而不呕，或渴，或腹中痛，或胁下痞硬，或心下悸，小便不利，或不渴，身有微热，或咳者，小柴胡汤主之。"原方组成及服用方法：柴胡半斤，黄芩、人参、甘草炙、生姜切，各三两，半夏洗，半升，大枣擘，十二枚。上七味，以水一斗二升，煮取六升，去滓，再煎取三升。温服一升，日三服。临床凡由少阳枢机不利，肝脾不和引起的病证，皆可运用小柴胡汤治疗。

胆为清净之府，无出无入，其经在半表半里，不可汗吐下，法宜和解。邪入本经，乃由表而将至里，当彻热发表，迎而夺之，勿令传太阴。方中柴胡、黄芩为君药，柴胡味苦微寒，为少阳主药，升阳达表，透解邪热，疏达经气；黄芩苦寒，清泄邪热，养阴退热。二者相辅相成，正如明·倪朱谟《本草汇言》中记载："清肌退热，柴胡最佳，然无黄芩不能凉肌达表。"柴胡与黄芩相配，共奏解肌退热、和解少阳之效。半夏辛温，健脾和胃，降逆止呕；人参补正气而和中，使邪不得复传入里，二者相配，有"见肝之病，知肝传脾，当先实脾"之意，共为臣药；生姜散卫阳、升胃气，大枣滋营阴、益脾气，二者相配共为佐药。邪在半里半表，则营卫争。故用姜、枣之辛甘，以和营卫为使也。正如《本草从新》所言："生姜得与大枣并用，取其和脾胃之津液而和营卫。"炙甘草健脾益气，调和诸药，为使药。诸药合用，可和气血，和脏腑，和阴阳，共奏和解少阳之功。

作者认为，现代人嗜好烟酒肥甘，工作紧张，生活压力较大，易导致肝气郁久而化火，肝胃郁热，少阳枢机不利，常可引起胸胁苦满、心烦喜呕、不欲饮食、口苦、咽干、目眩、脉弦等症状，若肝郁化火，火热影响心神，则可见口干口苦、心悸失眠、烦躁易怒等表现。

胸痹心痛多为复合病机，而对劳累性心绞痛而言，其发作多由肝郁气滞而成。对此，古代医家亦多有阐述。《素问·痹论》曰："心痹者，脉不通。"《程氏易简方论》载："胸痹皆尽痰阻气壅……"又《证治汇补》提出："气郁痰火，忧恚则发，心膈大痛，次走胸背。"《医林改错》亦有血府逐瘀汤治胸痹心痛的记载，以上说明，在胸痹心痛中，存在着气滞的病理机制。另外，中医认为，在引起胸痹心痛的病因中，情志因素占有相当重要的地位，《杂病源流犀烛·心病源流》云："总之七情之由作心疼。"因此疏肝行气、理气宽胸是胸痹心痛的常用治疗法则。小柴胡汤切中胸痹心痛的病机，是与中医对胸痹心痛的认识相吻合的。

作者用小柴胡汤不拘一格，并不局限于病种，而是四诊合参，以证为先，紧紧抓住小柴胡汤证的主证、主脉，"但见一证便是，不必悉具"，必要时也要敢于舍症从脉或舍脉从症。随着社会经济发展，生活的进步，人们生活方式与饮食结构的改变，少动多静、精神压力过大、熬夜失眠以及环境污染等，心血管疾病，尤其是冠心病的发病率逐年增高，社会老龄化，心血管疾病全程康复治疗问题突出。冠心病患者在精神心理上存在明显的压力和负担，情志波动起伏较大，少阳枢机不畅，肝郁气滞，阳微阴弦征象显著。经方小柴胡汤临床应用广泛，既可和解少阳，通畅三焦，又有调和肝脾、疏肝解郁、理气活血的功效。

薛教授强调，临证时在辨明主证、主脉的基础上，当随证灵活变幻，适当加减化裁。若胸中烦而不呕者，去半夏、人参，加瓜蒌实；若渴，去半夏，加瓜蒌根；若腹中痛者，去黄芩，加芍药；若胁下痞硬，去大枣，加牡蛎；若心下悸，小便不利者，去黄芩，加茯苓；若不渴，外有微热者，去人参，加桂枝，温覆微汗愈；若咳者，去人参、大枣、生姜，加五味子、干姜；夹痰者，加瓜蒌；血虚者，加四逆散；心阳不足者，减黄芩，加肉桂。

（十四）大柴胡汤

大柴胡汤为治疗少阳阳明合病的基础方，为表里双解之剂，在《伤寒论·辨少阳病脉证并治》和《金匮要略·腹满寒疝宿食病脉证治》中都有所论及。《伤寒论》中载："太阳病，过经十余日，反二三下之，后四五日，柴胡证仍在者，先与小柴胡汤。呕不止，心下急，郁郁微烦者，为未解也，与大柴胡汤下之则愈……伤寒十余日，热结在里，复往来寒热者，与大柴胡汤……伤寒发热，汗出不解，心下痞硬，呕吐而下利者，大柴胡汤主之。"《金匮要略》中亦载："按之心下满痛者，此为实也，当下之，宜大柴胡汤。"大柴胡汤由柴胡半斤，黄芩三两，芍药三两，半夏半升（洗），生姜五两（切），枳实四枚（炙），大枣十二枚（擘），大黄二两组成，煎煮方法为将以上八味药，以水一斗二升，煮取六升，去滓，再煎，温服一升，日三服。大柴胡汤以和解少阳，泻下热结为其主要功用。少阳胆热内扰，阳明郁热内结，浊热逆乱，遂见胸胁苦满，脘腹拘急，呕吐、下利、心烦、口苦、舌质红、苔黄、脉数或紧等是其临床适用症状表现。

本证多由病邪已入阳明，化热成实所致，治疗以和解少阳，内泻热结为主。往来寒热、胸胁苦满，表明病变部位仍未离少阳；呕不止与郁郁微烦，则较小柴胡汤证之心烦喜呕为重，再与心下痞硬或满痛、便秘或下利、舌苔黄、脉弦数有力等合参，说明病邪已进入阳明，有化热成实的热结之象。大柴胡汤原是小柴胡汤去人参、甘草，加大黄、枳实、芍药而成，亦是小柴胡汤与小承气汤两方加减合成。方中重用柴胡为君药，有轻清升散，疏邪达表之能，配臣药黄芩和解清热燥湿，以除少阳之邪；轻用大黄配枳实以内泻阳明热结，行气消痞，亦为臣药。芍药酸敛和营，养血止血，柔肝缓急止痛，大黄泻火解毒，清泻湿热，芍药与大黄相配，可治腹中实痛，与枳实相伍可以理气和血，以除心下满痛；半夏和胃降逆，配伍大量生姜，以治呕逆不止，共为佐药。大枣与生姜相配，能和营卫而行津液，并调和脾胃，功兼佐使。诸药相伍，共奏和解少阳、通下里实之功。

柴胡升阳而达表，黄芩则能退热而和阴，气薄则发泄，味厚亦泄，故不为补剂而为泻剂，协柴胡能清气分之热，两药配伍，解外和里，药到病除。

现代药理研究证明，大柴胡汤在保肝、利胆、抗炎、抗凝、改善血液循环、降低血脂及血液黏稠度方面起到一定作用，其中柴胡提取物皂苷对脂质代谢起到重要的调控作用，而黄芩在抗炎、调节免疫系统、抑制血管内皮增生方面起到一定疗效，临床涉及消化、呼吸、心血管、神经、泌尿等多个系统疾病。

大柴胡汤原治少阳兼阳明里实证，薛教授善用大柴胡汤治疗高血压坚持"有是证，用是方"。凡形体肥胖，面红目赤，口苦易怒，口臭气粗、大便干燥之高血压者，大柴胡汤均适宜。高血压的总病机不外乎肝肾阴虚，肝阳上亢。肝肾之阴不足，阴不制阳，肝阳亢于上，故表现为上部热盛之症状，面红目赤，口臭气粗，胆腑郁热，胆汁疏泄不畅，泛溢于口，故口苦。高血压患者平素心烦急躁、头痛、眩晕，为邪郁肝胆，邪热循经上犯，扰乱清窍；而口干口苦、大便偏干、舌红苔黄腻、脉滑数有力，为化燥伤津、阳明腑热内结，"胃不和则卧不安"，乃少阳、阳明两经邪热内扰所致。

临证中，高血压的治疗当因中医辨证论治为前提下，灵活加减运用大柴胡汤。大便秘结者，可以酒大黄代大黄以活血通经，心烦失眠者，可合甘麦大枣汤以养心安神，肝阳上亢者，可合天麻钩藤饮以平肝潜阳，瘀象明显者，可合血府逐瘀汤或桂枝茯苓丸。凡脉症相合，病机相符，用之皆可。

（十五）真武汤

真武汤出自《伤寒论·辨太阳病脉证并治》，以北方水神"真武"名之，是治疗水饮内停，阳虚水泛之证的代表方剂。《伤寒论·辨太阳病脉证并治》："太阳病，发汗，汗出不解，其人仍发热，心下悸，头眩，身𣊫动，振振欲擗地者，真武汤主之。"《伤寒论·辨少阴病脉证并治》："少阴病，二三日不已，至四五日，腹痛，小便不利，四肢沉重疼痛，自下利者，此为有水气。其人或咳，或小便利，或下利，或呕者，真武汤主之。"《伤寒明理论》言："真武，北方水神也，而属肾，用以治水焉。"

方用茯苓三两、芍药三两、白术二两、生姜三两（切）、附子一枚（炮，去皮，破八片）。本方为治疗脾肾阳虚，水湿泛溢的基础方。盖水之制在脾，水之主在肾，脾阳虚则湿难运化，肾阳虚则水不化气而致水湿内停。肾中阳气虚衰，寒水内停，则小便不利；水湿泛溢于四肢，则沉重疼痛，或肢体浮肿；水湿流于肠间，则腹痛下利；上逆肺胃，则或咳或呕；水气凌心，则心悸；水湿中阻，清阳不升，则头眩。若由太阳病发汗太过，耗阴伤阳，阳失温煦，加之水渍筋肉，则身体筋肉眮动、站立不稳。其证因于阳虚水泛，故治疗当以温阳利水为基本治法。本方以附子为君药，本品辛甘性热，用之温肾助阳，以化气行水，兼暖脾土，以温运水湿。茯苓利水渗湿，使水邪从小便去；白术健脾燥湿，二者共为臣药。佐以生姜之温中散寒行水，既助附子温阳散寒，又合茯苓、白术宣散水湿。白芍亦为佐药，其义有四：一者利小便以行水气，《神农本草经》言其能"利小便"，《名医别录》亦谓之"去水气，利膀胱"；二者柔肝缓急以止腹痛；三者敛阴舒筋以解筋肉眮动；四者可防止附子燥热伤阴，以利于久服缓治。

现代药理研究显示，真武汤能改善肾功能，减少水液潴留，降低心脏负荷，抗炎，降血脂，降低血液黏度，改善血流，同时能够通过调节体液因子，拮抗神经内分泌系统的过度激活，以抑制心室重构，延缓心力衰竭的进展。

心系疾病常以"心悸"为主症。《伤寒论》认为"心下悸"实为"心悸"的另一种表现形式。心下悸乃由心阳虚不能自持，阳不化水，水气上凌于心而致，故凡心肾阳虚之心悸、心下悸者，皆可用真武汤治之。《伤寒论》第82条所言："头眩，身眮动，振振欲擗地。"虽水气波荡为患，但水必借风气之鼓荡，风水相激而后方为病。真武汤中病机为久病脾肾阳虚，阳气虚衰，气不化水，致水邪内停，上凌心肺为患。对于真武汤的解析，清代的尤在泾持有这样的见解："发汗过多，不能解太阳之邪，而反动少阴之气，于是身仍发热，而悸、眩、眮动等作矣。"他认为："少阴，肾之气乃水气也，心属火而乘水，水本克火，而今心火反而乘肾水，故悸；头为阳而阴加之，故眩；经脉纲维一身，以行血气，故水入则振振眮动也。擗，犹拒也，眩动之极，心体不安，思欲据地以自固。此与阳虚外亡有别，阳虚者，但须四逆以复阳，此兼水饮故必以真武以镇水。"成无己针对《伤寒论》第316条提出："腹痛者，寒湿内甚也；四肢沉重疼痛，寒湿外甚也；小便不利，自下利者，湿胜而水谷不别也。"并认为其诸或然证是由水饮变动不居所致，故以真武汤温阳利水。临床慢性心力衰竭患者血脉失于温煦推动，心气不足，心阳不振，血流瘀滞，瘀血痹阻心脉，引起胸痛、口唇绀紫、心悸、气喘、水肿等症，因此治疗难度较大。真武汤方中有白术、茯苓甘渗利水，健脾燥湿，培土而行水；附子、生姜乃辛热之品，温经复阳而散阴寒之邪；芍药酸甘收敛，则能收敛阴液，使阳虚而致的水得到敛摄。真武汤通过活血利水、益气温阳以复心阳，畅心脉，逐水气，从而达到治疗慢性心力衰竭的目的。

作者认为，临床应用真武汤时应抓住脾肾阳虚、水湿泛滥的病机特点，辨证论治，辨别阴阳虚实，抓住主证，循证施药，对准病源，处方或加或减，切实做到"治病必求于本"的原则，必然取得满意疗效。

在严用和"火上炎而不息，肾水散漫而无归，上下不得交养，心肾受病"思想的启发下，临床中常常运用真武汤合保元汤加味以治疗阳虚血瘀型心肾综合征。方中人参大补元气，益气通脉；黄芪善补脾肺之气，兼升清固表，与人参相须为用。茯苓、白术、炙甘草益气健脾，行水化湿；白附片温补肾阳，温化寒饮；肉桂温通血脉；生姜温阳散寒。白芍防白附片燥热伤阴，缓急止痛。丹参活血祛瘀，通络止痛；红花活血通经，散瘀止痛；三七散瘀止血定痛；川芎行气活血止痛。全方标本兼顾，共奏温阳益气，活血通脉，散寒行水之功。

此外，《伤寒论》中尚有"若咳者，加五味子半升，细辛一两，干姜一两""若小便利者，去茯苓""若下利者，去芍药，加干姜二两"及"若呕者，去附子，加生姜，足前为半斤"真武汤或然证的加减。薛教授在此基础上，亦灵活运用方药加减，以应病机，有是证用是药，药专而力宏，在临床中常有不错的疗效。

二、单味药及药对使用心得

（一）生地黄

生地黄，为玄参科植物地黄的块根，其性味甘、苦，寒；归心、肝、肾经；功效清热凉血，养阴生津，补血止血。《神农本草经》中有"味甘，寒。主折跌绝筋，伤中。逐血痹，填骨髓，长肌肉。作汤，除寒热、积聚。除痹，生者，尤良。久服轻身，不老"的记载。《名医别录》中也强调，干者"破恶血，通血脉"，生者"主胎不落，瘀血"，因此生地黄有良好的活血化瘀效果。用于热入营血，温毒发斑，吐血衄血，热病伤阴，舌绛烦渴，津伤便秘，阴虚发热，骨蒸发热，内热烦渴。

生地黄对于心血管疾病的预防和治疗有一定的效果。现代研究证明，地黄有较好的强心作用，使心功能得到恢复；能改善高血压引起的头痛、头晕、失眠等症状，并减慢心率，有一定的降压作用；保护心肌，减轻缺血缺氧对心肌的损伤，以用于冠心病的治疗；通过抑制血小板凝集，激活对抗凝血酶，活化纤维蛋白溶解系统，从而能够预防血管内血栓的形成。同时临床也观察到生地黄在降低血脂方面也有积极的影响。薛教授指出，在心血管疾病的治疗过程当中，生地黄的活血化瘀之功力不可小觑，至于生地黄的黏腻、寒凉之性，临证中也不必有所拘泥。

生地黄用于心系疾病，多用于炙甘草汤，"伤寒，脉结代，心动悸，炙甘草汤主之"，方中用生地黄、麦冬、麻仁、阿胶、大枣等柔药补血养阴，并以炙甘草、人参、生姜、桂枝、清酒等刚剂益气通阳行血，两组药物刚柔相济，不仅使阴阳并调，而且体现了张仲景"阴阳自和，必自愈"的治疗原则。

张仲景原方炙甘草汤中生地黄用量最重，为一斤（十六两），取其滋阴养血，峻补真阴。清代医家柯琴在《伤寒来苏集》中认为："心不安其位，则悸动不止；脉不复其常，则代结，何以调？故用生地为君，麦冬为臣，炙甘草为佐，大剂以峻补真阴，开来学滋阴之一路也。"生地黄配伍阿胶，以助营血而宁心，并能滋肝液；生地黄配伍麦冬，以养阴生津，润肺清心。麦冬麻仁合用，共补脾胃后天之阴；生地黄、阿胶、麦冬、麻仁共奏滋心阴，养心血，充血脉之功。

作者应用炙甘草汤治疗心悸患者，往往重用生地黄为君药，临证见血衰气少，脉气不能连续之脉结代者，往往用之，生地黄用量往往在 30～60g，若为一般用量，对于病情严重者往往效果不显。同时，临床应用地黄要量力而行，不可用量过大，若剂量过用也有一定中毒的风险，如表现出头晕、头痛、周身乏力，继则呼吸困难、口鼻流粉红色泡沫、大汗淋漓、不省人事、面色苍白、瞳孔缩小、对光反射消失、口唇发绀、心律不齐等中毒症状，此时应及时停药，并采取相应急救措施。若临证中见胃肠虚弱或腹泻下痢者生地黄用量应酌减。

单药力专，而药对的配伍更能锦上添花。临证中发挥原方中生地黄与桂枝的配伍，一阴一阳，生地黄甘寒，滋养阴液，养阴生血，桂枝辛温，温经通脉，入心助阳。相得相须，则润而不腻，温而不燥，使气充血旺，则结代脉自复，心动悸可宁。

（二）柴胡

柴胡为伞形科植物柴胡或狭叶柴胡的干燥根，其性微寒，味苦、辛，归肝、胆、肺经，具有疏散退热、疏肝解郁、升举阳气的功效，《神农本草经》中记载："味苦平。主心腹，去肠胃中结气，饮食积聚，寒热邪气，推陈致新。久服轻身，明目，益精。"临床中常用于感冒发热、寒热往来、胸胁胀痛、月经不调、子宫脱垂、脱肛等疾病的治疗。

研究表明，柴胡有着较好的降血脂、抗氧化、改善胆固醇代谢以及调节血液凝固等作用，对于动脉硬化的改善和预防效果显著。

古代医家很早就认识到肝和心关系密切，从五行关系上看，肝属木，心属火，木能生火，系为母子关系，正如《素问·阴阳应象大论》中提出："东方生风，风生木，木生酸，酸生肝，肝生筋，筋生心。"说明两者相互资生、相互助长的关系。从气血调节方面看，肝主疏泄，通调人体一身之气机而藏血，气血流通，则血脉充盈，心有所主，《血证论》说："以肝属木，木气冲和调达，不致遏郁，则血脉通畅。"同时，在情志方面，心藏神，肝藏魂，心主神志，肝主疏泄，正常的情志活动有赖于气血的运行，说明情志活动不仅是心的生理功能体现，亦与肝脏关系密切。

中医学的这一理论启发薛教授认识到社会、心理因素对心系疾病的发生发展起着重要作用，重视情志因素在心系疾病发生发展中的作用，善用四逆散宣达郁滞，从肝论治，尤其重视柴胡舒达肝郁的作用。《本草经解》卷二记载："柴胡轻清，升达胆气，胆气条达，则十一脏从之宣化，故心腹胃肠中，凡有结气，皆能散之。"以柴胡调畅气机、疏解郁阳，体现治病求本的思想。叶天士在《临证指南医案·肝风》指出："肝为风木之脏，因有相火内寄，体阴用阳，其性刚，主动，主升，全赖肾水以涵之，血液以濡之。"以芍药苦酸微寒养血敛阴柔肝，防止柴胡疏利太过，也可针对肝肾不足、肝阳上亢影响肝之疏泄的病因敛肝柔肝，另《本草思辨录》记载芍药"能入脾破血中之气结"，芍药入肝脾，破血中之气结，柴胡与芍药同用，气血同调，可解气血之郁滞；枳实与柴胡同用升降相因，共奏调畅气机之功。另外柴胡、枳实辛苦达阳以散热，白芍、枳实酸苦涌泄以清热；甘草性味甘平、健脾和中、调和诸药，四药合用调畅气血、畅达郁阳、清除郁热，以解胸中郁滞。

柴胡用量一般 9～15g，柴胡气升散，肝阳上逆，肝风内动，阴虚火旺者不可用。临证中心绞痛患者，症见心脉不畅，胸闷，善太息，情志抑郁，胸痛不甚，纳呆，舌质黯，脉弦，治宜疏肝理气，往往在四逆散基础上加香附、川芎、陈皮，组成柴胡疏肝散。四逆散疏肝理气；香附、陈皮增强理气之功；川芎为血中之气药，既可活血，又可调畅气机。胸痛甚，四逆散基础上加丹参饮，增强活血通脉之功。

《本草害利》中言："柴胡，为少阳表药，故治疟发表和里退热，主清阳上升；解郁调经，宣畅气血，主阳气下陷。治上焦肝气，前胡半夏为使；行三焦胆经，黄芩为佐；行心包肝经，黄连为佐。"柴胡配伍不同，功效也不同。临证中薛教授善用柴胡－黄芩药对，《本草汇言》云："清肌退热，柴胡最佳，然无黄芩不能凉肌达表。"《本经疏证》也载:"仲景用黄芩有三耦焉。气分热结者,与柴胡为耦。"故黄芩协柴胡在清热、抗病毒方面有良好的协同作用。临床中薛教授常常将其应用到病毒性心肌炎的治疗康复当中。柴胡皂苷和黄芩苷是柴黄药对中的主要有效成分。药理研究证明,柴黄药对较用单药,配伍后柴胡皂苷和黄芩苷的煎出量有所增加,因此柴黄药对在病毒性心肌炎的治疗中效果更为显著。

《药品化义》中也言:"若多用二三钱,能祛散肌表。属足少阳胆经药,治寒热往来,疗疟疾,除潮热。若少用三四分,能升提下陷,佐补中益气汤,提元气而左旋,升达参芪以补中气。"可见柴胡用量的差异与其临床疗效的发挥也有重要的联系。日常临床柴胡用量 3 ~ 30g 不等,常根据临证具体情况灵活加减运用。认为,小剂量应用柴胡,可起到升举阳气的功效,即《本草纲目》"引少阳清气上行"之意;中等剂量的柴胡主要行疏肝解郁、调畅气机之功,即《药鉴》谓"逍遥散用之,散郁气而内畅"之言,适用于情志不舒的情况;大剂量的柴胡主要用以和解少阳、解表退热,如《本草新编》言:"柴胡入于表里之间。"

柴胡性升散,古有"不可浪用柴胡""柴胡劫肝阴"之说,故临床应用柴胡不可多用、久用,尤其正虚之人应慎重使用柴胡,恐耗伤本已中气虚弱之人的气血,清·陈士铎《本草新编》言:"阴虚痨瘵之类,亦终日煎服,耗散真元,内热更炽。"故肝肾阴亏或久病伤及阴津之人应谨慎使用。薛教授也多次强调,临证时应根据患者的体质、辨证酌情慎重选用适当剂量和相应配伍,应在辨证论治的基础上,审度理法方药,医者需合理配伍,仔细斟酌其用量,以免生其升散无源或耗伤气血之弊端。

(三)升麻

升麻为毛茛科植物大三叶升麻、兴安升麻或升麻的干燥根茎,是传统发散风热类中药。其味辛、微甘,性平、微寒,临床具有发表透疹、清热解毒、升举阳气的功效。《神农本草经》中有"解百毒,杀百精、老物、殃鬼,辟温疫、瘴气、邪气、蛊毒"的记载。《名医别录》中也曾记载升麻:"主解毒……头痛寒热、风肿诸毒,喉痛口疮。"现代研究证明,升麻有良好的抗炎、抗过敏、抗氧化、抗病毒、抗肿瘤、抗抑郁、抗骨质疏松以及保护神经元等方面的作用,临床中常用于风热头痛、咽喉肿痛、热毒下痢、疮疡肿毒、发斑发疹、子宫脱垂等疾病的治疗。

升麻配伍不同，功效各异。升麻协解表药可疏散表邪，配桑叶、菊花可疏散风热，配麻黄、苏叶可发散风寒；配清热药如牡丹皮、大青叶可清泻里热；配石膏，可清解阳明之热；配牛黄，可解热毒内陷心包；配钩藤、龙齿，可治热极生风；配柴胡、葛根，可升发阳气。

作者在临证中善用升麻与柴胡配伍，以治疗心悸、胸痹患者。柴胡，辛、甘，微寒。归肺、脾、大肠、胃经，具有发表透疹，清热解毒，升阳举陷的功效。柴胡与升麻的配伍，首创于李东垣，东垣制方六十三首，其中二十八首以升阳为主要治法。升阳二十八方中，用升麻者二十四方，用柴胡者二十方，升麻、柴胡同用者十六方。可见生阳药虽有种种，然升麻、柴胡每多必用。足见东垣对升麻、柴胡的重视。

薛教授宗东垣之法，善用升麻、柴胡，取其升发阳气之功效。张隐庵认为"柴胡、升麻，皆达太阳之气，从中土以上升。柴胡从中土而达太阳之标阳，升麻兼启太阳之寒水"。柴胡、升麻药对的应用可升发阳气，升麻辛甘，辛甘化阳，升阳明之气；柴胡苦平，能升能清，升达肝胆之气。汉代张仲景《金匮要略》中归纳胸痹病机为"阳微阴弦"，薛教授在临证中多用升、柴治疗胸痹患者，组方时贵在配伍，或配伍益气温阳药，或配伍温阳利水药，或配伍活血通脉药，升、柴虽非君药，但起到画龙点睛，可引动全局之功用，使阳气升发，使得胸阳振，痰浊降，阴寒消，气机畅。

东垣用升麻、柴胡，因重视升达脾胃之清气，升麻用量往往多于柴胡。薛教授用升、柴，重视升阳化滞之功效，往往柴胡用量多于升麻。然升、柴升阳，非轻清不可升浮，升浮阳气量少而力宏，有四两拨千斤之意，故薛教授用升麻，往往 6 ~ 9g，用柴胡，往往 9 ~ 12g，取其轻清升浮之意。但临证中如遇阳郁肌热，内热难消者，升、柴用量倍增。而在实际运用过程中，升麻用量尤其值得仔细琢磨。薛教授认为，临床应用升麻应细心斟酌考量，升麻轻用可提阳气，重用便可解诸毒，而临证治疗也应在辨证论治原则下掌握适当用量，用药也防过量，以免犯"升提太过而致喘满"之弊。

（四）附子

附子为毛茛科乌头的子根，其性辛、甘、温，有毒，与人参、大黄、熟地黄并称为"药中四维"，为"扶阳第一要药"。功擅回阳救逆，补火助阳，逐风寒湿邪，有"除六腑之沉寒，补三阳之厥逆"之功效。《神农本草经》中言附子："味辛，温。主风寒，咳逆，邪气，温中，金疮，破癥坚，积聚，血瘕，寒湿踒躄，拘挛，膝痛，不能行步。"张景岳也认为，附子"浮中有沉、走而不守，因其善走诸经。"现代药理研究发现，附子具有心血管系统的正性肌力、抗心律失常、扩张外周血管及增加血流、增强机体免疫力、抗炎止痛等作用。

在临证中善用附子，常取其温肾潜阳之功。作者应用附子，源自封髓丹、潜阳丹之妙用。潜阳丹出自火神派创始人郑钦安《医理真传》，方由附子、砂仁、龟甲、甘草4味药组成，具有纳气归肾之功；封髓丹源于《医宗金鉴》，方由黄柏、砂仁、甘草3味药物组成。郑钦安治疗虚阳浮越之证时常将上述两方合用，疗效显著。后世医家常继承郑氏方法，将两方合用，吴佩衡称为"潜阳封髓丹"。该方针对虚阳浮越、肾气不纳、下寒上热等证有较好临床疗效。

临证中见胸闷、胸痛、心悸等患者，同时并见口干、鼻干、咳吐黄痰、耳鸣眩晕，或见面红、烦热、乏力、腰膝酸软者，均乃肾气虚衰，下元不藏，无根之火上扰所致。《景岳全书》云："阴阳原同一气，火为水之主，水即火之原，水火原不相离矣。"若肾水不潜，水中之火无法包容，就会出现火性炎上或易于跑散外露之特征。表现在心系疾病上，会出现心慌、心悸、胸闷、胸痛等相火扰心之病证。若出现阴盛于内、阳浮于外之候，可在应用附子温阳的同时酌加潜镇之品如龙骨、牡蛎、磁石、龟甲等。正如祝味菊《伤寒质难》中言："温以壮其怯，潜以平其逆，引火归原，导龙入海，此皆古之良法，不可因其外形之兴奋，而滥与清滋之药也。"

在临证中用附子，用量往往在9～30g不等，先煎1～1.5小时，以降低毒性，配伍砂仁、黄柏、龟甲、甘草，治宜温肾潜阳、纳气归肾、清上温下，以调理阴阳，使阴平阳秘，水火相抱。对于虚阳浮越的多种病证每多效验。

此外，应考虑到附子为大辛大热有毒之品，故其煎煮及用量尚需根据患者具体情况及临床不同病证以及病情的缓急轻重灵活调整；附子为燥热耗阴之品，临床应用时还需要顾及人体阴液，斟酌考量，中病即止，避免加重病情发展。

（五）蒲黄

蒲黄为香蒲科植物水烛香蒲、东方香蒲或同属植物的花粉，其味甘，性平，入肝、心包经。《神农本草经》中记载："蒲黄，味甘，平。主心腹膀胱寒热，利小便，止血，消瘀，血。久服轻身，益气力，延年神仙。"故蒲黄具有止血、化瘀、利尿之功效。临证中蒲黄多与五灵脂配伍，组成失笑散，失笑散出自《太平惠民和剂局方》，具有活血祛瘀止痛之功，通利血脉，祛瘀止痛，进而可推陈致新，主治瘀血内停证。不通则痛，痛则不通。现代研究显示，失笑散对血小板聚集有明显抑制作用，其中蒲黄作为主药之一，能扩张周围小血管，改善微循环，蒲黄可使离体蛙心冠脉血流量增加35%，使纤颤兔心冠脉血流量增加43%；且可增强心肌对减压缺氧的耐受力，改善心电图缺血反应，增强心肌收缩能力。研究发现，蒲黄对于心肌收缩能力具有双向调节作用，低浓度时能够增加体外心脏收缩力，高浓度时能够抑制体外心脏收缩力。同时，蒲黄在镇痛、抗凝、促进血液循环、降低血脂、防止动脉硬化、保护血管内皮损伤、增强免疫力等方面也有一定的积极作用。现代临床常将蒲黄应用于心绞痛、高脂血症、动脉粥样硬化、心肌梗死、原发性高血压等心血管疾病的治疗当中，辨证准确，每每疗效显著。

临证中，薛教授善用蒲黄、五灵脂组方为失笑散，方中五灵脂苦、咸、甘、温，有活血止痛、化瘀止血之功，与蒲黄相伍起到通利血脉、祛瘀止痛的作用。同时薛教授也常将其与四逆散共同组方，以治疗胸痹心痛患者。胸痹实属本虚标实之证，本虚以气虚为主，标实为痰瘀互结，故组方中往往以四逆散为主，行气理滞，气行痰消，同时以失笑散活血通脉，消散瘀结。《圣济总录·伤寒统论》："毒热内瘀，则变为瘀血。"如痰瘀日久化热，热瘀痰结，临证时往往配伍黄连温胆汤，以黄连、竹茹等清化痰热，以失笑散活血祛瘀止痛，全方共奏清热化痰、理气散结、祛瘀止痛之功。

现代药理研究表明，小剂量应用蒲黄作用于心血管系统时，可增加冠脉血流，降低血脂，并能抗血小板聚集，适用于冠心病的治疗；大剂量使用蒲黄时主要产生的是降压作用，对于原发性高血压有不错的效果。薛教授用蒲黄，用量往往6~9g，且多与五灵脂搭配使用，若病人厌烦五灵脂之气味，则可单用蒲黄。

蒲黄"生则能行，熟则能止"，薛教授在临证中强调应灵活调用蒲黄的行血、止血之能。蒲黄生用主行血，微炒能止血，炒炭、炒黑可凉血，炒赤则化瘀。薛教授常在辨证论治的基础之上，根据具体需要，灵活加入不同炮制种类的蒲黄，往往收到事半功倍的效果。

（六）党参

党参为桔梗科植物素花党参或川党参的干燥根，其性味甘、平，归脾、肺经，具有补中益气、健脾益肺、补血生津的作用，被广泛应用于临床肺脾气虚、气血两虚等证的治疗，临证中多与黄芪配伍，以治疗心气虚证。药理研究发现，党参在降压、抗溃疡、抗缺氧、抗应激、抗疲劳、调节血糖、促进造血、增强机体免疫、延缓衰老等方面发挥积极作用。

中医学认为，气为血之帅，气行则血行，气虚则血瘀，因此，在慢性心力衰竭过程中，心气虚是其基本病机，补气贯穿治疗慢性心力衰竭的始终。薛教授认为，心力衰竭为本虚标实证，气虚、阳虚为本，瘀血阻滞、水饮内停为标，气虚血瘀、阳虚水泛是心力衰竭的最主要的病机。故治疗心力衰竭，首当补气，薛教授临证中多党参、黄芪配伍，治疗心气亏虚、心阳虚弱、无以温养心脉，症见气短、乏力、下肢水肿等症状的患者。党参、黄芪为近年来治疗心力衰竭的单味中药中研究最多的药物，现代研究认为党参改善心肌的收缩和舒张功能，并能促进心输出量、冠脉流量、每搏输出量增加。黄芪具有强心作用，能显著提高左室收缩功能。

与人参、西洋参、太子参等相比，党参药力平和，味甘，既补脾肺之气，又能健脾养血，功善补益中气，中气足则化源充足，心气得以滋养，党参用量往往在30～45g。然单用党参作用有限，若与他药配合，相须相使，疗效更佳。黄芪味甘，性温，善补益脾、肺之气，党参、黄芪配伍，党参补中气，长于止泻；黄芪固卫气，擅长敛汗。党参偏于阴而补中，黄芪偏于阳而固表。二药相伍，表里配合，阴阳相顾，相互为用，则益气之力更宏，共奏扶正补气之功。临证中薛教授也常将党参与桂枝相配，桂枝专入心经，有温通心阳、通阳化气之疗效，临床中对于心阳虚衰之证，表现为胸闷、胸痛，心悸冷汗，恶寒肢冷患者多配伍使用。

此外，临证常在辨证的基础上活用党参。若肺气亏虚，症见胸闷气短，声低息微者，可配黄芪、五味子、紫菀；若中气不足，脾胃虚弱，症见食少便溏，四肢倦怠者，可配茯苓、白术、甘草；若气血两虚，症见头晕心悸，面色萎黄者，可配当归、熟地黄、白芍。临床可据证加减，不必有所拘泥。

（七）炙甘草

甘草为豆科植物甘草、胀果甘草或光果甘草的干燥根和根茎，其味甘，性平，归心、肺、脾、胃经，具有补脾益气，清热解毒，祛痰止咳，缓急止痛，调和诸药等功效。《名医别录》谓甘草"通经脉、利血气"，具有缓急止悸之功。因炮制方法不同，临床应用常有生甘草和炙甘草之分。炙甘草为生甘草蜜炙后加工而成，其味甘性温，甘温可益气。甘温益脾，脾土为心之子，补子而实母缓心脾之急而复脉为主药，常应用于临床表现为"心动悸，脉结代"的炙甘草汤证中。且炙甘草药性和缓，能升能降，能浮能沉，擅于调和诸药，可纠偏药物性味，故有"国老"之誉，正如《丹溪逸书》中所载："甘草味甘、大缓诸人。黄中通理、厚德载物之君子也。故号国老之名。国老即帝师之称也，为君所宗。"

作者应用炙甘草汤治疗心悸患者，得心应手，效如桴鼓。张仲景《伤寒论·辨太阳病脉证并治》曰："伤寒脉结代，心动悸，炙甘草汤主之。"炙甘草汤方证主要表现为神疲乏力、气短体瘦、心悸亢进、面色㿠白，唇、甲床等淡白、舌淡红或红、少苔、脉虚或细数，多见于病毒性心肌炎患者或老年人及妇女，主要表现为气血阴阳俱虚证。薛一涛教授在临证中常用炙甘草汤治疗气血阴阳两虚之心动悸、脉结代患者，心动悸是由于营血亏虚，心无所养，脏神不宁所致，炙甘草补气生血、通经脉、利血气，缓心悸之急，配伍生地黄、阿胶、大枣滋养心血，充养血脉；配伍人参大补元气，麦冬、火麻仁甘润养血；桂枝、生姜温通血脉，使气血流畅、脉气相通。

作者在临证中发现炙甘草汤对赢瘦而有烦热的患者比较适合，更年期女性多见，除表现为体瘦、乏力、心悸亢进、舌淡红、少苔、脉细弱等表现外，烦热表现尤为突出，如五心烦热、口干、急躁易怒等，凡是遇上述方证者，用炙甘草汤恒有佳效。临床医者常将炙甘草用到 3 ~ 60g 不等。邓铁涛教授治疗热毒内陷型心包积液，炙甘草常用量为 10g；而治疗气虚血瘀型心悸，炙甘草常用到 30g。李可老先生用破格救心汤治疗风心病用甘草 60g。薛一涛教授在临证中炙甘草用量一般在 15 ~ 30g，并在辨证论治的基础上随证加减。烦热明显者，加量生地黄、麦冬用量，酌减少桂枝、生姜用量，并多配伍知母、黄柏等，临床常有不错的疗效。

（八）葶苈子

葶苈子为十字花科植物播娘蒿或独行菜的干燥成熟种子，前者习称为南葶苈子，后者习称为北葶苈子。其性味辛、苦，大寒，归肺、膀胱经，能泄肺而下行，调节水液代谢，行水而消痰，功能泻肺平喘、利水消肿，专泻肺中水饮及痰火而平喘咳。《神农本草经》中记载葶苈子"味辛，寒。主癥瘕，积聚，结气，饮食寒热，破坚，逐邪，通利水道"。临床主要用于咳喘痰多、胸腹水肿、小便不利等病证的治疗。现代药理研究表明，葶苈子在利尿、正性肌力、抑制心室重构、保护心肌细胞、抗氧化、调节血脂以及止咳祛痰平喘等方面发挥重要作用。临证中葶苈子常组成方剂葶苈大枣泻肺汤、己椒苈黄丸、大陷胸丸等。薛一涛教授在临证中常用葶苈大枣泻肺汤治疗慢性充血性心力衰竭咳喘、水肿等症。葶苈子既有强心之力，又兼有泻肺行水之效，慢性心力衰竭者心脏无力、负荷太过，葶苈子可强其心脉，利其心水，并能引水下行，通利膀胱，使心有根、水有源，从而达到标本同治的目的。

作者认为，心力衰竭为本虚标实证，气虚为本，瘀血、水饮、痰湿为标。痰饮瘀血间杂，日久瘀水互结于胸中，耗损心阴、心阳，最终可表现为气血阴阳衰败之证。故薛一涛教授治疗慢性充血性心力衰竭以补虚为主，祛邪为辅。临证中擅用真武汤或五苓散配伍葶苈大枣泻肺汤治疗慢性心力衰竭患者。葶苈子泻肺行水，下气平喘，配伍大枣补虚扶正，补脾养心，以防葶苈子泻利太过。两药配伍，强其心脉，利其心水，引水下行，同时温补心脾，标本同治；临证见水饮内停、痰湿内生证，表现为浮肿、小便不利、呕吐、眩晕、心动悸等症，需配伍五苓散，以温阳化饮、利水渗湿。临证见心肾阳虚，水饮泛滥证，表现为水肿、下利、心悸、喘息不得卧、四肢沉重等水气内盛证，需配伍真武汤温阳化气，健脾利水。

多项研究显示，葶苈子具有增加左心室收缩功能和泵血功能，具有明显的强心及增加冠脉流量的作用。葶苈大枣泻肺汤治疗慢性心力衰竭属于"支饮"范畴，温阳补肾，利水消肿。葶苈子用量一般为30g，用量多泻水效果不佳。

在临床应用葶苈子时重视与益气活血中药配伍，多有疗效。配伍黄芪，既能增黄芪益气固表、利水之效，又可利水而不伤正。既泻肺之邪，又补肺之气，从而起到双向调节的作用。配伍丹参，使瘀血得除，心脉得通，脉路得畅，给水邪以出路。现代研究表明，葶苈子与丹参相配，起到扩张血管，增加冠脉血流以及降低心肌耗氧的作用。葶苈子与诸活血益气药相协而行，益气以助气行，气行则血行，脉通则水调，相须为用，临床中对于慢性心力衰竭患者的治疗与康复都大有裨益。

（九）赤白芍

赤芍、白芍主要来源皆为毛茛科芍药的干燥根，二者的化学成分相似，由于原植物的生长环境、药材加工方法及性状、饮片炮制工艺等方面的不同，故导致其功用有所区别。南北朝以前一直以"芍药"统称。《名医别录》中记载："芍药，味酸，微寒，有小毒。通顺血脉，缓中，散恶血，逐贼血，去水气，利膀胱、大小肠，消痈肿。治时行寒热、中恶、腹痛、腰痛。"《神农本草经》中也有关于芍药的记载："味苦，平。主邪气腹痛，除血痹，破坚积，寒热，疝瘕，止痛，利小便，益气。"陶弘景的《本草经集注》中首次记载芍药有赤白之分："芍药今出白山、蒋山、茅山最好，白而长大，余处亦有而多赤，赤者小利。"又载："白芍，其花纯白，大而美丽，根亦白色，故名。"后世通过多次临床实践发现，白芍长于补虚，赤芍长于泻实。正如成无己所言："芍药，白补而赤泻，白收而赤散也。"现代中医临床认为，白芍味苦、酸、甘，性微寒，主入肝、脾经，具有养血调经，平肝止痛，敛阴止汗的功效。赤芍味苦，性微寒，主入肝经，具有清热凉血，散瘀止痛的效用。

赤芍因其"清热凉血"之能，故临床可用于热入营血，温毒发斑，血热吐衄等症。如犀角地黄汤中赤芍与水牛角、牡丹皮配伍使用，善治热入营血、迫血妄行之吐血衄血、斑疹密布。赤芍也因其"散瘀止痛"之用，常用于肝郁胁痛、月经失调、癥瘕腹痛等症的治疗，如少腹逐瘀汤临床治疗经闭痛经、癥瘕腹痛等症。赤芍亦可"清泻肝火"，也用于肝火上炎所致的目赤头痛、疮疡痈肿。

白芍功能"养血调经"，临床可治血虚所致的面色萎黄、月经失调等症。如四物汤中白芍与熟地黄等配伍，临床常用于血虚萎黄、眩晕心悸、月经失调等症的治疗。白芍亦可"柔肝止痛"，可用于腹痛、胁痛、四肢挛急疼痛、头痛、痛经等症。

临证中常用白芍、赤芍，有时两药合用，治疗心血管疾病，临床多有效验。《本草求真》曰："赤芍药与白芍药主治略同，但白则有敛阴益营之力，赤则只有散邪血之意；白则能于土中泻木，赤则能于血中活滞。"归结起来，白芍长于补虚，赤芍长于泻实。白芍偏补血敛阴，赤芍善泻火行滞。应用白芍，多与柴胡配伍，组方四逆散，取其养血柔肝、和营止痛之功，柴胡得芍药，一散一收，则无升散太过耗劫肝阴之弊。应用赤芍，也多与四逆散组方，在应用白芍的同时，加赤芍，增加散瘀止痛、清泻肝火之功，临证中见急躁易怒、目赤肿痛、胁肋胀痛等症，也多配伍牡丹皮。实验研究发现，牡丹皮中的丹皮酚在降血糖、增强免疫力、抗心律失常、抗过敏、保护心血管、抗菌消炎、保护神经、保肝护肾等方面有着显著的疗效，赤芍配伍牡丹皮，更增强了其清热凉血、散瘀解毒的功用。

现代药理学研究证实，赤芍具有解热、镇痛、抗炎、抗凝、保护心脏、扩张血管及改善血流变等作用，与其清热凉血活血药用一致。白芍具有镇痛、抗炎、解痉等作用，与其缓解止痛、柔肝敛阴的作用一致。临证中常常赤白芍合用，分别 15～30g，在柔肝缓急的同时，也可增加其散瘀止痛及清泻肝火的功效。

（十）肉桂、桂枝

桂枝和肉桂同为樟科植物肉桂的一部分。桂枝是樟科植物肉桂的干燥嫩枝，味甘辛，性温，气薄升浮，归肺、心、膀胱经，具有发汗解肌，温通经脉，温阳化气的作用。《本草汇言》中记载："桂枝，散风寒，逐表邪，发邪汗，止咳嗽，去肢节间风痛之药也。气味虽不离乎辛热，但体属枝条，仅可发散皮毛肌腠之间，游行臂膝肢节之处。"《长沙药解》又载："桂枝，入肝家而行血分，定经络而达荣郁。善解风邪，最调木气。升清阳之脱陷，降浊阴之冲逆，舒筋脉之急挛，利关节之壅阻。入肝胆而散遏抑，极止痛楚，通经络而开痹涩，其去湿寒，能止奔豚，更定惊悸。"

肉桂是肉桂树的干燥树皮，味辛甘，性大热，气厚纯阳。入肝肾血分，平肝、补肾。善补命门之火，具有补火助阳，引火归元，散寒止痛，温通经脉的功效。《汤液本草》中言肉桂"补命门不足，益火消阴。"《神农本草经》中也谓："主上气咳逆，结气，喉痹，吐呕，利关节，补中益气。"《药性论》中明确记载肉桂主治"九种心痛""止腹内冷气，痛不可忍"。

桂枝与肉桂同出自桂树，桂枝是桂树木质心的嫩枝，肉桂是树皮去除最外层皮栓后的树干皮，即桂树的老皮。二者性均温热，但所治不同。桂枝性轻而走上，善走表，常用于治疗表证以及在上在外之邪；肉桂性沉而走下，常用于治疗中下焦寒证，意在取肉桂性沉而入肝、肾。

就药性而言，肉桂守而不走，桂枝走而不守。肉桂善于治疗在下，在里的沉疴痼疾，而该药本身也属于树皮的偏内层部分。桂枝常用于表证，或发表的治法，诱导邪气由外而去。

作者临证时常以肉桂、桂枝同用，表里同治。曾治疗一刘姓患者，女，51岁。慢性支气管炎、冠心病史多年。主诉为"心慌1月余"。患者就诊前1月余无明显诱因出现心慌，自测脉搏112次/min左右，口服稳心颗粒、复方丹参滴丸等药。1年前曾经心电图检查确诊室性期前收缩。就诊时症见心慌，晨起尤甚，咳嗽，咳白黏痰，多汗，头部为重，胸闷，气短，口干口苦，眠差易醒，二便调。舌红苔薄白，脉沉细弱。处方：红参12g，麦冬30g，五味子15g，云苓12g，黄芪30g，肉桂9g，熟地黄30g，紫菀12g，桑白皮15g，巴戟天15g，淫羊藿15g，炒杏仁30g，山茱萸30g，柏子仁15g，玄参15g，煅牡蛎30g，大枣6枚，生姜5片。水煎服，日1剂，共7剂。该患者虽有口干口苦，眠差舌红等热象，然薛教授认为患者心慌，自汗，尤其是脉沉细弱，为中阳不足之象，可大胆使用温阳之法，采用红参、黄芪、巴戟天、淫羊藿、肉桂等温补之品，同时采用熟地黄、玄参、牡蛎等滋阴之剂，使补阳而不伤阴。7剂后心慌大减。再次复诊时诉鼻塞、流清涕、牙痛，遂加用桂枝9g，与肉桂同用，为防伤阴，合用增液汤益阴增液。患者服后表里俱解。

桂枝达表，肉桂走里，表里俱温，对于虚寒证合并外感疾病的患者尤其适宜。但使用桂枝时仍应遵循《伤寒论》中太阳病的纲领，有适应证者方可用之。如考虑合用时易助内热，则可合并使用赤芍、牡丹皮、生地黄、玄参等清热凉血之品。

（十一）巴戟天、淫羊藿

巴戟天是茜草科巴戟天的干燥根茎。其味甘、辛，性微温，入肝肾经，功能滋补肾阳，强筋健骨，祛风除湿。《神农本草经》中记载："主大风邪气，阳痿不起，强筋骨，安五脏，补中，增志益气。"《本草新编》也对巴戟天的功效进行了清晰概括："夫命门火衰，则脾胃寒虚，即不能大进饮食，用附子、肉桂以温命门，未免过于太热，何如用巴戟天之甘温，补其火而又不烁其水之为妙耶？或问巴戟天近人止用于丸散之中，不识亦可用于汤剂中耶？曰：巴戟天正汤剂之妙药，温而不热，健脾开胃，既益元阳，复填阴水，真接续之利器，有近效而又有速功。"临床善治男性阳痿遗精，女性宫冷不孕，月经不调，少腹冷痛，对风湿痹痛，筋骨痿软亦有佳效，为临床治疗阳痿、尿频、宫寒不孕、月经不调、风湿骨痛之要药。现代药理研究证明，巴戟天中所含有的糖类成分，有增强人体自身免疫力、改善骨质疏松、抗抑郁、抗氧化的作用，同时在改善心功能、调节心律等方面也有一定获益。

淫羊藿，又名仙灵脾，主要来源于小檗科多年生植物4种淫羊藿（淫羊藿、箭叶淫羊藿、柔毛淫羊藿、朝鲜淫羊藿）的干燥全草。其味甘辛，性温，入肝肾经。功能补肾阳，强筋骨，祛风湿。常用于肾阳虚弱、阳痿遗精、阳痿尿频、筋骨痿软、腰膝无力、风湿痹痛、肢体麻木拘挛等症的治疗。《本草述》中记载："淫羊藿，《本经》首主阴痿绝伤，《日华子》亦首言其疗男子绝阳，女子绝阴，则谓入命门、补真阳者是也。盖命门为肾中之真阳，即人身之元气也，其所谓绝阳绝阴，不本之元气，何以嘘之于既槁。所谓益气力；强志，并治冷气劳气，筋骨挛急等证，皆其助元气之故。至若茎中痛，小便不利，皆肝肾气虚所致，此味入肾而助元阳，即是补肾气，而肝肾固同土治也。老人昏耄，中年健忘，皆元阳衰败而不能上升者也。以是思功，功可知矣。须知此味以降为升，其升由于能降也。"研究证实，淫羊藿中所含有的淫羊藿总黄酮、多糖、挥发油及生物碱成分，在抗炎、降血糖、抗衰老、抗氧化、抗肿瘤、抗抑郁、提高机体免疫功能等方面发挥重要作用。

作者将巴戟天与淫羊藿同用，源自二仙汤。张景岳云"阴中求阳""阳中求阴""补气以生精""补精以化气"。二仙汤是以此为基础，由张伯纳教授针对肾精不足、相火偏旺所致更年期综合征、更年期高血压而研制出的一首现代名方，该方中仙茅、淫羊藿为君，巴戟天为臣，黄柏、知母为佐药，当归为使药。方中仙茅、淫羊藿、巴戟天温补肾阳，知母、黄柏泻相火而坚肾阴，可防仙茅、淫羊藿、巴戟天等药过于温补，当归养血活血，兼以养肝。该方选药精良，配伍独到，各药相须为伍，温补与寒泻同施，壮阳与滋阴并举，温而不燥，寒而不滞，共奏调和阴阳之功效。二仙汤对于肾虚而阴阳失调之老年病患者，出现上热下寒，上实下虚证候，应用二仙汤最为合适。如阴阳失和、心肾不交之失眠患者，若肾阳温煦失职、气化无权，肾阴则不能滋养心阴，心阴难以牵制心火，君火不能下降充盛相火，故易形成上热下寒之证。临床多表现出心神不宁而心烦不甚、白昼精神不振、昏昏欲睡，夜间入睡困难、多梦易醒、舌淡或淡红、苔薄白或白滑、脉沉细或沉迟之象。此型不寐多为老年患者，常常从肾论治，运用温阳育阴、调和阴阳、交通心肾之二仙汤，明·陈士铎《辨证录》记载："心欲交于肾而肝通其气；肾欲交于心而肝导其津，自然魂定而神安。"临证常能取得良效。同时，不泥陈方，遣药灵活，临床中常根据病情需要将二仙汤拆方，常用其中的巴戟天与淫羊藿，取补阳之意，两药协同，既不像人参、附子那样燥烈，不易助内火，又能扶阳，确为温阳补中之佳品。

作者曾治一金姓心力衰竭患者，女，66岁，因胸闷心慌就诊。就诊时症见活动后心慌，全身乏力，时有头晕，左后背部不适，纳可，眠差，二便调，舌黯苔白腻，脉细。心脏彩超示：主动脉瓣钙化。处方：制附子15g，干姜9g，甘草12g，白芍30g，桂枝9g，巴戟天15g，淫羊藿15g，补骨脂12g，枸杞子15g，磁石30g，熟地黄30g，威灵仙15g，丹参15g，当归15g，14剂后患者感胸闷心慌明显减轻，乏力改善。本案患者乏力、心慌，时头晕，辨证属阳虚证，苔白腻，脉细俱为佐证，遂用附子、干姜、桂枝、巴戟天、淫羊藿等温阳之品，鼓舞阳气，胸阳展则胸闷缓解，阳气上达则头晕消失，乏力症状明显改善。吾辈常恐如此多的温阳药是否易助火，因巴戟天与淫羊藿均属温阳之品，薛教授用药大胆，言只要辨证准确，但用无妨。同时，薛教授也指出，巴戟天用量也要根据辨证及患者体质情况灵活运用，如肾虚兼寒象者可酌加剂量，常可用到 15 ~ 20g；如肾虚兼热象者建议改用小剂量，一般常会用到 10 ~ 15g。

（十二）茯苓、茯苓皮

茯苓与茯苓皮均来源于多孔菌科植物茯苓，其干燥菌核为茯苓，其外皮为茯苓皮。

茯苓，味甘淡，性平，入心、肺、脾、肾经，茯苓味甘补土、健脾祛湿，淡能利窍，其气味俱薄而升浮，可生津上行，又复下降，可导浊下行，故兼具利水渗湿，健脾和中，宁心安神之功效。《本草纲目》言："茯苓气味淡而渗，其性上行，生津液，开腠理，滋水源而下降，利小便，故张洁古谓其属阳，浮而升，言其性也；东垣谓其为阳中之阴，降而下，言其功也。"临床可用于治疗脾虚不运之痰饮咳逆、水肿胀满、小便不利、淋浊、便溏、惊悸、心神不安、健忘等症。因其功效广泛，不分季节，能与各种药物配伍，故又称为"四时神药"。现代药理研究证实，茯苓中的茯苓多糖具有明显的抗肿瘤活性，茯苓聚糖具有增强机体免疫的功能，同时在保肝、抗炎、降血糖、增强心脏收缩、加快心率及镇静方面也有一定功效。

茯苓皮性平，味甘淡，主要功效是利水消肿，为"利水要药"。《本草纲目》云："（茯苓皮）主水肿肤胀，开水道，开腠理。"《医林纂要》亦载："行皮肤之水。"茯苓皮有行气化湿、利水消肿之功效，可用于胸腹胀满、全身水肿、小便不利、妊娠水肿等症的治疗。茯苓皮与陈皮、桑白皮（五加皮）、大腹皮、生姜皮同用，组方即为五皮饮，为治疗一身水肿之要剂。

茯苓的药用部位是多孔菌科真菌茯苓的菌核，菌体外表被覆的一层褐色外皮叫茯苓皮，断面靠外淡红色疏松的一层叫赤茯苓，内部白色致密的部分称白茯苓，还有些茯苓中间有一道松根穿过，靠近树根的部分称茯神，中间的树根为茯神木。其中，茯苓皮功擅利水消肿，茯苓功擅健脾补中，而茯神则在宁心安神方面发挥重要作用。

临床中对于脾虚湿盛之食少便溏患者，可与党参、白术等相配，以增强其健脾补中之效。对于心悸怔忡、失眠健忘患者，可配伍酸枣仁、龙眼肉、远志等品，以生其宁心安神之效。对于小便不利、水肿患者，若寒湿者，可配伍桂枝、白术；若湿热者，可配伍猪苓、泽泻；脾气虚者，可配伍黄芪、党参、白术；虚寒者，也可与附子、白术等同用。在准确辨证的基础上，均可随证加减，灵活使用。

（十三）党参、黄芪

党参为桔梗科植物党参、素花党参或川党参的干燥根。其味甘，性平，有补中益气、健脾止渴、养血生津的功效，为传统补益类中药，在民间有极高的声誉，也是食疗食补的佳品。古代以山西上党地区出产的党参为上品，故称党参，党参还具有增强免疫力、扩张血管、降压、改善微循环、增强造血功能等作用。党参之名始见于《本草从新》，谓："按古本草云：参须上党者佳。今真党参久已难得，肆中所卖党参，种类甚多，皆不堪用。惟防风党参，性味和平足贵。根有狮子盘头者真，硬纹者伪也。"此处所说的"真党参"是指产于山西上党（今山西长治）的五加科人参。后由于环境变迁，该地区的五加科人参逐渐减少乃至绝迹，后人遂用其他药材形态类似人参的植物伪充之，并沿用了"上党人参"的名称。

党参具有良好的生津养血、补脾肺气之功效，临床中必要时也可以替代人参，而因党参药效力弱及药效维持时间不及人参，故临床党参用量一般相对较大。对于气虚欲脱一类的紧急情况，则人参必不可少，万不能以党参代替之。

现代药理研究指出，党参可通过扩张周围血管、抑制肾上腺素来达到降压的效果，临床可用于高血压的治疗；也有临床研究发现，党参对于贫血性、感染性、直立性及原因不明性的低血压也有一定的效果，可见党参对于血压的调节是双向的，是临床治疗血压异常疾病的要药。同时，党参对于改善心功能、降低血脂、抑制血小板的黏附和聚集、抑制血栓形成也有较好的疗效，因此也可以用于冠心病的防治。

黄芪为豆科植物蒙古黄芪或膜荚黄芪的根，其性温，味甘，归脾、肺经，有补脾肺气、益气固表、升阳举陷、托毒排脓、敛疮生肌、补血活血、利尿消肿之效。《神农本草经》将黄芪列为"上品"，认为可"逐五脏间恶血"。《金匮要略》中记载了多首以黄芪命名或以黄芪为主药的方剂，如防己黄芪汤治疗风水证；防己茯苓汤治疗皮水证；黄芪桂枝五物汤治疗血痹证；黄芪建中汤治疗虚劳里急，诸虚不足之证；黄芪桂枝芍药苦酒汤治疗黄汗证等。王清任所著《医林改错》中列方33首，其中以黄芪为君药的方剂就有10首，而且黄芪用量都很大，证明当时医家对黄芪已经具有了很深的认识。

黄芪在临床应用上有生黄芪与炙黄芪的区别。生黄芪偏于走表利水，长于固表止汗、利水消肿、行滞通痹、托毒排脓、敛疮生肌。炙黄芪为用蜂蜜拌炒过后的黄芪，其益气补中之力变强，走表及利水的功能减弱，长于温补脾胃、补气升阳。

临床中，黄芪应用范围广泛，可涉及多个系统疾病。近年来，黄芪常用于慢性荨麻疹、系统性红斑狼疮、带状疱疹、雷诺病、血管神经性水肿、肺心病、肺结核、肺部感染、阻塞性肺病、低血压、冠心病、病毒性心肌炎、病态窦房结综合征、急性脑梗死、糖尿病等疾病的治疗。

薛教授在临证处方遣药时善用黄芪、党参，常常根据辨证，在使用黄芪-党参的同时，与他药配伍使用，在临床心力衰竭的治疗中常能取得不错的疗效。现代药理实验证明，党参、黄芪能纠正心力衰竭心肌重构，改善慢性心力衰竭大鼠血流动力学指标，并对心肌功能有一定的保护作用。薛教授指出，党参、黄芪性情温和，临证可根据具体病情需要灵活加减剂量，变通使用，不必有所拘泥。

（十四）柴胡、黄芩

柴胡为伞形科植物柴胡或狭叶柴胡的干燥根，其性辛能散，味苦能泻，微寒可清热，有疏散退热、疏肝解郁、升阳举陷之功效。张元素谓柴胡"除虚劳，散肌热，去早晨潮热，寒热往来，胆痹，妇人产前产后诸热，心下痞，胸胁痛"。《药性赋》中也说："味苦，平，气微寒，无毒。升也，阴中之阳也。其用有四：左右两傍胁下痛，日晡潮热往来生。在脏调经内主血，在肌主气上行经。手足少阳表里四经之药也。"《本草发挥》中记载："成无己云：柴胡之苦，以发表热。又云：柴胡、黄芩之苦，入心而折热。洁古云：柴胡除虚劳烦热，解散肌热，去早晨潮热。此手足少阳、厥阴四经行经药也。善除本经头痛，非他药所能止。治心下痞，胸膈中痛。能引胃气上升，以发散表热，去寒热往来。胆痹非柴胡不能除之。又去胁下痛，往来寒热，及日晡发热，用柴胡。《主治秘诀》云：柴胡味微苦，性平，微寒，气味俱轻，阳也，升也。少阳经分药。偏头痛乃少阳也，非柴胡不能除。"《本草纲目》中亦有"柴胡引少阳清气上行"的说法。可见柴胡退热力强，善治少阳寒热往来，又能升阳举陷，同时长于疏肝解表、升阳解郁。临床上主要用于感冒发热，寒热往来，疟疾，胸胁胀痛，月经不调，子宫脱垂，脱肛等病证的治疗。因柴胡有升发之性能，故真阴亏损，肝阳上升之证者应忌用。现代药理研究表明，柴胡中所含有的挥发油具有解热、镇痛、抗炎抗菌、抗病毒、抗惊厥、保肝、利胆、降血脂的作用，临床中被做成多种制剂，应用广泛。

黄芩为唇形科植物黄芩的干燥根，其性苦寒，归肺、胆、脾、大肠、小肠经，具有清热燥湿、泻火解毒、止血、安胎之功效。善治上焦，长于清肺热，又能（清热）安胎。《神农本草经》云："黄芩味苦，性平。主诸热、黄疸、肠澼泄痢，逐水，下血闭、恶疮疽蚀、火疡。"《药性论》载："味苦，甘。能治热毒骨蒸，寒热往来，肠胃不利，破壅气，治五淋，令人宣畅，去关节烦闷，解热渴，治热腹中绞痛，心腹坚胀。"《本经逢原》中亦载："丹溪言黄芩治三焦火，仲景治伤寒少阳证用小柴胡汤；汗下不解，胸满心烦，用柴胡桂姜汤。温病用黄芩汤，太阳、少阳合病，用葛根黄芩黄连汤。心下痞满，用泻心汤。寒格吐逆，用干姜黄芩黄连人参汤等方，皆用黄芩以治表里诸热，使邪从小肠而泄，皆《本经》主诸热之纲旨。"临床中一般清热多用生黄芩，安胎多用炒制品；清上焦热可用酒芩；止血则多炒炭用。因黄芩有苦寒伐生气之性，故脾胃虚寒、少食、便溏者忌用。现代药理研究证明，黄芩有良好的抗菌、抗病毒作用，且抗菌谱应用较广。此外，黄芩在降压、保肝利胆、抗过敏、镇静、利尿、抗炎以及抑制血小板凝集等方面也有显著的疗效。

柴胡、黄芩两药配伍，作为经典药对，近年来被广泛运用于呼吸系统、消化系统、心血管系统以及神经系统疾病的复方治疗当中。柴胡透表之外邪，黄芩是常见的泄热药，可清里热。柴胡升清解郁，黄芩降浊泻火。有升清降浊，解郁退热，调和表里，和解少阳之作用，从而使肝胆气机调畅，内蕴郁热消散。如小柴胡汤应用柴胡、黄芩配伍，能清泄少阳半里之热，治疗邪在半表半里之伤寒少阳病证，达到经腑同治，疏清并行的效果。薛教授也强调，柴胡配伍黄芩不应仅拘于少阳证，临证时可根据具体情况斟酌其用量，小剂可发汗，大剂能清热，解表透汗、清热解毒之功效亦应豁然在胸。此外，柴胡虽有升清之性，然升压之力不强，加之黄芩寒下之性，也有一定的降压辅助，故临床对于高血压病人也可放心使用。

（十五）茯苓、泽泻

茯苓为多孔菌科真菌的干燥菌核，其味淡，性平，归心、肺、脾、肾经，有利水渗湿，健脾宁心之功效。利水健脾，治各种水肿及脾虚诸证，又能宁心安神。主治水肿尿少，痰饮眩悸，脾虚食少，便溏泄泻，心神不安，惊悸失眠等症。现应用于子宫肌瘤的治疗（桂枝茯苓胶囊）。有利尿作用。能提高体液免疫功能。对离体肠肌有直接松弛作用，使平滑肌收缩振幅减少，张力下降。影响体内代谢，对电解质的平衡有调解作用，并能降低血糖。抑制毛细血管的通透性。茯苓生用和制用，功效侧重点亦不同。一般来说，茯苓生用功效侧重于淡渗利湿、健脾和胃，而制用功效则侧重于宁心安神。茯苓生用剂量宜小，常用于水肿、痰饮、呕吐等症，一般用量控制在 10~15g，茯苓制用剂量宜稍大，常用于失眠、惊悸、健忘等症，用量一般为 15~20g。若遇严重水肿患者，茯苓也可用到 30~45g。临证变化，剂量随证加减。同时用于宁心安神也可以与朱砂拌用，一般处方中常写朱茯苓或朱衣茯苓。

茯苓皮为加工茯苓的过程中削下的黑褐色外皮，呈不规则的片状，体软质松，略有弹性，功善利水消肿，为临床治疗水肿之要药，常与生姜皮、桑白皮、陈皮、大腹皮同用，合称五皮散。《名医别录》："无毒。止消渴，好唾，大腹淋沥，膈中痰水，水肿淋结，开胸府，调藏气，伐肾邪，长阴，益气力，保神守中。"《神农本草经百种录》："凡人邪气郁结，津液不行，则为痰为饮。痰浓稠为火之所结，饮清稀为水之所停。故治痰则咸以降之，治饮则淡以利之。若投以重剂，反拒而不相入，惟茯苓极轻淡，属土，土胜水能疏之涤之，令从膀胱以出，病渐去而不觉也。观仲景猪苓汤、五苓散等方义自见矣。"

泽泻味甘、淡，性寒，归肾、膀胱经。《神农本草经》中记载："治风寒湿痹，乳难，消水，养五脏，益气力，肥健。"有利水渗湿，泄热之效。《开宝本草》中也载："味甘、咸，寒，无毒。补虚损五劳，除五脏痞满，起阴气，止泄精、消渴、淋沥，逐膀胱三焦停水。"《本草蒙筌》言："味甘、酸，气寒。气味俱厚，沉而降，阴也，阴中微阳。无毒。畏海蛤、文蛤二药，入太阳、少阳足经。君五苓散中，因其功长于行湿；佐八味丸内，引桂附等归就肾经。去阴汗大利小便，泻伏水微养新水。故经云：除湿止渴圣药，通淋利水仙丹。多服昏目。"李东垣在《珍珠囊补遗药性赋》中说"泽泻利水通淋，而补阴不足"。泽泻善治小便不利，水肿胀满，泄泻尿少，痰饮眩晕，热淋涩痛等症。现代药理研究表明，泽泻在利尿、降血脂、降血糖、抗菌、抗凝、增加冠脉流量以及松弛主动脉平滑肌等方面均有良好的效果。泽泻单味药在临床中应用广泛，尤其对于高脂血症、脂肪肝、腹水、肾结石、梅尼埃病、高血压以及冠心病等病的治疗效果良好。

茯苓药性平和，"利水而不伤正，补而不助邪"，为利水渗湿之要药。茯苓、泽泻二者均有淡渗利湿的作用。茯苓淡渗利水，渗湿而健脾，泻中有补；泽泻渗湿而泄热，能泄肝肾及膀胱之火，泻而无补。两者相伍能利水除湿健脾，泻重于补。茯苓有补有泻，而泽泻则有泻无补。两药配伍，使利水作用加强，水道通畅无阻，则小便自利。主治水湿内停所致水肿、泄泻、小便不利等病。如《伤寒论》中的五苓散、《金匮要略》中的茯苓泽泻汤均运用此配伍，一方面茯苓健脾利湿化痰，除积聚之痰湿，另一方面泽泻淡渗利湿扶脾，二者共奏利水除湿之功效。

（十六）半夏、干姜

半夏为天南星科植物半夏的块茎，其味辛，性燥而缓，有毒，归脾、胃、肺经，有燥湿化痰、降逆止呕、消痞散结之功效；外用亦可消肿止痛。善治脾胃湿痰。主治痰多咳喘，痰饮眩悸，风痰眩晕，痰厥头痛，呕吐反胃，胸脘痞闷，梅核气症；生用外治痈肿痰核。姜半夏多用于降逆止呕；法半夏多用于燥湿化痰。镇咳、祛痰作用，有效成分是生物碱，有止呕作用，降压作用。反乌头，因其性温燥，对阴亏燥咳、血证、热痰等证，当忌用或慎用。生半夏有毒，内服一般不用，而用经过姜汁、白矾加工的制半夏。《神农本草经》中将半夏列为下品，并言其"味辛，平……生川谷。治伤寒寒热，心下坚，下气，喉咽肿，心下痛，头眩，胸胀，咳逆，肠鸣，止汗"。《神农本草经》云："主伤寒寒热，心下坚，下气，咽喉肿痛，头眩，胸胀，咳逆肠鸣，止汗，消心腹胸膈痰热满结，咳嗽上气，心下急痛坚痞，时气呕逆，消痈肿，堕胎，疗痿黄，悦泽面目。生令人吐，熟令人下。用之汤洗，去滑令尽。用生姜等分制用，能消痰涎，开胃健脾。射干为之使。恶皂荚，畏雄黄、生姜、干姜、秦皮、龟甲，反乌头。"《药类法象》："治寒痰及形寒饮冷，伤肺而咳。大和胃气，除胃寒，进食。治太阴经痰厥头痛，非此药不能除也。"半夏在临床中的运用极为广泛，可治疗由于中阳不足、寒饮内盛所致的干呕、吐逆、口吐涎沫等症，涉及内、外、妇、儿等疾病。

干姜为姜科姜属植物姜的干燥根茎，其味辛，性热，归脾、胃、心、肺经，有温中散寒，回阳通脉，温肺化饮之功效。能走能守，可解表祛风散寒。《神农本草经》："主胸闷咳逆上气，温中，止血，出汗，逐风，湿痹，肠澼下利。生者尤良。"《本草纲目》："元素曰：干姜……其用有四：通心助阳，一也；去脏腑沉寒痼冷，二也；发诸经之寒气，三也；治感寒腹痛，四也。"《本草求真》："干姜大热无毒，守而不走，凡胃中虚冷，元阳欲绝，合以附子同投，则能回阳立效，故书有附子无姜不热之句。用于脘腹冷痛，寒呕，冷泻，亡阳证，用于寒饮咳喘，形寒背冷，痰多清稀之证。"《本草衍义补遗》："散肺气，与五味子同用治嗽，见火则止而不移。治血虚发热该与补阴药同用，入肺中利肺气，入肾中燥下湿，入气分引血药入血也。《象》云：治沉寒痼冷，肾中无阳，脉气欲绝，黑附子为引用，用水煎二物，名姜附汤，亦治中焦有寒。"

现代药理研究表明，干姜能镇痛抗炎，抗缺氧，保护心肌细胞。临床中长于温中散寒、回阳通脉、温肺化饮，可用于肺寒咳嗽、脾胃虚寒之脘腹冷痛、肢冷脉微、痰饮喘咳等病证的治疗。

干姜可温胃散寒，正如张锡纯所言"干姜味辛，性热，为补助上焦、中焦阳分之要药"。干姜既能温脾祛寒化饮，又能温肺散寒祛痰。半夏既能燥湿祛痰降逆，又可宽中散结消痞。两药相须为用，有温脾散寒、开结消痞、祛痰化饮之功效。方如半夏干姜散，方中半夏、干姜二者配伍，可治干呕、吐涎沫之症，正如《金匮要略》记载"干呕吐逆，吐涎沫，半夏干姜散主之"。二药亦可与人参相配，方如《金匮要略》中的干姜人参半夏丸，可治疗寒饮内阻、脾胃虚寒之恶阻。正如《医宗金鉴》中记载："恶阻者，谓胃中素有寒饮，恶阻其胎而妨饮食也。主之以干姜去寒，半夏止呕；恶阻之人，日日呕吐，必伤胃气，故又佐人参也。"

薛教授强调，半夏生品有毒，又与乌头相反，用之不当会产生强烈的毒性反应或不良反应。正如《本草纲目·序例上》中所述："药有七情，独行者，单方不用辅也；相须者，同类不可离也……相使者，我之佐使也；相恶者，夺我之能也；相畏者，受彼之制也；相反者，两不相合也；相杀者，制彼之毒也。"临床中应尤其注意其用量及剂型等问题。若辨证准确，用之妥当，则疗效必然显著。

（十七）细辛、肉桂

细辛为马兜铃科植物北细辛、汉城细辛或华细辛的根及根茎，其性温，味辛，归心、肺、肾经，有祛风散寒、通窍止痛、温肺化饮之功效。《神农本草经》中记载："细辛，味辛，温。主咳逆，头痛，百节拘挛，风湿痹痛，死肌。久服明目，利九窍，轻身，长年。"可治少阴头痛，利窍通关，风湿皆用。外用适量，可研末吹鼻或外敷。《神农本草经》："味辛，温，主治咳逆，头痛，脑动，百节拘挛，风湿痹痛，死肌。"现代药理研究表明，细辛所含有的挥发油有解热、镇痛、镇静、催眠、抗惊厥、局部麻醉、抗炎、抗菌、抗过敏、免疫抑制、提高机体代谢的功效，在强心、扩张血管、调节平滑肌、调节血压、抗心肌缺血、抗休克、抗心律失常以及改善血液循环方面也发挥一定功能，同时对于革兰氏阳性菌及伤寒杆菌也有一定的抑制作用。细辛常可用于临床中风寒感冒、头痛、牙痛、鼻塞流涕、鼻衄、鼻渊、风寒湿痹、痰饮喘咳等症的治疗。对于气虚多汗，阴虚阳亢头痛，阴虚肺热咳嗽等病证者应慎用或禁用，同时用量不宜过大，且与藜芦相反。

肉桂为樟科植物肉桂的干燥树皮，其性大热，味辛，归肾、脾、心、肝经，有补火助阳、引火归元、散寒止痛、温经通脉之功效。肉桂气厚，守而不走，温补之力强，善温补肾阳，温煦气血，长于补火助阳，引火归元。《本草征要》中记载："益火消阴，救元阳之痼冷……坚筋骨，强阳道，乃助火之勋。"《名医别录》云："主温中，利肝肺气，心腹寒冷，冷疾，霍乱转筋，头痛，腰痛，出汗，止烦，止唾、咳嗽、鼻齆，能堕胎，坚骨节，通血脉，理疏不足，宣导百药。"《本草求真》中也说："大补命门相火，益阳治阴。凡沉寒痼冷、营卫风寒、阳虚自汗、腹中冷痛、咳逆结气、脾虚恶食、湿盛泄泻、血脉不通、胎衣不下、目赤肿痛，因寒因滞而得者，用此治无不效。"《药性解》中亦载："桂，味辛甘，性大热，有毒。其在下最厚者，曰肉桂，去其粗皮为桂心，入心、脾、肺、肾四经，主九种心疼，补劳伤，通九窍，暖水脏，续筋骨，杀三虫，散结气，破瘀血，下胎衣，除咳逆，疗腹痛，止泻痢，善发汗。其在中次厚者，曰官桂，入肝、脾二经，主中焦虚寒，结聚作痛。其在上薄者，曰薄桂，入肺、胃二经，主上焦有寒，走肩臂而行肢节。其在嫩枝四发者，曰桂枝，专入肺经，主解肌发表，理有汗之伤寒。四者皆杀草木毒，百药无畏。研究证明，肉桂中所含有的挥发油及萜类、多酚类、糖苷类等成分具有抗菌、抗炎、抗肿瘤、抗氧化、解热镇痛、调节免疫等药理作用，临床可应用于肾系、心系、肝系、脾系以及妇科等多个系统的疾病，随证配伍，临床每有奏效。

细辛性走窜，可通达表里，肉桂有温里的作用，二者相配伍，细辛助肉桂温里以鼓邪外出。二药并用，表里同治，内外兼顾，解表并散外感风寒之邪，维护在里阳气，则阳虚外感可愈。薛教授认为，细辛配伍肉桂，能够温经通络止痛，临床中对于风湿性疼痛效果较好，尤善治风寒性质的腰痛。薛教授在临床中常用细辛治疗寒凝心脉、胸阳痹阻型的胸痹心痛，寒饮留踞心胸，胸阳被阻，临床常表现出胸闷、气短、胸痛彻背、心悸、肢冷汗出、苔白、脉弦等症，此时宜宣痹通阳，温通心脉，若用瓜蒌之剂不显者，可加入细辛，常有奏效。盖血得温则行，细辛温能驱散寒饮，使胸阳通而心脉畅。

古有"细辛不过钱"之说。南宋·陈承在《本草别说》中提出关于细辛剂量的问题："又细辛若单用末，不可过半钱匕，多即气闷塞不通者死。虽死无伤，近年关中或用此毒人者，闻平凉狱中尝治此，故不可不记，非本有毒，但以不识多寡之用，因以有此。"认为细辛用量过大会致其窒息死亡，而非有毒所致。《神农本草经》也认为细辛无毒，并将其列为上品。明·李时珍《本草纲目》中也说："细辛……若单用末，不可过一钱，多则气闷塞不通则死，虽死无伤。"《中国药典》中明确规定，应严格控制细辛剂量在3g以下。现代医者认为"细辛不过钱"当就丸、散剂而言，对于煎剂则不必有所拘泥。作者每逢临证之时必会悉心揣摩，根据病证具体情况灵活使用细辛，为防止其毒性也建议从小剂量使用，并适当延长细辛的煎煮时间，以去性存用，研究发现，细辛的毒副作用主要由其挥发成分中所含的黄樟醚所致，其含量会随煎煮时间的增加而降低。同时也可与甘草相配以缓其势，和其性，从而缓解其毒性。

（十八）生地黄、黄连

地黄为玄参科植物地黄的新鲜或干燥块根，有生地黄和熟地黄之分，新挖掘出鲜而带汁者称为鲜地黄，干燥或缓缓烘焙至约八成干者称为干地，有阴干、风干、晒干、蒸干以及火焙干的不同，二者合称为生地黄，有清热凉血滋阴之功。熟地黄是由新鲜的生地黄经过九蒸九晒炮制而成，其色呈光黑如漆，味甘如饴，微温而大补之功。今天为方便储存、运输，通常将干地黄称为生地黄。

生地黄味甘，性寒，归心、肝、肾经，具有清热凉血、养阴生津之功效。善治热入营血，能消湿热，除骨蒸劳热，兼消破血，兼治热病舌绛烦渴，阴虚内热，内热消渴，吐血衄血，温毒发斑发疹等症。

生地黄最早见于《神农本草经》，并将其列为上品，书中记载："味甘，寒。主治折跌，绝筋，伤中，逐血痹，填骨髓，长肌肉。作汤除寒热积聚，除痹。生者尤良。"明确指出生地黄可"逐血痹"，且"生者尤良"。《名医别录》中言生地黄可治"伤身、胎动、下血，胎不落，堕坠，踠折，瘀血，留血，衄鼻，吐血"之症。《开宝本草》谓："味甘、苦，寒，无毒。主男子五劳七伤，女子伤中、胞漏、下血，破恶血、溺血，利大小肠，去胃中宿食，饱力断绝，补五脏内伤不足，通血脉，益气力，利耳目。"《药性赋》中也说："味甘、苦，性寒，无毒。沉也，阴也。其用有四：凉心火之血热，泻脾土之湿热，止鼻中之衄热，除五心之烦热。"《景岳全书》："味苦甘，气凉，气薄味厚，沉也，阴也。鲜者更凉，干者微凉。能生血补血，凉心火，退血热，去烦躁骨蒸，热痢下血，止呕血衄血、脾中湿热，或妇人血热而经枯，或上下三焦而热渴。总之，其性颇凉，若脾胃有寒者，用宜斟酌。"现代药理研究表明，生地黄有止血、降血糖、降血脂、调节血压、利尿、强心、预防血栓形成、保护心肌等作用，临床应用广泛，在免疫、造血、心血管及中枢神经等系统疾病的治疗中均有所涉及。本品性寒而滞，故脾虚湿滞、腹满便溏患者应慎用或禁用，同时生地黄也有一定药物毒性，临床使用应注意控制好剂量，大剂使用亦能引起中毒反应，症见胸闷、发绀、昏迷、休克等。

黄连为毛茛科植物黄连、三角叶黄连或云连的干燥根茎，味苦，性寒，可升可降，归心、脾、胃、肝、胆、大肠经，有清热燥湿、泻火解毒之效。能泻心除痞，清热明眸，厚肠止痢。善治中焦，长于泻心、肝、胃火，善治胃热呕吐，湿热泻痢，泻火解毒。《神农本草经》将黄连列为上品，书中记载："黄连，味苦，寒。主热气，目痛，眦伤泣出，明目，肠澼，腹痛，下痢，妇人阴中肿痛。"《名医别录》中说："微寒，无毒……久下泄澼脓血，止消渴……治口疮。"指出黄连可治消渴。《药性赋》中言黄连："味苦，平，气寒，无毒。沉也，阴也。其用有四：泻心火，消心下痞满之状；主肠澼，除肠中混杂之红；治目疾暴发宜用，疗疮疡首尾俱同。"《药类法象》中也有关于黄连"泻心火，除脾胃中湿热，治烦躁恶心，郁热在中焦，兀兀欲吐。治心不痞满必用药也。仲景治九种心下痞，五等泻心汤皆用之"的相关记载。临床中常用黄连主治湿热痞满，呕吐，泻痢，黄疸，高热神昏，心火亢盛，心烦不寐，血热吐衄，目赤吞酸，牙痛，消渴，痈肿疔疮等病证；同时也可外治湿疹，湿疮，耳道流脓等。酒黄连善清上焦火热，用于目赤，口疮。姜黄连清胃和胃止呕，用于寒热互结，湿热中阻，痞满呕吐。萸黄连疏肝和胃止呕，用于肝胃不和，呕吐吞酸。凡胃寒呕吐，脾虚泄泻之证忌用。现代药理研究表明，黄连所含有的小檗碱、小檗胺等成分有抗菌、抗炎、抗氧化、抗病毒、抗肿瘤、利胆、健胃、镇静、催眠的作用，能兴奋或抑制平滑肌，产生正性肌力作用，抗血小板聚集，对心血管系统有一定的影响，临床常用于心律失常、心力衰竭、心肌缺血、高血压、高脂血症等疾病的治疗，效验良好。因黄连有大苦大寒之性，若过量或服用较久，也易导致败胃。

生地黄甘寒质润，入肾滋阴，益精血，可滋阴生津；黄连苦寒性燥，入心泻火，可泻火解毒。二者配伍，不燥不腻，泻火不伤阴，滋阴不留邪，黄连能清膈上之热，生地黄可滋下焦之阴，二药相须为用，攻补兼施，取其清上滋下之用，以此发挥药对的泻火兼顾滋阴的作用，主要用来治疗阴虚火旺证。黄连地黄汤可滋阴清热，生津止渴，用来治疗阴虚火旺之消渴。如孙思邈《备急千金要方》中的黄连丸，方中黄连清热为君，生地黄滋阴为臣，二药配伍，共奏滋阴清热之功效，临床用以治消渴。现代药理研究也表明，生地黄与黄连配对能够有效提高胰岛素抵抗脂肪细胞葡萄糖消耗的能力，促进胰岛素抵抗脂肪细胞脂联素的分泌，减少瘦素的分泌，以此来产生降血糖的效果。

作者应用生地黄－黄连药对时常重视其剂量的配伍，强调药对的剂量比例应遵循等量的配对原则。薛教授认为，生地黄相较于黄连质地较轻，黄连质地较重，故生地黄用量宜稍重，黄连用量宜稍轻，临床中薛教授常用生地黄15～30g，配伍黄连9～15g，能获得较好的疗效。

（十九）桃仁、红花

桃仁为蔷薇科植物桃或山桃的干燥成熟种子，味苦、甘，性平，归心、肝、大肠经，有活血祛瘀、润肠通便、止咳平喘之功效。能润大肠，通经破瘀，善治血证、癥瘕。《本草经疏》："桃核仁禀地二之气，兼得天五之气以生，故其味苦重甘微，气平无毒。思邈言辛，孟诜言温。皆有之矣。气薄味厚，阳中之阴，降也。入手、足厥阴经。夫血者，阴也，有形者也。周流乎一身者也。一有凝滞，则为癥瘕，瘀血血闭，或妇人月水不通，或击扑伤损积血，及心下宿血坚痛，皆从足厥阴受病，以其为藏血之脏也。苦能泄滞，辛能散结，甘温通行而缓肝，故主如上等证也。心下宿血去则气自下，咳逆自止。桃为五木之精，能镇辟不祥，故主邪气。味苦而辛，故又能杀小虫也。"《神农本草经读》："桃仁气平为金气，味苦为火味，味甘为土味，所以泻多而补少者，以气平主降，味苦主泄，甘味之少，不能与之为敌也。"徐灵胎曰："桃得三月春和之气以生，而花色鲜明似血，故一切血郁血结之症，不能调和畅达者，此能入于其中而和之散之。然其生血之功少，而去瘀之功多者，何也？桃仁非血类，故不能有所补益，若瘀瘕皆已败之血，非生气不能流通，桃之生气皆存于仁，而味苦又能开泄，故能逐旧而不伤新也。"现代药理研究表明，桃仁具有镇痛、消炎、解毒、通便、抗血栓、抗凝血、预防心肌梗死、增加灌流液的流量、改善血流动力学等作用，对于心肌梗死的预防和治疗、心肌缺血损伤的改善有积极的防治作用。临床主要用来治疗经闭，痛经，癥瘕痞块，跌扑损伤，肠燥便秘等病证。孕妇应忌服。

红花为菊科植物红花的干燥花，其味辛，性温，入心、肝二经，有活血通经、祛瘀止痛之功效。善消瘀热，多则通经，少则养血。番红花有与红花相似的活血祛瘀、通经作用，而力量较强，又兼有凉血解毒之功，尤其适用于斑疹大热、疹色不红及温热病入血分之证。《药性解》载："红花，味辛，性温，无毒，入心、肝二经。逐腹中恶血而补血虚，除产后败血而止血晕，疗跌扑损伤，疮毒肿胀，老人血少便结，女子经闭不行，催生下胎衣及死胎。其苗生捣敷肿毒。其子吞服数粒，主天行痘疮不出。"《本草备要》谓："古名红蓝花。通，行血润燥。辛苦甘温。入肺经而破瘀血，活血瘀行则血活。有热结于中，暴吐紫黑血者，吐出为好，吐未尽，加桃仁、红花行之。大抵鲜血宜止，瘀血宜行。润燥，消肿止痛。凡血热、血瘀则作肿作痛。治经闭便难，血运口噤，胎死腹中，非活血行血不能下。痘疮血热，《本草》不言治痘。喉痹不通。又能入心经，生新血。须兼补益药为佐使。俗用染红，并作胭脂。胭脂活血解毒。痘疔挑破，以油胭脂敷之良。少用养血，多则行血，过用能使血行不止而毙。血生于心包，藏于肝，属于冲任，红花汁与相类，故治血病。有产妇血闷而死，名医陆氏以红花数十斤煮汤，寝妇于上而熏之，汤冷再加，半日而苏。《金匮》有红蓝花酒，云治妇人六十二种风。"研究表明，红花具有扩张血管、保护心肌、抗血小板聚集、增加冠脉血流、降低血压、抗氧化、抗炎、镇痛、降血脂、兴奋子宫、保护脑神经、抗肿瘤等药理学作用，主治经闭，痛经，恶露不尽，癥瘕痞块，跌扑损伤，疮疡肿痛，胸痹心痛等症，临床上也被广泛用于脑梗死、冠心病、高血压、高胆固醇等疾病的治疗。孕妇应忌服。

桃仁红花为活血化瘀经典药对之一，现已被广泛应用于心血管系统疾病当中。桃仁、红花二者均有活血化瘀的作用，其中桃仁质偏重，善入里破逐病位在下的瘀血；红花质稍轻，长于通达外上，善祛病位在上之瘀血。在治疗瘀血阻滞诸证时，常常成对出现。二药配伍，相互促进，活血通经、祛瘀生新、消肿止痛之力均增强。可治疗心胸疼痛、痛经等病。临床常用的桃红四物汤、补阳还五汤等，均有此药对的运用。薛教授临床常用血府逐瘀汤治疗胸痹心痛病之血瘀症患者，方中桃仁、红花配伍，可有效促进缺血心肌及动脉粥样硬化血管的修复。现代药理研究也已经证实，桃仁-红花药对具有明显的降低血液黏稠度的作用，即降低血细胞比容、纤维蛋白原浓度、改善红细胞和血小板聚集能力，对于临床心血管疾病有良好的疗效。

（二十）葛根、赤芍

葛根为豆科植物野葛或甘葛藤的干燥根，味甘辛而性凉，轻扬升散，归脾、胃、肺经，具有解肌退热、透发麻疹、生津止渴、升阳止泻、通经活络、解酒毒等功效。能祛风发散，善治温疟往来，止渴解酒。解肌力强，善治外感表证，项背强痛。主治外感发热头痛，项强，口渴，消渴，麻疹不透，热痢，泄泻，高血压项强痛。《神农本草经》中记载，葛根可治"消渴，身大热，呕吐，诸痹"之症。《本草经疏》中言："葛根禀天地清阳发生之气，其味甘平，其性升而无毒。入足阳明胃经。解散阳明温病热邪之要药也。故主消渴，身大热，热壅胸膈作呕吐。发散而升，风药之性也，故主诸痹。生气升腾，故起阴气。甘者，土之冲气，春令少阳，应兼微寒，故解诸毒，及《别录》疗伤寒中风头痛，解肌发表，出汗开腠理。甘能和血而除热，故又主疗金疮止痛，及胁风痛也。"《开宝本草》中亦载："味甘，平，无毒。疗伤寒中风头痛，解肌发表出汗，开腠理，疗金疮，胁风痛。生根汁，大寒，疗消渴，伤寒壮热。"《伤寒论》中有葛根汤、葛根加半夏汤、葛根黄芩黄连汤以及桂枝加葛根汤等由葛根配伍而成流传后世的经典名方。现代药理研究证明，葛根有解热、降血压、降血糖、降血脂、扩张冠状动脉、增加脑血流量、护肝、调节免疫的作用，对胃肠平滑肌也有明显的解痉作用。同时小鼠口服葛根煎剂有避孕作用，且对于正常家兔的血糖产生先升高后降低的作用。止泻宜煨用，脾胃功能较弱者宜忌服。薛教授强调，应用葛根应注意使用剂量，过用易产生过敏反应或药物毒性，临床一般用量不超过30g，过用亦可引起心动过缓、低血压等不良反应，临证需谨慎把握其用量。

赤芍为毛茛科多年生草本植物芍药和川赤芍的根，味苦性寒，主入肝经，善走血分，能清肝火，除血分郁热，散瘀消斑，有清热凉血、散瘀止痛之功效。赤芍能泻能散，能破血通经，产后禁用。长于散瘀止痛，又清泄肝火。主治温毒发斑，吐血衄血，目赤肿痛，肝郁胁痛，经闭痛经，癥瘕腹痛，跌扑伤痛，痈肿疮毒。《药品衍义》中载："赤芍，味苦能泻，带酸入肝，专泻肝火。"《本草求真》亦载："赤则有散邪行气之意，能于血中活滞。故凡腹痛坚积，血瘕疝癖，经闭目赤，邪聚外肾为疝，腹内为瘕，因于积热而成者，用此则能凉血逐瘀。"《本草经疏》中记载："木芍药色赤，赤者主破散，主通利，专入肝家血分，故主邪气腹痛。其主除血痹、破坚积者，血淤则发寒热，行血则寒热自止，血痹疝瘕皆血凝滞而成，破凝滞之血，则痹和而疝瘕自消。凉肝故通顺血脉，肝主血，入肝行血，故散恶血，逐贼血。营气不和则逆于肉里，结为痈肿，行血凉血，则痈肿自消。妇人经行属足厥阴肝经，入肝行血，故主经闭。"研究表明，赤芍有解痉、降压、抗炎、抗溃疡、抗菌、解热等药理作用。赤芍系凉血活血之品，善清血分湿热，能行血中之瘀滞；葛根有舒肌解痉、通经活络之功效，二者配伍，葛根能解除痉挛，疏通血脉，从而有利于血脉流通，赤芍可活血化瘀，祛瘀生新。现在多用于心脑血管循环障碍、颈椎病的治疗。薛教授指出，但凡由颈椎病引起的头晕、头痛、耳鸣、上肢麻木酸困等症或心脑血管疾病有明显瘀血指征者，皆可用此配伍，辨证恰当，临床均有奏效。

（二十一）生地黄、熟地黄

生地黄为玄参科植物地黄的块根，性微寒，味甘。归心、肝、肾经，有清热凉血、养阴生津之效。能消湿热，骨蒸烦劳，兼消破血。主治热病舌绛烦渴，阴虚内热，骨蒸劳热，内热消渴，吐血，衄血，发斑发疹。《本草崇原》载："地黄色黄，味甘性寒，禀太阴中土之专精，兼少阴寒水之气化。主治伤中者，味甘质润，补中焦之精汁也。血痹，犹脉痹。逐血痹者，横纹似络脉，通周身血之经络也。得少阴寒水之精，故填骨髓。得太阴中土之精，故长肌肉。地黄性唯下行，故字从苄。藉汤饮，则上行外达，故曰作汤，除寒热积聚。除积聚，上行也。除寒热，外达也。又曰除痹，言不但逐血痹，更除皮肉筋骨之痹也。除皮肉筋骨之痹，则折跌绝筋，亦可疗矣。生者尤良，谓生时多津汁而尤良，惜不能久贮远市也。后人蒸熟合丸，始有生地、熟地之分。熟地黄功力与生地黄相等，性稍减，补肾相宜，所以然者，蒸熟，则甘中之苦味尽除，故寒性稍减，蒸熟则黑，故补肾相宜。"《本草衍义》谓："凉血补血，补益肾水真阴不足。此药大寒，宜斟酌用之，多服恐伤人胃气。"现代药理研究表明，生地黄有止血、降血糖、升血压、利尿、强心、保肝、补血、调节免疫等功效，临床常用于头痛、胃痛、帕金森综合征、脑卒中烦躁、系统性红斑狼疮及功能失调性子宫出血等疾病的治疗。《本草纲目》中明确指出其禁忌证，谓："生地黄性大寒，凡产后恶食作泻，虽见发热恶露作痛，不可用，用则泻不止……一见脾胃虚弱，大便不实，或天明即泻，产后泄泻，升降滞塞，药宜通不宜泻，汤液中禁入地黄。"本品性寒而滞，脾虚湿滞，腹满便溏者不宜用。

熟地黄微温，有补血滋阴，益精填髓之效。能滋肾补血，益髓填精，乌须黑发。李东垣说："生地黄治手足心热，及心热，入手足少阴、手足厥阴，能益肾水而治血，脉洪实者宜此。若脉虚则宜熟地黄。地黄假火力蒸九数，故能补肾中元气。仲景制八味丸，以熟地黄为诸药之首，天一所生之源也。汤液四物以治藏血之脏，亦以干熟地黄为君者，癸乙同归一治也。蒸捣，不可犯铁，若犯铁令人肾消。"《本草发挥》中也说："洁古云：熟地黄，酒洒九蒸，假酒力则微温，补血虚不足。虚损血衰之人须用。善黑须发。忌莱菔。《主治秘诀》云：性温，味苦、甘，气薄味厚。沉而降，阴也。其用有五：益肾水真阴，一也；和产后血气，二也；去腹脐急痛，三也；养阴退阳，四也；壮水之源，五也。治外治上，以酒浸之。"熟地黄常可用于治疗肝肾阴虚，腰膝酸软，骨蒸潮热，盗汗遗精，内热消渴，血虚萎黄，心悸怔忡，月经不调，崩漏下血，眩晕，耳鸣，须发早白等症。酒制性转温，主补阴血，且可借酒行散，起到行药势、通血脉，更有利于补血，使地黄滋补而不腻。为补血、滋阴之要药。常与健脾胃药如陈皮、砂仁等同用。熟地炭可用于止血，善治崩漏等虚损性出血病证。本品性质黏腻，较生地黄更甚，有碍消化，凡气滞痰多、脘腹胀痛、食少便溏者忌服。

熟地黄可补血滋阴，益精填髓，偏治肝肾阴虚，精血不足。生地黄能清热凉血，养阴生津，适用于热在血分及热病伤津等证。二药配对，既可补血又可凉血止血，既可滋阴又可生津润燥。可用于治疗阴虚血亏，骨蒸潮热，头晕失眠，崩中漏下，月经不调等症。生地黄性寒而滞，故对于脾虚湿滞，腹满便溏者不宜用；而熟地黄性质黏腻，与生地黄相较则更甚，有碍于脾胃纳运，故对于气滞痰多、脘腹胀痛、食少便溏患者应忌服。

（二十二）龙骨、牡蛎

龙骨主要为中生代、新生代哺乳类动物犀类、三趾马、牛类、鹿类等的骨骼化石，性甘、涩、平，主入心、肝、肾经，有镇惊安神、平肝潜阳、收敛固涩之功效。可治梦遗精泄，崩带肠痛，惊痫风热。长于镇静安神，外用收湿敛疮。《神农本草经》将龙骨列为上品，谓："龙骨味甘，主心腹鬼疰，精物老魅，咳逆，泻痢脓血，女子漏下，小儿热气惊痫。主治小儿惊痫癫疾狂走。"《本草经疏》言："龙禀阳气以生，而伏于阴，为东方之神，乃阴中之阳，鳞虫之长，神灵之物也。故其骨味甘平，气微寒，无毒。内应乎肝，入足厥阴、少阳、少阴，兼入手少阴、阳明经。神也者，两精相合，阴阳不测之谓也。神则灵，灵则能邪恶、蛊毒、魔魅之气，及必腹鬼疰、精物老魅，遇之则散也。咳逆者，阳虚而气不归元也。气得敛摄而归元，则咳逆自止。其性涩以止脱，故能止泄痢脓血，因于大肠虚而久不得止，及女子漏下也。小儿心肝二脏虚则发热，热则发惊痫，惊气入腹则心腹烦满，敛摄二经之神气而平之，以清其热则气散，而惊痫及心腹烦满皆自除也。肝气贼脾，脾主四肢，故四肢痿枯，肝宁则热退，而脾亦获安，故主之也。汗者，心之液也。心气不收，则汗出，肝心肾三经虚，则神魂不安而自惊，收敛三经之神气，则神魂自安。气得归元，升降利而喘息自平，汗自止也。肝主怒，肝气独盛，则善恚怒，魂返乎肝，则恚怒自除。小肠为心之腑，膀胱为肾之腑，二经之气虚脱，则小便多而不禁。脏气敛则腑亦随之，故能宿小便，及止禁寐泄精，小便泄精，兼主溺血也。其主养精神，定魂魄，安五脏者，乃收摄神魂，闭涩精气之极功也。又主癥瘕坚结，肠痈，内疽，阴蚀者，以其能引所治之药，粘着于所患之处也。按：龙骨入心、肾、肠、胃。龙齿单入肝、心。故骨兼有止泻涩精之用，齿惟镇惊安魂魄而已。"张锡纯在《医学衷中参西录》中说："龙骨味淡，性平，质粘涩，具翕收之力，能收敛元气、固涩滑脱、利痰、善治肺中痰饮咳嗽，咳逆上气。"对龙骨的功效、应用以及配伍进行了详尽论述。现代研究认为，龙骨的药理作用主要有镇静安神、抗惊厥、抗抑郁、松弛骨骼肌、抑制中枢、调节机体免疫等。临床中常用于治疗阴虚阳亢所致的烦躁易怒、头晕目眩，神志不安，心悸失眠，惊痫、癫狂，以及遗精、带下、虚汗、崩漏等症。也可用于治疗湿疮痒疹及疮疡溃后久不愈合。龙骨外用应适量，收敛固涩多煅用，其他则宜生用。

牡蛎为牡蛎科动物长牡蛎、近江牡蛎或大连湾牡蛎的贝壳，味咸涩，性微寒，入肝、胆、肾经，有平肝潜阳、软坚散结、收敛固涩之功效。可涩精止汗，治带崩胁痛，能祛散老痰。长于平肝潜阳，育阴力弱，煅用可制酸止痛。本品能软坚以散结块，故也适用痰火郁结之瘰疬、痰核等证。《本草经疏》："牡蛎得海气结成，故其味咸平，气微寒无毒。气薄味厚，阴也，降也。入足少阴、厥阴、少阳经。其主伤寒寒热，温疟洒洒，惊恚怒气，留热在关节，去来不定，烦满气结心痛，心胁下痞热等证，缘肝胆二经为病。二经冬受寒邪，则为伤寒寒热。夏伤于暑，则为温疟洒洒。邪伏不出，则热在关节，去来不定。二经邪郁不散，则心胁下痞热。邪热甚，则惊恚怒气，烦满气结心痛。此药味咸气寒，入二经而除寒热邪气，则荣卫通，拘缓和，而诸证无不瘳矣。少阴有热，则女子带下赤白，男子为泄精，解少阴之热而能敛涩精气，故主之也。咸属水，属阴而润下，善除一切火热为病，故又能止汗止渴，及鼠瘘、喉痹、咳嗽也。老血者，宿血也，咸走血而软坚，所以主之，其性收敛，故能涩大小肠，止大小便利也。肾主骨，入肾益精，则骨节自强。邪本因虚而入，肝肾足则邪自去。人以肾为根本，根本固，则年自延矣。更能止心脾气痛，消疝瘕积块，瘿瘤结核，胁下坚满等证，皆寒能除热，咸能软坚之功也。"黄元御认为"牡蛎咸寒降涩，秘精敛神，清金泻热，安神魂而保精液，凡心悸神惊，遗精盗汗之证皆医，崩中带下，便滑尿数之病俱疗……一切痰血癥瘕，瘿瘤瘰疬之类，得之则化，软坚消痞，功力独绝。粉身止汗最良。"中医认为，牡蛎煅用，长于收敛固涩。除收敛固涩系煅用外，一般均生用。临床中关于牡蛎生、煅的选用，张锡纯认为"若专取其收涩可以煅用。若用以滋阴，用以敛火，或取其收敛，兼取其开通者（敛而能开），皆不可煅。若作丸散，亦可煅用，因煅之则其质稍软，与脾胃相宜也。然宜存性，不可过煅，若入汤剂仍以不煅为佳。今用者一概煅之，殊非所宜"。现代药理研究显示，牡蛎在抗病毒、抗氧化、抗肿瘤、抗衰老、降血糖、骨骼保护、抗溃疡等方面发挥作用。临床常用来治疗阴虚阳亢所致的烦躁不安、心悸失眠、头晕目眩及耳鸣等症。

《注解伤寒论》言："龙骨、牡蛎、铅丹，收敛神气而镇惊。"《本草求真》中也载："龙骨功与牡蛎相同，但牡蛎咸涩入肾，有软坚化痰清热之功，此属甘涩入肝，有收敛止脱镇惊安魄之妙，如徐之才所谓涩可止脱，龙骨牡蛎之属。"故龙骨、牡蛎虽性味有甘涩、咸涩不同，仍可相须为用，共奏平肝潜阳、镇静安神、收敛固涩之功。

相比而言，牡蛎有软坚散结作用，平肝潜阳之功效显著，但收敛固涩之力逊于龙骨。龙骨安神功效显著，收敛固涩作用优于牡蛎，但无软坚散结功效。二者均有敛阴潜阳，镇惊安神，收敛固涩的作用。二药配伍，调和阴阳，使镇惊敛阴潜阳、固涩止血止带的作用增强。

纵览龙牡配伍的方剂众多，如张仲景创立的柴胡加龙骨牡蛎汤、桂枝加龙骨牡蛎汤、桂枝甘草龙骨牡蛎汤、加味龙骨牡蛎汤、桂枝去芍药加蜀漆牡蛎龙骨救逆汤等。镇肝熄风汤、定心汤、固冲汤、参赭镇气汤皆为张锡纯所创的经典名方，至今仍在沿用。方中均以龙骨、牡蛎相配，有平肝潜阳、镇静安神、固脱止遗、降逆化痰的功效，可见龙牡配伍的应用范围得到了进一步拓展。

值得强调的是，龙骨、牡蛎还是治痰的良药。清·陈修园言："龙骨能敛火安神，逐痰降逆，故为惊痫颠痉之圣药……若与牡蛎同用，为治痰之神品。"临床中薛教授在治疗精神失常类疾患时，常用龙骨、牡蛎各30g，在发挥二药平肝潜阳、镇静安神功效的同时，兼顾化痰之功效，对痰浊蒙窍、痰火上扰型心悸、失眠及癫狂痫类疾病治疗效果尤佳。

（二十三）黄芩、黄连、黄柏

黄芩苦寒，有清热燥湿，泻火解毒，凉血止血，除热安胎的功效。善治上焦，长于清肺热，又能（清热）安胎。有抗菌、抗病毒作用，本品抗菌谱较广。清热多用生黄芩，安胎多用炒制品；清上焦热可用酒芩；止血则多炒炭用。本品苦寒伐生气，脾胃虚寒、少食、便溏者忌用。《本草纲目》："洁古张氏言黄芩泻肺火，治脾湿。东垣李氏言片芩治肺火，条芩治大肠火。丹溪朱氏言黄芩治上、中焦火。而仲景治少阳证小柴胡汤，太阳少阳合病下利黄芩汤，少阳证下后心下满而不痛泻心汤，并用之。成无己言黄芩苦而入心，泄痞热。是黄芩独入手少阴阳明，手足太阴少阳六经矣。"《药性赋》："味苦，平，气寒，无毒。可升可降，阴也。其用有四：中枯而飘者泻肺火，消痰利气；细实而坚者泻大肠火，养阴退阳；中枯而飘者，除风湿留热于肌表，细而坚实者，滋化源退热于膀胱。"药理研究表明，黄芩有降压、保肝、利胆、抗过敏、镇静、解热、解痉、抗氧化、调节免疫等作用。此外还有明显的利尿、抗炎作用，并能抑制血小板凝集。

　　黄连为毛茛科植物黄连、三角叶黄连或云连的干燥根茎，味苦，性寒，有清热燥湿、泻火解毒、兼除骨蒸之功效。能泻心除痞，清热明眸，厚肠止痢。善治中焦，长于泻心、肝、胃火，善治胃热呕吐，湿热泻痢，泻火解毒。主治湿热痞满，呕吐，泻痢，黄疸，高热神昏，心火亢盛，心烦不寐，血热吐衄，目赤吞酸，牙痛，消渴，痈肿疔疮；外治湿疹，湿疮，耳道流脓。酒黄连善清上焦火热，还用于目赤、口疮等症。黄连炮制种类多样，临床常用的有酒黄连、姜黄连和萸黄连。炮制方式不同，功效各异。《本草纲目》中记载："治本脏之火，则生用之；治上焦之火，则以酒炒；治中焦之火，则以姜汁炒……"一般黄连生品有较强的苦寒之性，善于清心火、解毒；酒黄连有"以热制寒"之功效，可抑制黄连生品的苦寒之性，且能够借助酒的升提之性，引药上行，能清头目之火；吴茱萸制可抑制黄连生品的苦寒之性，使其寒而不滞，以清气分湿热，散肝胆郁火；姜黄连清胃和胃止呕，且能降低黄连生品的苦寒败胃之偏性。临床可治疗寒热互结、湿热中阻、痞满呕吐之症。萸黄连疏肝和胃止呕，用于肝胃不和，呕吐吞酸。《神农本草经》中黄连被列为上品药，书中记载："气味苦，寒，无毒。主热气，目痛眦伤泣出，明目，汤澼，腹痛下痢，妇人阴中肿痛。"《药性赋》谓黄连："味苦，平，气寒，无毒。沉也，阴也。其用有四：泻心火，消心下痞满之状；主肠澼，除肠中混杂之红；治目疾暴发宜用，疗疮疡首尾俱同。"洁古云："泻心火，除脾胃中湿热，治烦躁恶心，郁热在中焦，兀兀欲吐。味苦，气味俱厚，可升可降，阴中阳也。其用有五：泻心热一也，去中焦火二也，诸疮必用三也，去风湿四也，赤眼暴发五也。酒炒则上行。"又云："去中焦湿与热，用黄连泻心火故也。"现代药理研究显示，黄连中所含有的黄酮、生物碱等成分有抗菌、抗炎、抗病毒、抗肿瘤、降血糖、降血脂、利胆、健胃、解热、镇静催眠的作用，同时对于心血管系统也有一定程度的影响，能够兴奋或抑制平滑肌，有正性肌力作用和负性频率作用，还有抗心律失常、降血压、抗心肌缺血、抗血小板凝聚的作用。本品大苦大寒，过量或服用较久，易致败胃，故胃寒呕吐或脾虚泄泻者应忌用。

　　黄柏为芸香科黄檗属植物黄檗或黄皮树的干燥树皮，其性寒味苦，归肾、膀胱经，有清热燥湿、泻火解毒、退热除蒸、去腐消肿之功效。可降火滋阴，可除骨蒸湿热，下血。善治下焦，长于泻相火，退虚热。主治湿热泻痢，黄疸，带下，热淋，脚气，痿躄，骨蒸劳热，盗汗，遗精，疮疡肿毒，湿疹瘙痒。盐黄柏滋阴降火，用于阴虚火旺，盗汗骨蒸。临床常用的黄柏炮制品有酒黄柏、盐黄柏以及黄柏炭。其中，酒黄柏上行头目，善入血分，可治血分之病；盐黄柏可入肾，能缓和其苦燥之性，以增强滋阴降火、退虚热之功效；黄柏炭有清热燥湿兼有收敛之效，以清热止血功用见长。本品大苦大寒，易损脾胃，故脾胃虚寒者应忌用。黄柏最早记载于《神农本草经》，书中将其列为上品，谓"味苦寒，主五脏肠胃中结热、黄疸、肠痔、止泻痢、女子漏下赤白、阴伤蚀疮。"《药性赋》中说："味苦，气寒，无毒。沉也，阴也。其用有五：泻下焦隐伏之龙火，安上焦虚哕之蛔虫，脐下痛单制而能除，肾不足生用而能补，痿厥除湿药中不可缺。"黄柏药理作用主要有抗炎、抗菌、降压、利尿、保肝、健胃、抗肿瘤、免疫抑制、神经保护、抗痛风、抗炎、抗菌、镇静、解热、镇痛等。外用可促进皮下溢血的吸收及创伤修复。

《本草蒙筌》中陈嘉谟按："《内经》云：肾苦燥，故肾停湿也。活人解毒汤，用黄柏、黄连、黄芩、栀子。盖栀子、黄芩入肺，黄连入心，黄柏入肾，燥湿所归，各随其类而然也。上下内外，并可治之。积热门中，诚为要药。至今医家，气虚用四君子，血虚用四物，有痰用二陈，有热用解毒，故常宗述而不易焉。"黄芩、黄连与黄柏三药均能清热燥湿，泻火解毒，同用可治湿热内盛或热毒炽盛之证，常相须为用。黄芩偏泻上焦肺火，肺热咳嗽者多用；黄连偏泻中焦胃火、心火，中焦湿热、痞满呕逆及心火亢盛、高热心烦者多用；黄柏偏泻下焦相火，除骨蒸，湿热下注诸证及骨蒸劳热者多用。黄芩、黄连与黄柏三药性味皆苦寒，而黄连最为苦寒。黄连配伍黄芩为《伤寒论》中的经典药对，二者均为苦寒之品，相须为用，常起到清热燥湿、泻火解毒的协同作用。临床中黄连、黄芩、黄柏三药在抗感染及治疗心脑血管疾病等方面都发挥着重要作用。

（二十四）生姜、大枣

生姜为姜科姜属植物姜的新鲜根茎，其味甘、性温，入脾、胃经，有发汗解表、温中止呕、温肺止咳的功效。能通畅神明，可治痰嗽呕吐，善开胃。发汗力弱，善温胃止呕，能解药毒。发汗解表，用于风寒感冒，配大枣能调和营卫。温胃止呕，用于胃寒腹痛呕吐，常配半夏。解毒，解生半夏、生南星以及鱼蟹毒。生用发散力强，煨用偏于温中。生姜皮，性味凉，功能和脾行水，主要用于水肿的治疗。关于生姜的功效，历代文献有所记载。《本草备要》言生姜"消水气，行血痹，通神明，去秽恶"。《本草分经》谓生姜"辛温，行阳分……又能消水气、行血痹、辟瘴气"。洁古云："生姜，性温，味辛、甘，气味俱厚，浮而升，阳也。生姜与大枣同用，调和脾胃；辛温与芍药同用，温经散寒。"《药鉴》曰："味辛性温，无毒，气味俱厚，升也，阳也。制半夏，有解毒之功。佐大枣，有厚肠之益。温经散表邪之风，益气止翻胃之疾。古云通神明去秽恶者，何哉？盖以本属肺心之系也，心惟得其所胜，则气通而宣畅，故能通神明。神明通，是心气胜，而一身之气皆为吾所使，而亦胜矣。一身之气胜，则邪气不能容，故能去秽恶。抑且辛甘发散，则能散在表在上之邪也，故生姜能治咳嗽痰涎，止呕吐，开胃口，主伤寒伤风、头疼发热、鼻塞咳逆等症。又曰：欲热即去皮，去皮则守中而热存也。要冷即留皮，留皮则行表而热散，非皮之性本冷也。"生姜常用于治疗消化系统、神经系统、呼吸系统尤其是循环系统的疾病。研究显示，生姜有增强免疫、抗胃溃疡、利胆、保肝、强心、抗炎镇痛、止呕止晕等药理作用，同时在治疗心血管系统的疾病时发挥着降血脂、抗动脉粥样硬化、抗血小板聚集、抗凝血等作用。

大枣为鼠李科植物枣的成熟果实，其味甘、性平，归心、脾、胃经，有补中益气、养血安神、缓和药性之功效。能助十二经而调和百药，可益气养脾，然中满者应禁用。补脾和胃，本品补而不腻，为调补脾胃之常用药。缓和药性，与葶苈子、甘遂、芫花等峻烈药配用时，可缓解其副作用。《本草发挥》："成聊摄云：甘者脾之味也，大枣之甘，益土而胜水。又云：大枣、人参之甘以缓脾。又云：邪在半表，则荣卫争之，辛甘解之，姜枣以和荣卫。"《本经逢原》："枣属土而有火，为脾经血分药。甘先入脾，故用姜、枣之辛甘，以和营卫也。仲景治奔豚，用滋脾土，平肾气也。十枣汤用以益土，胜邪水也。"《伤寒论》《金匮要略》两书，用枣者五十八方，其不与姜同用者，十一方而已。姜与枣联用，为和营卫之主剂，姜以主卫，枣以主营，故四十七方中，其受桂枝汤节制者二十四，受小柴胡汤节制者六。大枣有抗氧化、延缓衰老、增强免疫、抗抑郁、抗疲劳、保护肝脏、抗过敏、抗肿瘤、抑制中枢神经、改善肠道运动以及造血功能等药理作用，临床中对高血压、高胆固醇、心源性休克、糖尿病等疾病的治疗都具有良好的疗效。大枣药食同源，毒副作用较小，临床可安全使用，但过食也会伤及脾胃，应注意饮食适量。

生姜可温中和胃，开瘀下食，发散解表，温通血脉；大枣可补脾和胃，益气生津，养血安神。生姜味辛，大枣味甘，二者合用即辛甘相合。二者配伍，主要有以下几方面的功效：健脾和胃，降逆止呕，如小柴胡汤；解肌发表，调和营卫，如桂枝汤；益气通阳，滋阴健脾，如炙甘草汤；益气补中，温经通痹，如黄芪桂枝五物汤；培土益气，健脾益胃，如小建中汤；健脾固中，温阳化饮，如射干麻黄汤。

（二十五）牛膝、木瓜

牛膝为"四大怀药"之一，有怀牛膝、川牛膝和土牛膝之分，一般临床上常用的有怀牛膝和川牛膝。怀牛膝和川牛膝均有逐瘀通经、利尿通淋之功效。而怀牛膝侧重于补肝肾、强筋骨兼能逐瘀通经、利尿通淋，川牛膝侧重于逐瘀通经、利尿通淋，且有通利关节之效。通常所称的"牛膝"即为怀牛膝，川牛膝一般都会注明"川牛膝"。

牛膝是苋科植物牛膝的干燥根，其味苦、酸，性平。归肝、肾经，有活血通经，补肝肾，强筋骨，利水通淋，引火（血）下行之功效。可除湿痹痿，可治腰膝酸痛，小便淋沥。主治腰膝酸软，筋骨无力，经闭癥瘕，肝阳眩晕等症。《神农本草经》中将其列为上品，书中载："治寒湿痿痹，四肢拘挛，膝痛不可屈伸，逐血气，伤热火烂，堕胎。久服轻身耐老。"《本草蒙筌》："味苦、酸，气平，无毒。善理一身虚羸，能助十二经脉。主手足寒湿痿痹，大筋拘挛；理膀胱气化迟难，小便短少。补中续绝，益阴壮阳。填髓除腰膝酸疼，滑血滋须发乌黑。"《本草发挥》："洁古云：牛膝强筋。"药理研究表明，牛膝有镇痛、兴奋子宫、利尿、解痉、降压、降血糖、抑制肿瘤、抗病毒、调节免疫、提高记忆力、抗生育、抗衰老、抗炎及抗骨质疏松等作用，同时对心血管系统具有强心、降血脂、增强心脏收缩、正性肌力、降压等方面的作用，现代临床常用于治疗心血管疾病、糖尿病、哮喘、人工流产、骨质疏松、膝关节炎、原发性痛经等疾病。

木瓜为蔷薇科植物贴梗海棠的干燥近成熟果实，性温气香，味酸，入肝、脾胃经，有舒筋活络，除湿和胃之效。可治湿肿脚气，霍乱转筋，足膝无力。主治湿痹拘挛，腰膝关节酸重疼痛，吐泻转筋，脚气水肿。有祛湿、舒筋，抗利尿作用。《本草纲目》中记载："木瓜所主霍乱、吐利、转筋、脚气，皆脾胃病，非肝病也。肝虽主筋而转筋则由湿热、寒湿之邪袭伤脾胃所致，故筋转必起于足腓。腓及宗筋皆属阳明，木瓜治转筋，非益筋也，理脾而伐肝也。"木瓜在现代研究中有镇痛、抗炎、抗菌、抗氧化、抗病毒、祛风湿、增强免疫、保肝、抗胃溃疡与肠损伤、抗肿瘤、降血糖、降血脂等方面的药理活性，临床可用于风湿病、霍乱、痢疾、肠炎、脚气病及维生素 C 缺乏症等疾病的预防和治疗。

木瓜味酸入肝，舒筋活络，益筋和血，性温气香入脾胃而醒脾和胃以化湿，故能化湿除痹止痛，为治湿痹筋脉拘挛之要药。牛膝味苦泄降，"走而能补，性善下行"，逐瘀通经，引血下行，尤善补肝肾，强筋骨，利尿通淋，善治下焦瘀血之证，且味苦能降上炎之火而治吐衄、牙龈肿痛、口舌生疮之症。牛膝、木瓜二药配伍，可共奏舒筋活络、化湿蠲痹之功。薛教授临床常用此药对治疗湿痹、脚气、寒湿腰痛以及风湿性关节炎等疾病，辨证准确，常能获得不错的效果。

（二十六）牡丹皮、栀子

牡丹皮为毛茛科植物牡丹的干燥根皮，其味苦、辛，性微寒，主入肝经、肾经及心经，有清热凉血、活血散瘀、清虚热之功效。可破血通经，可治血分有热，无汗骨蒸。长于凉血止血，又退虚热，既治外痈，又治内痈。主治温毒发斑，吐血衄血，夜热早凉，无汗骨蒸，经闭痛经，痈肿疮毒，跌扑伤痛。牡丹皮首见于《神农本草经》，书中描述了其"主寒热、中风、瘛疭、痉、惊痫、邪气、除癥坚、瘀血留舍肠胃、安五脏、疗痈创"的药用价值。《本草经疏》中言："牡丹皮，其味苦而微辛，其气寒而无毒，辛以散结聚，苦寒除血热，入血分，凉血热之要药也。"《本草发挥》中也载："洁古云：治肠胃积血，及衄血、吐血必用之药。是犀角地黄汤中一味也。"《主治秘诀》云："辛、苦，阴中阳也。凉骨热。"《本草纲目》中谓："牡丹皮治手、足少阴，厥阴四经血分伏火。盖伏火即阴火也，阴火即相火也。古方惟以此治相火，故仲景肾气丸用之。后人乃专以黄柏治相火，不知牡丹之功更胜也。此乃千载秘奥，人所不知，今为拈出。赤花者利，白花者补，人亦罕悟，宜分别之。和血生血凉血，治血中伏火，除烦热。"《中华本草》中讲述了牡丹皮有"降血脂、降血压、活血化瘀，亦可增强体质，消炎安神，抗栓"的功效。现代研究发现，牡丹皮中所含有的丹皮酚等化学成分有抗肿瘤、增强免疫力、抗炎、抗菌、保肝、护肾、抗子宫内膜异位、凝血、调节体温、降压、抗心律失常、抗动脉硬化、舒张血管、改善机体微循环等方面的药理作用，同时对中枢神经系统也有一定的作用，如镇静、催眠、镇痛及抗电休克或药物引起的惊厥等。血虚有寒者、孕妇及月经过多者不宜用。

栀子为茜草科植物栀子的干燥成熟果实，性寒，味苦，有泻火除烦，清热利湿，凉血解毒，消肿止痛之功效。可解郁除烦，治吐衄胃热、火降小便。《神农本草经》中言栀子"主五内邪气；胃中热气，面赤，酒疱皶鼻、白癞、赤癞、疮疡"。此为关于栀子药效的最早记载。《本草经集注》谓栀子能"疗目热赤痛，胸心大小肠大热，心中烦闷，胃中热气"，并将栀子的药性由"寒性"进一步明确为"大寒"。《景岳全书》中记载："味苦，气寒。味厚气薄，气浮味降，阴中有阳。因其气浮，故能清心肺之火，解消渴，除热郁，疗时疾躁烦，心中懊恼，热闷不得眠，热厥头疼，耳目风热赤肿疼痛，霍乱转筋。因其味降，故能泻肝肾膀胱之火，通五淋，治大小肠热秘热结，五种黄疸、三焦郁火，脐下热郁疝气，吐血衄血，血痢血淋，治大小肠热秘热结，五种黄疸、三焦郁火，脐下热郁疝气，吐血衄血，血痢血淋，小腹损伤于血。若用佐使，治有不同：加茵陈，除湿热疸黄；加豆豉，除心火烦躁；加厚朴、枳实，可除烦满；加生姜、陈皮，可除呕哕；同玄胡索，破热滞瘀血腹痛。此外如面赤酒齄，热毒汤火，疮疡肿痛，皆所宜用。仲景因其气浮而苦，极易动吐，故用为吐药，以去上焦痰滞。丹溪谓其解郁热，行结气。其性屈曲下行，大能降火从小便泄去，人所不知。"《本草备要》言："泻心肺三焦之火。"张元素明确指出，栀子"性寒味苦，气薄味厚，轻清上行，气浮而味降，阳中阴也。其用有四：去心经客热一也。除烦躁二也。去上焦虚热三也。治风热四也"。目前，栀子在临床中主要治疗热病心烦、黄疸尿赤、血淋涩痛、血热吐衄、目赤肿痛、火毒疮疡等病证。同时可外治扭挫伤痛。焦栀子有凉血止血之功效，临床主要用于血热吐衄、尿血崩漏之症。现代药理研究显示，栀子有解热、利胆、镇静、降压、抗肿瘤、抗病原微生物、降血糖、促进胰腺分泌、改善脑缺血损伤、抗抑郁等方面的药理作用。脾虚便溏，食少者应忌用。

牡丹皮可清热凉血、活血化瘀，凡温病病入血分，血热出血、血热瘀血等均可使用。栀子宣心肺胸膈郁热而除烦，善泻三焦之火。二药合用，相辅相成，气血同治，清肝泻热凉血作用增强。可用于肝阳上亢、肝郁火旺诸证。

（二十七）茯苓、茯神

茯苓为多孔菌科植物茯苓的干燥菌核，其味淡，性平，入心、肺、脾、肾经，有利水渗湿，健脾安神之效。利水健脾，善治各种水肿及脾虚诸证，又能宁心安神。主治水肿尿少，痰饮眩悸，脾虚食少，便溏泄泻，心神不安，惊悸失眠等症。茯苓功效众多，应用广泛，且不分季节，能与各种药物配伍，故又被称为"四时神药"。《本草纲目》中记载："茯苓气味淡而渗，其性上行，生津液，开腠理，滋水源而下降，利小便，故张洁古谓其属阳，浮而升，言其性也；东垣谓其为阳中之阴，降而下，言其功也。"茯苓若用于安神可以与朱砂拌用，处方常写朱茯苓或朱衣茯苓。现代药理研究表明，茯苓中的茯苓多糖具有明显的抗肿瘤活性，茯苓聚糖具有增强机体免疫的功能，同时在保肝、利尿、抗炎、降血糖、增强心脏收缩、加快心率、镇静、抑制毛细血管的通透性、调节电解质等方面也有一定的功效。

茯苓皮性平，味甘淡，功擅利水消肿，为利水之要药。《名医别录》中记载："无毒。止消渴，好唾，大腹淋沥，膈中痰水，水肿淋结，开胸府，调藏气，伐肾邪，长阴，益气力，保神守中，其有根者，名茯神。"《药性解》谓："白茯苓，味淡，味甘，性平，无毒，入肺、脾、小肠三经。主补脾气，利小便，止烦渴，定惊悸。赤者专主利水。抱根而生者名茯神，主补心安神，除惊悸，治健忘。恶白蔹，地榆、雄黄、秦艽、龟甲，忌醋及酸物。"《本草纲目》云："（茯苓皮）主水肿肤胀，开水道，开腠理。"《医林纂要》中亦载："行皮肤之水。"茯苓皮有行气化湿、利水消肿之功效，可用于胸腹胀满、全身水肿、小便不利、妊娠水肿等症的治疗。临床中常用的五皮饮，即是由茯苓皮与陈皮、桑白皮（五加皮）、大腹皮、生姜皮组方而成，为治疗一身水肿之要剂。

茯神为多孔菌科真菌茯苓的干燥菌核围绕松根而生的部分，其味甘淡、性平，归心、肺、脾、肾经，具有利水渗湿、健脾补中、宁心安神之功效，临床常用于痰饮、水肿、小便不利、泄泻、心悸、眩晕等症的治疗。茯神始载于《神农本草经》，书中将其列为上品。《本草纲目》言："茯神甘平，无毒，辟不祥，疗风眩风虚，五劳口干，止惊悸、恚怒、善忘，开心益智，安魂魄，养精神……"又说："《神农本草》止言茯苓，《名医别录》始添茯神，而主治皆同。后人治心病必用茯神，故洁古张氏谓风眩心虚非茯神不能除，然茯苓未尝不治心病也。"《本草经疏》："茯神抱木心而生，以此别于茯苓。"《名医别录》谓茯神平，总之，其气味与性应是茯苓一体，茯苓入脾肾之用多，茯神入心之用多。《药品化义》载："茯神，其体沉重，重可去怯，其性温补，补可去弱。戴人曰：心本热，虚则寒。如心气虚怯，神不守舍，惊悸怔忡，魂魄恍惚，劳怯健忘，俱宜温养心神，非此不能也。"《开宝本草》说："茯神，味甘、平。主辟不详，疗风眩、风虚，五劳、七伤，口干，止惊悸，多恚怒，善忘，开心益智，安魂魄，养精神。"药理研究示茯神有镇静、催眠、养心、安神、利水消肿、保肝、调节免疫、抗炎抑菌、抗衰老、抗肿瘤、降血糖等方面的作用。

茯苓、茯神本源于一体，其性味、功效大致相同。而茯苓善入脾肾，茯神善入于心。茯苓可通心气于肾，通利小便使湿热排出。茯神入心能养心安神。二药相须为用，入心经可通心气、安心神，共奏健脾益气、利水消肿之功，临床常用来治疗神经衰弱主要表现为心气不足、心阳浮越、心肾不交之证。

（二十八）干姜、肉桂

干姜为姜科植物姜的干燥根茎，其性热，味辛，归脾、胃、肾、心、肺经，有温中散寒、回阳通脉、温肺化饮、燥湿消痰之功效。能走能守，可解表祛风散寒。《神农本草经》谓干姜"主胸闷咳逆上气，温中，止血，出汗，逐风湿痹，肠澼下利，生者尤良"。《本草纲目》："元素曰：干姜……其用有四：通心助阳，一也；去脏腑沉寒痼冷，二也；发诸经之寒气，三也；治感寒腹痛，四也。"《本草求真》："干姜大热无毒，守而不走，凡胃中虚冷，元阳欲绝，合以附子同投，则能回阳立效，故书有附子无姜不热之句。"现代药理研究表明，干姜有解热、镇痛、抗炎、抑菌、保肝利胆、抗肿瘤、抗溃疡、改善局部血液循环、抗血小板聚集、抗血栓形成、改善心功能等方面的药理功效。在临床上常用于头目眩晕、肢冷脉微、痰饮喘咳、脘腹冷痛、呕吐泄泻、脾胃虚弱、哮喘、阴疽等疾病的治疗。

肉桂为樟科植物肉桂的干燥树皮，其性大热，味辛、甘，归肾、脾、心、肝经，有补火助阳，散寒止痛，温经通脉之功效。可温煦气血。腹痛虚寒，温补可得。守而不走，长于补火助阳，引火归元。肉桂首载于《神农本草经》，书中记载："主上气咳逆，结气喉痹呕吐，利关节，补中益气。"《日华子本草》谓肉桂能"治一切风气，补五劳七伤，通九窍，利关节，益精，明目，暖腰膝，破痃癖癥瘕，消瘀血，治风痹骨节挛缩，续筋骨，生肌肉"。《本草纲目》言肉桂可"治寒痹，风瘖，阴盛失血，泻痢，惊痫。治阳虚失血，内托痈疽痘疮，能引血化汗化脓，解蛇蝮毒"。《名医别录》中云："主温中，利肝肺气，心腹寒冷，冷疾，霍乱转筋，头痛，腰痛，出汗，止烦，止唾、咳嗽、鼻齆，能堕胎，坚骨节，通血脉，理疏不足，宣导百药。"《本草求真》说："大补命门相火，益阳治阴。凡沉寒痼冷、营卫风寒、阳虚自汗、腹中冷痛、咳逆结气、脾虚恶食、湿盛泄泻、血脉不通、胎衣不下、目赤肿痛，因寒因滞而得者，用此治无不效。"现代药理研究认为，肉桂具有抗肿瘤、抗菌、抗炎、抗氧化、降血糖、保护神经、解热镇痛等方面的药理作用，临床中常用于治疗由于肾精受损、气血内乱、阳气衰绝引起的阿尔茨海默病、阳痿宫冷、腰膝冷痛、滑精遗尿、夜尿频多、胸痹心痛、虚喘心悸、心腹冷痛、呕吐泄泻、寒疝作痛、寒痹腰痛、胸痹、阴疽、流注、经闭、痛经及虚阳浮越、上热下寒等症。

干姜长于温中散寒，健运脾阳；肉桂善补命门之火并能补土制火，引火归元，是治命门火衰及虚阳上浮诸证的要药。二药均辛热，均可温中散寒止痛，可用于脾胃虚寒证，也可用于寒湿腰痛、胸痹、痛经闭经等症。此外，干姜、肉桂在合用的同时，常搭配附子，如干姜附子肉桂汤。肉桂有守而不走之性，附子有走而不守之性，干姜则能走能守，临床被誉为"温阳之三宝"。

三、膏方应用心得

（一）膏方的概念、处方原则和作用

1. 膏方的概念

膏方，又名膏剂，以其剂型为名，属中医丸、散、膏、丹、酒、露、汤、锭八种剂型之一。自古已有膏剂的记载，特别是到近代，以海派膏方为代表，膏方有了很大发展。秦伯未言："膏方者，盖煎熬药汁成脂溢而所以营养五脏六腑之枯燥虚弱者，故俗亦称膏滋药。"膏方通过采撷百草并久煮萃取其精华而成，滋补之力强，有助于预防和治疗相关疾病，在中医药宝库中占据很重要的地位。关于膏方，历代有不同的分类方法，以形态分，以功效分，以口味分者都有。著名医家秦伯未先生曾对膏方进行过较好的诠释，他指出"膏方者，盖煎熬药汁成脂溢而所以营养五脏六腑之枯燥虚弱者，故俗亦称'膏滋药'"。膏方又有内服、外用之分。外用者，多用于治疗疮疡，皮肤等外科疾患；内服者，多用于保健预防、调理慢性疾病。现代所指之膏方，多数是指内服的，用于治疗内科疾病的膏方。

现代的膏方有南派、北派之分。膏方自中华人民共和国成立前就在南方盛行，因此，南派膏方种类繁多，制剂工艺各异。北派膏方相较南方膏方而言制作工艺比较简单，治疗范围比较窄，主要用于滋补防病。而南方膏方除了滋补防病之外，还有养生、健身、提高免疫力等功效。由于受膏方的形制所限，大多数含有龟茸胶之类的补品，这些成分能够有助于膏方成形。膏方的应用季节主要是冬季。在我国，以长江为界，冬季南北方环境各有不同。北方大多数地区采取集中供暖的方式，因此，室内多在 16～20℃。在这种环境中，长期应用滋补类膏方则易上火。南方没有集中供暖设施，而且在冬季多雨，气候潮湿。因此，南派膏方多偏滋补，偏温热。如若不辨寒湿，将江南方膏方的用药原则直接用于北方，则不适用于北地患者。这也属于中医三因制宜中的因时制宜、因地制宜、因人制宜原则。

现代社会生活节奏快，社会竞争激烈，人们心理压力大，使得一些慢性虚损性疾病的发生率越来越高。急则治其标，缓则治其本，对于慢性病及虚证的调补，就需要选择像膏方这一类既适宜长期服用，又具有治疗效果的剂型，既祛病强身，又延年美容，还免去了服用汤药之苦。根据膏方的作用，可将膏方分为治病方和养生方。以治病为主的膏方一年四季均可服用；而用于养生的膏方却与之不同，尤以冬令进补方最为特殊，具有明确的季节性，一般都是在冬季服用。膏方是中医"治未病"理念最为适合的应用形式之一。

膏方熬制极为讲究。传统古法中有九道工序，即浸、泡、炼、煎、煮、炆、烊、蒸、熬，俗称制膏"金不换"口诀，并结合现代中医药制剂工艺，具体分为清洗、烊化、蒸制、浸药、泡药、另煎、提取、合并、压榨、沉淀、过滤、浓缩、收膏、兑汁、倒膏、凉膏、包装、储藏等23个步骤。优质膏方的膏体外观细腻、黑润而有光泽，透光度好，且稠厚适中，呈半固体状，嗅之有药物的清香，无腥臭等异味，一拉成丝、滴水成珠、色泽透亮、口感纯正。

传统膏方的收膏多选用龟甲胶、冰糖、蜂蜜、阿胶、鹿角胶等糖类或胶类作为矫味剂和收膏剂，但对兼有糖尿病、高脂血症、肥胖症及肾功能不全等患者，这类药物不一定适合。合并糖尿病患者，可选用木糖醇、元贞糖等作为矫味剂，以减少糖的摄入；偏于阴阳两虚者，收膏胶类可选用阿胶，以避免性偏寒凉的龟甲胶、鳖甲胶；肾功能不全者，因其有低蛋白血症、蛋白尿，可加大熟地黄、山萸肉、黄精等滋阴补肾药物的剂量。

前辈老先生对于膏方的辅料颇为讲究。京城四大名医之一的汪逢春先生常在膏方中加入水果类等食疗药。曾有一剂膏方要用紫色的甜葡萄5kg，鸡蛋黄10个；另一剂膏方中要求放20个鲜梨，连皮去核切片，和药一起熬；还有的加上好梨膏、藕节30个，加上每方必用的红枣，稻芽、薏苡仁等食物类中药，这样就使得膏滋药中纯中药的成分有所减少。确实，膏方是一种调养性药方，服食时间长，体现了汪老"清补为用"的学术思想。

膏方的具体服法应根据患者的病情决定，同时考虑患者的体质、季节、气候、地理条件等因素，做到因人、因时、因地三因制宜。服用膏方的具体时间有空腹服、饭前服、饭后服、睡前服等几种。一般认为，对以滋补强身为主的膏方应选择空腹服用，此时胃肠空虚，吸收力强，且不受食物干扰，药物易发挥作用。而根据多年观察，由于膏方属滋补方者多，长期空腹服用易引起反酸等症状，可以考虑在两餐之间服用，以减少对于胃肠道的刺激。

2. 处方原则

（1）扶正祛邪，兼顾并举

《黄帝内经》言："正气内存，邪不可干。"膏方尤其是冬季膏方，又称膏滋方，治疗目的多以扶正为主，主要针对正气虚弱者所设。但从心系疾病来说，病机普遍存在本虚标实，本虚即气、血、阴、阳之亏虚，标实多为痰浊、瘀血、气滞等。在心血管疾病的发病中，正虚与邪实往往势均力敌，邪气在疾病发生发展过程中不可小视。正为内因，邪为外因，外因通过内因而起作用。因此，"扶正"和"祛邪"，既可是因果关系，也可是相辅相成的关系。扶正，正气不虚则可与邪气抗争，祛邪外出。祛邪，邪气被抑，不能伤正，则正气自安。既可因"扶正"而"祛邪"，也可因"祛邪"而"扶正"，即"邪去正自安"。先扶正后祛邪，或先祛邪后扶正，以及在扶正的同时兼顾祛邪，特别是伏邪，才有可能取得标本兼治的效果。扶正的方法中，补益法是最常用的方法，补气，补血，补阴，补阳，气血阴阳充盛，则机体免疫能力提高，能够抵抗外邪，祛病强身。

（2）一脏为主，兼调五脏

心系疾病的病因多与饮食不节、劳逸失度、情志不调等因素相关。心系病病位虽在心，但关联五脏。脾胃虚弱，生化不足，血脉不充，无以养心，心脾两虚；或脾虚不运，中气不足，气不行血，留而成瘀，阻于脉道，不通则痛则发为胸痹心痛。心主血脉，肝主藏血，肝肾同源，故心肾相交，水火交融，若肾阴不足，精不化血，心脉空虚，久虚必瘀，郁而化热则发为不寐。肾藏元阳，阳化少火，以助君火，若肾阳亏虚，心阳不振，血脉瘀阻，阳损及阴，阴弱阳衰则为心力衰竭。肺调水道，布散四周，若肺气不利，水滞不行，气机受阻，瘀血内停，痹阻胸阳，则发为心悸。总之心系疾病以心为本，五脏相系，且心血瘀阻贯穿始终。因此结合多年临床经验提出"一脏为主，兼调五脏"为防治心系疾病的总纲。

对于心系疾病而言，运用膏方时还是以调心养心为主。同时要注意兼顾心与脾、心与肾、心与肺以及心与肝的关系。

心与脾的主关系主要表现在血的生成和血的运行两方面。心主一身之血，为五脏六腑之大主。心血供养脾脏以维持其正常的运化功能。水谷精微通过脾的转输升清作用，上输于心肺，贯注于心脉而化赤为血。脾主运化而为气血生化之源。脾气健旺，血液生化有源，以保证心血的充盈。血液在脉中正常运行，既有赖于心气的推动以维持通畅而不迟滞，又依靠脾气的统摄以使血行脉中而不溢出于脉外。血液能正常运行而不致脱陷妄行，全赖于心主行血和脾主统血的协调与配合。膏方遣方时常心脾同治，母子同治，脾旺则心自安，心宁则脾运健。

心与肾的关系体现在互根、互用、互制几个方面。从阴阳水火的升降理论来说，在上者之心宜降，在下者之肾宜升，升已而降，降已而升。心居于上而属阳，主火；肾位居于下而属阴，主水。心火必须下降于肾，与肾阳共同温煦肾阴，方能使肾水不寒。肾水必须上济于心，与心阴共同涵养心阳，才可使心火不亢，这即是所谓的"水火既济"理论。肾无心火之温煦则水寒，心无肾水之滋润则火炽。心必得肾水以滋润，肾必得心火以温暖。在正常生理状态下，这种水火既济的关系，是以心肾阴阳升降的动态平衡为其重要条件的。《格致余论·相火论》中说："人之有生，心为之火，居上，肾为之水，居下；水能升而火能降，一升降，无有穷已，故生意存焉。"心与肾，上下、水火、动静、阴阳相济，使心与肾的阴阳协调平衡，构成了水火既济、心肾相交的关系。故《慎斋遗书》曰："心肾相交，全凭升降。而心气之降，由于肾气之升，肾气之升，又因心气之降。"心主血，肾藏精，精和血都是维持人体生命活动的必要物质。精血之间相互资生，相互转化，血可以化而为精，精亦可化赤为血。精血之间的相互资生为心肾相交奠定了物质基础。心藏神，肾藏精，精舍志，精能生髓，髓汇于脑。精可以全神，使精神内守。精能化气生神，为神气之本；神能统精驭气，为精气之主。人的神志活动，不仅为心所主，而且也与肾密切相关。精是神的物质基础，神是精的外在表现，神生于精，志生于心，亦为心肾交济之意。膏方的特点是偏于滋补，从而起到"补偏却病"的作用。

3. 膏方的主要作用

（1）未病先防，防病于先

治未病是养生的最高境界。阴平阳密，精神乃治，人体尚处于健康状态时就应注重摄身养性，养生防病，却老全形。《黄帝内经》中明确提出"春夏养阳，秋冬养阴"的养生原则。《丹溪心法》指出："与其救疗于有疾之后，不若摄养于无疾之先。"即把治未病寓于养生之中。膏方的治未病思想体现在膏方据患者个人体质进行调补方面，增强体质，提高免疫力，不仅"扶正祛邪"，达到治未病之目的，而且对于疾病的并发症有很好的预防及治疗作用。

未病先防主要有以下几种形式：一是要顺应自然。中医整体观念认为，人是一个有机整体，人与自然界也是一个整体。自然环境的变化可以直接或者间接对人体产生影响。故中医认为，"天人相应""天人一理"，指导我们要顺应自然，顺时养生。如效法古人"日出而作，日落而息"的作息时间，"春夏养阳，秋冬养阴"，以及医者根据昼夜时辰与经络当令的关系所创制出的子午流注针法等，皆注入了中医"未病先防"的思想。二是要调摄精神。《素问·上古天真论》言"恬恢虚无，真气从之，精神内守，病安从来"，体现了古人精神情志对于人体发病的重要性。一般认为，良好的精神状态可以帮助增强人体的正气，正所谓"正气存内，邪不可干"。情志畅则气血通，情志不畅则容易造成脏腑气机逆乱，气血运行失调，从而损伤人体的正气而致疾病发生。三是要护肾保精。肾藏精，为先天之本，育元阴、元阳。肾中精气化生肾阴、肾阳，为激发生命活动和脏腑功能的原动力，精化气，气生神，神又可御气统精，精为气神之基。若肾精充，则肾气足，气血和；肾精乏，则肾气衰，命门火衰，心阳不振，血脉不畅，心失所养发为心病。四是要进行运动锻炼。适量运动有助于通畅气血，调和脏腑，增强体质，防御病邪。研究证明，中医传统运动疗法如五禽戏、太极拳、八段锦、易筋经等在心血管的防治工作中已有疗效。第五是要合理膳食。脾胃为后天之本、气血生化之源。脾胃纳运水谷精微于周身，以营养五脏六腑、四肢百骸，使其发挥正常的生理功能。饮食有节，注意饮食偏嗜，合理膳食是脾胃正常纳运、机体强健的根本；饮食失宜则会损伤脾胃，致脾失健运，气血乏源，正气受损，进而导致疾病发生。

（2）既病防变，治其未传

《素问·八正神明论》曰："上工救其萌芽。"《素问·阴阳应象大论》云："风邪之至，疾如风雨，故善治者治皮毛，其次治肌肤，其次治筋脉，其次治六腑，其次治五脏。治五脏者，半死半生也。"《医学源流论》言："病之始生浅，则易治；久而深入，则难治。"指出疾病的治疗应该从萌芽状态开始。《备急千金要方》中载有"治虚冷枯瘦身无精光虚损诸不足方"之抗陆膏（由牛髓、羊脂、生姜汁、白蜜等组成）与《备急千金要方》所言"食能排邪而安脏腑，悦神爽志以资气血"，都说明了疾病早期治疗的重要性。《黄帝内经》提出过"见微得过，用之不殆"，这也是既病防变的学术思想体现之一。邪气入侵后有一定规律可循，外邪多由表传里、由浅入深，五脏病气则多以生克的顺序传变。如果能按照疾病传变规律提前进行预防，就能够阻断疾病进展的过程。因此，早诊断、早治疗，将病邪消灭在萌芽之时，使疾病在初期就被治愈，不再蔓延。这也与叶天士提出的治未病当"先安未受邪之地"的思想相一致。

对于病程较长、年老体虚者，因病种多，病程长，患者往往存在多脏同病、五脏兼病的情况。治疗时应兼顾五脏，并以经络联系机体组织器官，表里内外。"五行学说"是中医独特的辨证思想，既注重整体，又关注局部，尤其是可用以分析判断疾病脏腑的传变转归规律，对于慢性疾病、复杂疾病的病因病机和辨证治疗均有着积极的指导意义，如"见肝之病，知肝传脾，当先实脾"等。心脑血管疾病、代谢性疾病、肿瘤、身心疾病等慢性非传染性疾病起病时往往以一脏为主，继而可累及多个系统、多个器官，更有甚者，起病即能累及多脏。膏方多为较大复方，适合慢性病调理、复杂疾病调理以及养生保健等，更善于在精准辨证的同时兼顾多方面的关系，抓住主要矛盾，兼顾次要矛盾，层层解决问题，从而能够提高临床疗效。例如治疗心力衰竭，当以心为重点，同时兼顾宣肺、理脾、疏肝、补肾，以五脏合病论治心力衰竭，常能获得良好的疗效。

（3）瘥后调摄，防病复发

瘥后防复是说在疾病初愈之时，应当及时采取适当的调养方法及善后治疗，以防止因过劳或者饮食不当、用药不当等因素而诱致疾病复发。疾病后期，由于前期疾病过程中存在体力上的过度消耗，后期往往表现为虚损证候。病后防复重点在于愈后谨调，养正防复。在慢性病、疑难病甚至一些危重病证的治疗中，虽然经过前期的干预，疾病向愈，但宿邪可能伏留于体内，常见邪虽退而正已虚，故多有脏气虚衰，阴阳偏虚之象。此时若调理不慎，易导致旧疾复发或出现某些新的疾病。因此，应积极采取措施促进疾病康复及防止复发，如防止复感新邪、防止过劳、防止饮食失宜、防止情志刺激及防止用药不当等。

此外，膏方具有平调、缓图、长效的特点，服用剂量较小，便于长期服用调理，在病后的康复中具有不可替代的作用。以膏方调理阴阳，调摄为主、治疗为辅，体现邪正兼顾，谨调阴阳，以平为期的思想。

（二）膏方的临床应用

1. 治疗心力衰竭

顽固性心力衰竭、风湿性心肌病、缺血性心肌病、心脏瓣膜病等心肌疾病均属于"虚劳"的范畴，在治疗重症心力衰竭、扩张型心肌病、缺血性心肌病、心脏瓣膜病等方面长期服食补益膏方，不仅能够有效减轻症状，提高生活质量，提高运动耐量，还能改善心脏的结构与功能，以减少利尿剂的使用剂量，减少住院次数，缩短住院时间，从而达到二级预防的目的。

治疗慢性心力衰竭在临床中提倡使用经方，常用膏方主要包括以下几个方向：

温补心肾阳气类方：如真武汤、肾气丸、右归丸等。真武汤为祛湿利剂，温阳利水，主治阳虚水泛之证。凡畏寒肢冷，小便不利，心下悸，头晕目眩，身体筋肉瞤动，站立不稳，四肢沉重疼痛，腰以下浮肿甚，或腹痛泄泻，或咳喘呕逆，舌质淡胖，边有齿痕，舌苔白滑，脉沉细者，见一证或数证，俱可应用。肾气丸补肾助阳，用于肾阳不足证。证见腰痛脚软，身半以下常有冷感，少腹拘急，小便不利，或小便反多，入夜尤甚，阳痿早泄，舌淡而胖，脉虚弱，尺部沉细或沉弱而迟，均可用肾气丸。右归丸有温补肾阳，填精止遗之功效，常用于肾阳不足，命门火衰，腰膝酸冷，精神不振，怯寒畏冷，阳痿遗精，大便溏薄，尿频而清之证。

利水消肿类方：如五苓散、苓桂术甘汤等。五苓散利水渗湿，温阳化气，主治膀胱气化不利之蓄水证。证见小便不利，头痛微热，烦渴欲饮，甚则水入即吐，或脐下动悸，吐涎沫而头目眩晕，或短气而咳，或水肿泄泻，舌苔白，脉浮或浮数之证。苓桂术甘汤温阳化饮，健脾利湿，主治中阳不足之痰饮。症见胸胁支满，目眩心悸，短气而咳，舌苔白滑，脉弦滑或沉紧等。

健脾益气类方：如理中汤、补中益气汤、归脾汤等。理中汤由人参、白术、炙甘草、干姜等药物组成，常用于治疗脾胃虚寒证，证见自利不渴，呕吐腹痛，腹满不食及中寒霍乱，阳虚失血，如吐血、便血或崩漏，胸痹虚证，胸痛彻背，倦怠少气，四肢不温。补中益气汤具有补中益气，升阳举陷之功效，主治脾虚气陷证。证见饮食减少，体倦肢软，少气懒言，面色萎黄，大便稀溏，舌淡，脉虚，以及脱肛、子宫脱垂、久泻久痢，崩漏等。补中益气汤在内科应用十分广泛，凡中气虚损之证均可应用，且可以化裁加减，随证治之。归脾汤具有益气补血，健脾养心之功效。主治心脾气血两虚证和脾不统血证。证见心悸怔忡，健忘失眠，盗汗，体倦食少，面色萎黄，舌淡，苔薄白，脉细弱。

薛教授认为，心气不足为慢性心力衰竭发病之本，且贯穿疾病全程。心气鼓动气血，以阳为用，心阳亏虚，推动血液运行无力而产生瘀血。叶天士谓"久病入络""久病必瘀"。心力衰竭为各种心脏疾病的终末阶段，病理因素复杂，久病必兼瘀血，故治疗上当重视瘀血的祛除。薛教授在临床心力衰竭患者处拟膏方时，常在行气活血的基础上酌配虫类药物，如全蝎、蜈蚣、水蛭、地龙等，剔经搜络，化瘀行滞，虫类药"灵动迅速，可追拔沉混气血之邪"，对于慢性心力衰竭患者常能取得较好的疗效。

2. 治疗冠心病

冠心病系中医学"胸痹""真心痛"等范畴，其病因多为脏腑虚损、功能失调而致气虚血瘀，属本虚标实之证，"阳微阴弦"是其主要病机。薛教授认为，临床上应用膏方治疗冠心病不只在于补益，更重要的是纠正功能的失调，通过调整脏腑的气血阴阳平衡，以救偏去疾，从而恢复其阴平阳秘、气血调和的自然状态。

冠心病在急性发作期，病势急骤，病情危笃，宜急则治标，常以通阳活血、化瘀止痛为治法。缓解期宜用标本兼顾，予以益气、温阳、祛痰、化瘀等法。运用膏方治疗冠心病时，既要把握疾病的特征，同时又要辨析患者的疾病分期、病情轻重、标本虚实及兼顾患者原有宿疾加以施治，则能更准确地把握病情，整体治疗，调节体质，从而达到更好的疗效。气血失调、阴阳失衡、脏腑功能失常是冠心病的关键病机。运用膏方治疗本病应在攻邪中求补虚，扶正时防敛邪，补虚时防壅滞。结合膏方调整脏腑功能，以气血脏腑同治为治疗原则。气血失调、脏腑功能失常是冠心病发生的关键病机。运用膏方治疗本病应在攻邪中求补虚，在扶正中防敛邪，在补虚中防壅滞。

国医大师颜德馨用膏方治疗冠心病时尤为擅用气血双调、温通阳气、运脾化痰三法。严世芸教授在冠心病稳定期的膏方用药特点：扶正与祛邪兼顾并举，着眼整体治疗；以大方复方为主，时时以顾护胃气为念。以"益气温阳，活血化痰利水"为治疗冠心病的基本大法。这些医家在使用膏方治疗冠心病时均重视标本兼治，多脏兼顾。

《症因脉治》中载："心胃相隔，然胃之大络，名曰虚里，贯膈络肺，注于心窍。若中阳损伤，胃不和降，心胸满闷，呕逆频繁，此浊阴上逆，心脉不安。"中土不固，脾胃失和亦可引起心脉病变。薛教授在辨治冠心病施以膏方的过程中，不忘固本，兼顾胃气，心胃同治，培土之本。选方用药常常遵循脾胃"脾主升胃主降""脾喜燥胃喜柔润"的生理特点，用党参、茯苓、白术、黄芪、山药、薏苡仁、鸡内金、焦三仙、枳壳、陈皮、佛手、郁金、玫瑰花等以健脾益气，芳香宣通，使补而不滞，通补兼施，气机升降有序，厚固中土，培补正气，正气足则勿使邪毒侵犯君主之官，心脉自安。

作者在临床应用膏方治疗冠心病时，在辨病的基础上结合辨证，因症处方，据方施治。若遇严重冠脉狭窄或有心肌梗死病史的患者，临床常选用川芎、当归、丹参、地龙、水蛭等药以活血逐瘀。兼有心中悸动不安之心律失常患者，临床常选用远志、甘松、茯神、琥珀粉等药以镇静安神，稳心定悸；伴有水肿喘促之慢性心力衰竭患者，临床常选用人参、附子、桂枝、杏仁、葶苈子等药以温阳化气，定喘消肿；若遇高脂血症患者，临床常选用山楂、红曲、蒲黄、泽泻等药以祛湿消脂；伴有头目晕眩之高血压患者，临床常选用枳壳、柴胡、香附、郁金、钩藤、菊花等药以理气疏肝、平肝潜阳。

3. 治疗高血压

高血压属于中医学"眩晕病"范畴。《黄帝内经》云："诸风掉眩，皆属于肝。"高血压的基本病机总不离肝肾阴虚，肝阳上亢。临床常见眩晕耳鸣、头项胀痛，面赤口苦、烦躁易怒、每遇情志波动或劳累而头晕、头痛加剧，少寐多梦、或兼见五心烦热、盗汗、腰膝酸、舌红、苔黄、脉细弦等。曾有人提出，这一类阳亢性疾病是否适合使用膏方的问题。纵观眩晕病的古今治疗，不外乎从平肝潜阳、滋补肝肾角度展开，因此高血压也是可以用膏方调理的，但是在适应证上一定把握好：只有以肝肾亏损、下元空虚等本虚症状为突出表现的高血压患者才适合膏方调理。在给这一类患者制膏方时，需要注意不要过用滋补之品，防止肝阳过亢。

高血压多因人体脏腑、气血、阴阳平衡失调所致，多由肝阳上亢、肝肾阴虚、阴虚阳亢、阴阳两虚引起，在治疗上以滋补肝肾、平肝潜阳多见。薛教授对于高血压患者的膏方调治通常从肝肾入手，在经典方剂的基础上建立起构架，如天麻钩藤饮、镇肝熄风汤、杞菊地黄汤多用，而痰湿盛者，可合用天麻白术半夏汤。高血压患者的膏方用药一般"谨察阴阳所在而调之"，平调阴阳气血，以平为期，补中寓治、治中寓补、补而不腻、补中有通，所以不能一味补益。膏方辅料的选择，通常在遵循平调阴阳原则的基础上，根据患者的体质及具体病情辨证施用。如龟甲胶、鳖甲胶性平，皆有滋肾阴、平肝阳之效，然龟甲胶长于滋肾，鳖甲胶长于除热，两药相须使用，阴阳相合，共彰滋阴潜阳之效。鹿角胶性温，温补肝肾兼有益精养血之效。临床中对于阴虚阳亢型高血压患者，薛教授常以鳖甲胶、龟甲胶、鹿角胶合用，滋阴潜阳，以平衡阴阳气血、稳定血压，切忌一味重补。

中药在降压效果方面虽略逊于西医，但其具有多靶点、兼顾整体、提高患者生存质量的特点，在调节代谢紊乱、改善并恢复血管内皮功能、防治靶器官损害等方面具有独特优势。但在高血压的中药治疗中，患者具有较低的依从性，这是中医治疗高血压亟待解决的问题之一。膏方具易于携带、方便储存、保质期长、使用方便等特点，增加了患者治疗的依从性，同时研究表明，不同剂型对于病情的治疗效果具有相对差异性，而膏方在疾病治疗中远期的疗效优于汤剂。

膏方治疗高血压主要原则是清补兼施、肝肾同治。对于血压相对稳定，临床症状较少的高血压患者，治疗原则应当以平肝潜阳、滋补肝肾为主，同时辅以活血、祛浊、化湿等法。而对于高血压病程较长的患者，长期服用固定的西药，其病情无明显标实缓急之要，并发症少而轻，则常常以调补肝肾、通利气血、平衡阴阳为主要治法。在治疗高血压疾病的膏方中可以把一些经过中药药理研究、具有明确临床治疗作用的药物选进来，如天麻、钩藤、泽泻、丹参、当归等。

高血压起病隐匿，临床常见头晕头痛、紧张失眠、心悸乏力等症状表现。高血压人群可在冬季进服膏方，通过调整阴阳，能缓解症状，并能预防与延缓并发症的发生。薛教授指出，膏方虽疗效好，但亦有禁忌证。如有高血压脑病、高血压危象的人群，一般不适宜服用膏方。

一、心力衰竭医案六则

（一）温补心肾，利水渗湿治疗冠心病心力衰竭

刘某，男，68岁。

主　诉　胸闷、气短半年，加重1周。

现病史　患者半年前出现胸闷、气短症状，于当地医院治疗效果不明显，近1周，症状加重。现症见胸闷、气短伴心慌，偶有憋喘，活动后加重，全身乏力，双下肢轻度水肿，平素易出汗，心情烦躁，纳可，眠一般，二便调，舌紫黯，苔白，脉细。既往冠心病史20余年，心肌梗死病史2年余，心脏支架植入术后1年。

辅助检查　心脏彩超：左室射血分数44%，左室前后径57mm，肺动脉收缩压54mmHg。提示：1.陈旧性心肌梗死；2.符合高血压型心脏病超声改变；3.左室收缩功能减退（左室充盈异常）。脑钠肽：1 100pg/ml。

中医诊断　心力衰竭　心肾不足，阳虚水泛证

西医诊断　1.冠心病　PCI术后　　2.慢性心功能不全　心功能Ⅲ级

治　法　温补心肾，利水渗湿。

处　方　四逆汤合五苓散加减

制附子15g	干姜15g	甘草15g	桂枝12g
茯苓30g	茯苓皮30g	炒白术15g	泽泻15g
猪苓15g	淫羊藿30g	当归15g	葶苈子30g
大枣10枚	生姜3片		

7剂，水煎服，日1剂。

二　诊　服药7剂过后，患者胸闷、气短、心慌症状有所好转，无明显憋喘，全身乏力感略有减轻，心情烦躁感明显缓解，双下肢仍有轻度水肿，易出汗，眠差。

| 处　方 | 原方加用浮小麦 30g，蜜百合 15g，夜交藤 30g。 |

28 剂，水煎服，日 1 剂。

| 三　诊 | 上方服用 2 个月后诸症好转，患者胸闷、气短、心慌明显减轻，体力明显改善，烦躁感减轻，双下肢无明显水肿。复查心脏彩超示：左室射血分数 55%，左室前后径 55mm，肺动脉收缩压 31mmHg。脑钠肽 286pg/ml。患者病情较前明显好转。 |

| 处　方 | 原方制水丸，每次 20 丸，日两次，以巩固疗效。 |

● **按语**　薛一涛教授通过多年的临床观察，总结中医古籍及历代医家治疗心力衰竭之经验，汲取其治疗心力衰竭之精华，并结合临床经验及现代药理学研究，认为心力衰竭的病机主要为本虚标实，气、血、水湿、痰瘀交互为病。病位在心，可涉及肺、脾、肾诸脏。临证时注重辨证论治，根据病情发展、病机变化，灵活采取不同的治法，用药往往能取得良效。

　　本例患者胸痹日久，心气不足，导致心肾不足，阳虚水泛，治疗当温补心肾，利水渗湿，方拟四逆汤合五苓散加减。二诊，考虑需加强宁心安神之力，患者睡眠情况得以改善，心气充盛，心火、肾水相互和调，因此症状得以明显改善。

（二）温心阳益肾阳、活血利水治疗 PCI 后心力衰竭

荣某，男，68 岁。

| 主　诉 | 胸闷、气短 10 余年。 |

| 现病史 | 患者胸闷，伴气短，劳累及情绪激动时加重，持续时间较长，自服速效救心丸后缓解。现症见胸闷、气短，夜间不能平卧，偶有汗出，手足发凉，畏寒，体力较差。自服阿司匹林、缬沙坦、富马酸比索洛尔。纳眠可，二便调，舌淡红苔薄，脉沉细。 |

| 既往史 | 曾于某院行 PCI 术，放入支架两枚。糖尿病病史 8 年余。 |

| 辅助检查 | 心电图：T 波改变。心脏彩超：左房 35mm，左室 68mm，右房 55mm×40mm，升主动脉 36mm，室间隔 12mm，左室射血分数：46%。提示：1. 节段性室壁运动障碍；2. 二尖瓣、三尖瓣轻度关闭不全；3. 轻度主动脉关闭不全；4. 左室收缩功能减退。 |

| 中医诊断 | 心力衰竭　心肾阳虚证 |

西医诊断　1. 慢性心功能不全　　2. 冠心病；PCI 术后　　3. 2 型糖尿病

治　　法　温心阳，益肾阳，活血利水。

处　　方　复心汤合五苓散加减

制附子 12g	砂仁 9g	甘草 9g	淫羊藿 30g
葶苈子 30g	泽泻 30g	党参 30g	丹参 30g
黄芪 30g	桂枝 15g	茯苓 30g	车前子 30g
炒白术 15g	当归 15g	猪苓 15g	

水煎服，日 1 剂，7 剂。

二　　诊　服 7 剂后胸闷气短症状明显减轻，夜间大致可平卧，仍手足发凉，体力一般。纳眠可，二便调，舌淡紫苔薄，脉沉细。

处　　方　上方改黄芪 45g，继服。

水煎服，日 1 剂，28 剂。

服后日常活动一如常人。

● **按语**　心力衰竭的中医证治可追溯于王叔和《脉经》："心衰则伏，肝微则沉，故令脉伏而沉。工医来占，固转孔穴，利其溲便，遂通水道，甘液下流。亭其阴阳，喘息则微，汗出正流。肝著其根，心气因起，阳行四肢，肺气亭亭，喘息则安。"其认为心力衰竭病机为心之阳气虚衰、水饮内停，治疗应调其阴阳，利小便，扶木生火，鼓舞心阳，调节心肺，使阳气达于四末。这与西医提倡强心利尿的治疗原则有相似之处。

复心汤是薛一涛教授根据多年临床经验自拟的治疗心力衰竭的常用药物，有益气温阳、活血利水之功效，五苓散温阳化气、利湿行水，而复心汤合五苓散温阳利水之效更佳。案例中重用黄芪、党参补气，气为血之帅，气行则血行；砂仁辛温行散，入脾胃经能疏利中焦湿阻，入肾经可纳气；丹参有活血化瘀之效。桂枝辛甘性温，能入心经，通阳气。诸药合用，共奏温肾助阳，活血利水之功效，临床尤其适宜心肾阳虚之心力衰竭。

（三）温补心肾，回阳救逆治疗扩张型心肌病心力衰竭

郝某，男，33 岁。

主　　诉　胸闷、憋喘 7 月余。

现 病 史　患者 6 个月前就诊某大学附属医院确诊为扩张型心肌病，出院后

一直口服西药治疗，但症状不见明显好转。现症见胸闷、憋喘，活动后加重，咳嗽咳痰，偶有咯血，呈黑色，后背紧缩感，全身乏力。纳寐可，二便调，舌淡红，苔薄白，脉细弱。

辅助检查　心脏彩超：左房 46mm，左室 68mm，右房 46mm×56mm，右室 30mm，左室射血分数 22%，提示：扩张型心肌病。

中医诊断　心力衰竭　心肾不足，阳虚水泛

西医诊断　1.扩张型心肌病　　2.心力衰竭、心功能Ⅳ级

治　　法　温补心肾，回阳救逆。

处　　方　四逆汤合五苓散加减

炮附子 15g	干姜 15g	甘草 12g	桂枝 12g
泽泻 15g	茯苓 30g	猪苓 15g	炒白术 15g
葶苈子 30g	淫羊藿 30g	薏苡仁 30g	当归 15g
大枣 10 个			

水煎服，日 1 剂，共 7 剂。

二　　诊　服药 7 剂后，患者胸闷、憋喘较前有所缓解，乏力感减轻。

处　　方　守方继服 2 月。

三　　诊　2 个月后复诊诸症好转，胸闷、憋喘较前明显减轻，偶有咳嗽咳痰，体力好转，复查心脏彩超示：左房 44mm，左室 59mm，右房 42mm×54mm，右室 29mm，左室射血分数 31%。

处　　方　原方制成蜜丸，9g/丸，每次 1 丸，每日 2 次。

● **按语**　薛一涛教授认为，扩张型心肌病，后期多以充血性心力衰竭为主，表现为憋喘，活动后加重，下肢水肿等。中医辨证亦心气不足导致心肾不交，阳虚水泛为主，因此，治以温补心肾，利水的四逆汤合五苓散加减。方中以制附子为主药，补心脾肾之阳气，《本草汇言》曰："……附子乃命门主药，能入其窟穴而招之，引火归原……"干姜、淫羊藿助阳散寒，茯苓皮、泽泻、猪苓以利水渗湿消肿，桂枝通阳化气，茯苓、炒白术健脾燥湿，当归补血活血，葶苈子利水消肿。本案例辨证求本、随证依法治之，在临床症状及检查指标上均有明显改善，疗效显著。

（四）阴阳并补，通补兼施治疗扩张型心肌病心力衰竭

高某，男，22岁。

主 诉 胸闷15天。

现 病 史 患者就诊前半月受凉感冒，动则胸闷，憋气，遂于当地人民医院住院治疗，诊断为扩张性心肌病、心力衰竭，给予抗血小板治疗，控制心室率等治疗措施，后出院。近日症状加重，现症见胸闷气短，活动后加重，无胸痛心慌，无头晕头痛，夜间尚可平卧，无下肢浮肿，咳嗽，有痰，色黄质黏不易咳，体力尚可。纳眠可，二便调。舌红苔白厚，脉沉细。

辅助检查 脑钠肽3 180ng/ml。山东大学齐鲁医院心脏彩超：左房39mm，左室70mm，室间隔9mm，射血分数20%，提示：扩张性心肌病，左心大，二尖瓣反流（中度）。心电图：电轴左偏，T波改变。

中医诊断 心力衰竭 阴阳两虚证

西医诊断 1.扩张性心肌病 2.心力衰竭 心功能Ⅲ级

治 法 滋阴温阳，振心利水。

处 方

制附子12g	黄芪45g	人参15g	桂枝20g
当归15g	砂仁9g	甘草12g	茯苓30g
泽泻15g	猪苓30g	炒白术15g	淫羊藿15g
黄精30g	黄柏12g	龟甲12g	干姜9g
大枣6枚			

水煎服，日1剂，共28剂。

二 诊 服药可，胸闷气短较前减轻，运动耐量增加，偶咳嗽，咳少许白痰。舌淡红，苔薄白，脉沉细。

处 方 上方加浙贝母15g。

水煎服，日1剂，共28剂。

后随访患者可正常生活。

● **按语** 治疗心力衰竭，益气温阳是根本治疗法则。心为"火脏"，为阳中之阳，心力衰竭正是由心阳不振，心气的推动作用不足导致。但在心力衰竭患者中，也有一部分不但阳气不足，而且存在阴亏的情况。本案患者咳痰色黄，属阴虚内热之故，因此辨证时不可一味责之阳虚，同时应考虑阴液亏虚，不能滋养机体的情况。本案方剂即是针对阴阳两虚，既有附子、

黄芪、人参、桂枝、淫羊藿等温阳之品，也有黄精、龟甲等滋阴之品，阴阳并补，以补阳为主，兼顾滋阴，正如张介宾所说："善补阳者，必欲阴中求阳，则阳得阴助而生化无穷，善补阴者，必欲阳中求阴，则阴得阳升而泉源不竭。"

（五）补心益气，养阴生津治疗慢性心功能不全

韩某，女，65 岁。

主　诉　心悸 8 年余，加重 10 余天。

现病史　患者诉劳累后心慌，伴呃逆、汗出、乏力，持续 20 余分钟，休息后自行缓解，服中药一年余效可，近一月服中药效差，体力尚可，眼干。现症见纳眠可，大便时干时稀，小便无力，舌红苔薄有裂纹，脉细。

辅助检查　BP：128/77mmHg。既往史：否认高血压病史，糖尿病 20 余年，血糖控制差，平素 8.0μmol/L，现服二甲双胍，阿卡波糖，胰岛素，脑梗病史4 年，现服用辛伐他汀，阿司匹林。

中医诊断　喘证　气阴两虚证

西医诊断　慢性心功能不全

治　法　补心益气，养阴生津。

处　方　玉液汤合四君子汤加减

黄芪 30g	山药 30g	淫羊藿 30g	黄连 15g
党参 15g	当归 30g	麦冬 9g	玄参 9g
茯苓 15g	炒白术 15g	天花粉 30g	车前子（包）30g
石斛 30g			

14 剂，水煎服，日 1 剂。

二　诊　病史同前，现心慌减轻，眼干，头晕，无胃酸胃胀、呃气，余无不适，纳眠可，大便调，小便无力，舌淡苔薄，有裂纹，脉沉细。

辅助检查　BS：6.4μmol/L，BP：117/69mmHg。

处　方　效不更方，上方继服。

28 剂，水煎服，日 1 剂。

三　诊　病史同前，效可，患者 7 天前因活动出现心慌持续 1 小时，仍有头晕，体力差，乏力，无口干，口苦，嗝气稍好。纳眠可，时有便秘，小便不畅。

处　方　上方加丁香 6g，陈皮 12g，玉米粒 30g，五加皮 30g。

28 剂，水煎服，日 1 剂。

四　诊　病史同前，效一般，近 1 周心慌严重，劳累后加重，嗳气甚，腹胀，头晕，无口干口苦，体力差，乏力易疲劳，有白内障，视力模糊，余无明显不适。纳眠可，便秘改善，小便不畅，舌淡少苔，中有裂纹，舌体胖大，脉细。

辅助检查　BS：6.5μmol/L，BP：117/69mmHg。

处　方

半夏 9g	砂仁 9g	党参 30g	茯苓 15g
炒白术 15g	甘草 6g	陈皮 15g	川朴 15g
麦冬 12g	黄芪 30g	肉苁蓉 30g	丁香 6g
赭石 15g			

28 剂，水煎服，日 1 剂。

五　诊　病史同前，近一段时间心慌加重，活动后发作，伴呃逆、嗳气、腹胀，矢气则舒，头晕，体力差，乏力易疲劳，纳眠可，大便调，小便无力，不畅，舌红苔白有裂纹。

处　方

制附子 9g	茯苓 15g	炒白术 15g	甘草 6g
党参 15g	木香 9g	砂仁 9g	陈皮 15g
炒芥子 15g	川朴 15g	丁香 6g	炒枳壳 15g
肉苁蓉 30g			

28 剂，水煎服，日 1 剂。

六　诊　病史同前，现患者近半月出现腹胀伴憋气，气短，夜间不能平卧，嗳气时有头晕，白内障，眼干，体力差，乏力，无口干口苦。纳眠可，小便无力，大便干，便秘。舌淡苔微黄，脉细。

辅助检查　心电图：窦性心律，ST-T 改变，V1 ~ V4 ST 段上浮，V2 ~ V4 r 波逆向递增。心脏超声：升主动脉 31mm，左房 45mm，主肺 24mm，左室：56mm，右室：23mm，室间隔：11mm，左室射血分数 39%，左室前壁中下段回声增强，室壁变薄，室壁动度明显减低。肺动脉压：63mmHg。提示陈旧性前壁心肌梗死，二尖瓣中度关闭不全，主动脉瓣轻度关闭不全，三尖瓣轻度关闭不全，中度肺动脉高压，左室收缩功能减退。

处　方

黄芪 45g	党参 30g	茯苓 15g	炒白术 15g
甘草 9g	升麻 6g	柴胡 9g	麦冬 30g
桂枝 15g	泽泻 30g	大腹皮 30g	川朴 15g

    木香 9g   砂仁 9g   当归 15g

28 剂，水煎服，日 1 剂。

后随访基本稳定，未再住院。

> ● **按语**　薛教授通过多年的临床观察，总结中医古籍及历代医家治疗心悸之经验，汲取其治疗心悸之精华，结合临床经验及现代药理学研究，认为心悸的病理性质主要有虚、实两方面。虚者为气、血、阴、阳亏损，使心失滋养，而致心悸；实者多由痰火扰心，水饮上凌或心血瘀阻，气血运行不畅所致。虚实之间可以相互夹杂或转化。因此，其治疗也应当分虚实论治。虚证分别予以补气、养血、滋阴、温阳之法；实证则可施以祛痰、化饮、清火、行瘀之法。但本病以虚实错杂多见，故治当相应兼顾，补虚勿忘实，治实当顾虚。
>
> 　　本案中患者发作性心慌、呃逆、汗出、乏力，舌红苔薄，有裂纹，糖尿病 20 余年。其中医证型为气阴两虚、心气亏损证，选用玉液汤合四君子汤，有健脾益气，养阴生津，安神定悸之功效，患者心悸得以明显改善。三诊原方加丁香，陈皮，玉米粒，五加皮增强行气利水之功，四诊增强行气导滞之功，五诊行气健脾温阳，六诊升降相因，通调上下之气，使调和脾胃之气，以行腹中积滞之气。

（六）补气活血，升补宗气治疗心力衰竭

张某，男，62 岁。

主　诉　胸闷气短 7 年余，活动后加重 3 月余。

现病史　患者于 2017 年 5 月 7 日因胸闷胸痛入省立医院，诊断为急性非 ST 段抬高性心梗、心力衰竭，心尖部室壁瘤，现服硫酸氢氯吡格雷（波立维）、阿托伐他汀钙（立普妥）、盐酸曲美他嗪（万爽力）、酒石酸美托洛尔（倍他乐克）、阿司匹林等。现活动后气短，偶胸闷胸痛，无头晕，无心慌，体力差，无水肿，口干口苦，纳眠可，二便调，舌质黯苔少，脉沉细。既往高血压病史 14 年，支气管炎病史 40 余年。

辅助检查　血压：102/74mmHg。冠脉造影：左主干狭窄 40%，前降支开口至中段弥漫性病变，最狭窄处 90%，右冠狭窄 50%，自中段完全闭塞，左冠脉逆行灌注。心脏彩超示：左房 48mm，左室 59mm，右室 23mm，射血分数 9%。

中医诊断　1. 心力衰竭　气虚血瘀证　　2. 胸痹

西医诊断　1. 心力衰竭　心功能Ⅲ级　　2. 冠心病　陈旧性心梗　心尖部室壁瘤　3. 高血压

治　　法　补气活血，升补宗气。

处　　方　

黄芪 45g	党参 30g	丹参 30g	葛根 30g
红景天 12g	砂仁 9g	升麻 6g	柴胡 9g
赤芍 30g	茯苓 15g	炒白术 12g	三七粉（冲服）3g
川芎 15g			

14 剂，水煎服，日 1 剂。

二　　诊　服药后诸症减，体力改善，气短明显减轻，舌红苔薄白，脉沉细。

处　　方　上方加葶苈子 30g，制附子 12g，玄参 15g，生地黄 30g，麦冬 30g。

水煎服，日 1 剂。共 28 剂。

后随访如常人。

● **按语**　中医宗气理论，又称大气理论，源于《黄帝内经》，是指脾胃化生的谷气与肺吸入之自然界清气相合，聚于胸中之气。后经历代医家探索，民国时期张锡纯是宗气学派创始人，总结形成了完备的宗气理论。他认为胸中大气为上焦阳气，《医学衷中参西录》云："大气者，原以元气为根本，水谷之气为养料，以胸中之地为宅窟也。"宗气在人体内发挥着重要的作用，可以影响到人体的多种生理活动，如《读书随笔·气血精神论》云："宗气者，动气也。凡呼吸、语言、声音，以及肢体运动，筋力强弱者，宗气之功也。"在《灵枢·邪客》的描述为"宗气积于胸中，出于喉咙，以贯心脉，而行呼吸焉"。宗气可推动气血津液运行全身，统领一身之气，清代喻嘉言在《医门法律》中云："五脏六腑，大经小络，昼夜循环不息，心赖胸中大气斡旋其间。"他把宗气看为人体生命的重要物质能量基础。张锡纯认为"胸中大气，原为后天生命之宗主，以代先天元气用事，故能斡旋全身，统摄三焦气化"。本案患者胸闷气短为主症，余症状不明显，辨为宗气不升。升补宗气分为两端，一为补气，一为升提药，二者缺一不可。黄芪、党参补中益气，升阳举陷，另以柴胡、升麻升提胸中之气，使胸中郁闭之阳气得以升提外展，则诸症自除。

二、冠心病医案七则

（一）理气活血、宁心安神治疗冠心病稳定型心绞痛

王某，男，58岁。

主　诉　胸闷、胸痛2年余，加重半月。

现 病 史　2年前无明显诱因出现劳累后胸闷，胸痛，心慌，以心前区疼痛明显，疼痛为刺痛，持续3～4分钟，口服硝酸甘油可缓解。曾于当地中医院被诊断为冠心病，治疗后（具体药物不详），效不显。刻下症见劳累及情绪紧张时，胸闷，胸痛，心慌，持续3～4分钟，近半月来出现明显乏力、盗汗症状，纳可，眠差，小便调，阴囊潮湿，大便干，舌黯红，苔薄黄，脉弦。心电图示：ST-T改变（Ⅱ、Ⅲ、aVF）。

中医诊断　胸痹　气滞血瘀证

西医诊断　冠心病　稳定型心绞痛

治　法　疏肝理气，活血祛瘀，清利湿热。

处　方

柴胡12g	赤芍30g	白芍30g	炒枳壳15g
甘草9g	丹参30g	砂仁9g	蒲黄9g
五灵脂9g	牡丹皮12g	黄芩15g	栀子15g
炒酸枣仁30g	黄柏15g	大枣6枚	生姜3片

7剂，水煎服，日1剂。

二　诊　患者诉服药后，胸闷，胸痛明显好转，无心慌症状，纳眠可，二便尚调，舌红，苔薄白，脉弦。

处　方　上方去炒酸枣仁、栀子，加木香9g，水煎服，7剂。

三　诊　无明显不适。

处　方　上方4剂炼蜜成丸，9g每丸，1日2次，每次1丸。

● **按语**　胸痹是指以胸部闷痛，甚则胸痛彻背，喘息不得卧为主症的一种疾病，轻者仅感胸闷如息，呼吸不畅，重者则有胸痛，严重者心痛彻背，背痛彻心。《素问·脏气法时论》说："心病者，胸中痛，胁支满，胁下痛，膺背肩胛间痛，两臂内痛。"多与寒邪内侵，饮食失调，情志失调，劳倦内伤，年迈体虚等因素有关。

本案患者症见胸闷、胸痛、心慌。辨其病机为平素情绪易激，肝气郁结，气滞血瘀，气滞不通，则感胸闷，不通则通，发为胸痛，心脉不通，

扰其心神，则心慌，眠差；肝郁化火，肝经湿热，所以阴囊潮湿。本案患者病本在肝气郁结，治疗以疏肝理气，活血祛瘀，清利湿热。方中柴胡入肝胆经，疏肝解郁，透邪外出，为君药。《本草分经》云："柴胡宣畅气血，解郁调经，能发表，最能和理。"《神农本草经》亦云："主心腹胃肠中结气。"白芍敛阴养血柔肝，与柴胡合用，以补肝血，条达肝气。枳壳理气解郁，《本草经疏》中提到："枳壳味苦，能泄至高之气，其主散留结胸膈痰滞。"丹参，一味丹参合四物，祛瘀活血通经，《吴普本草》有云："主心腹痛。"砂仁理气化湿，合四逆理气之功。蒲黄，《本草汇言》："至于治血之方，血之上者可清，血之下者可止。"入血分，能导瘀结而治气血瘀滞之病。五灵脂入肝经，具有疏通血脉，散瘀止痛的功效。以上三方合用，共起理气活血，通经止痛之功。肝体阴而用阳，方加酸枣仁补肝血，合白芍补肝体，酸枣仁亦可养血安神，调节其睡眠。牡丹皮，活血祛瘀，《滇南本草》有云："破血，行（血），消癥瘕之疾，除血分之热。"加强祛瘀清热之功。考虑该患者有肝郁化火，肝经湿热，方用黄芩、栀子、黄柏清利肝经湿热。

（二）滋阴降火、交通心肾治疗更年期冠心病

刘某，女性，53 岁。

主　　诉　胸闷、胸痛 1 月余。

现 病 史　患者 1 个月前饮酒后，次日感心慌，血压高达 200/110mmHg，就诊于当地医院，口服降压类药物及抗血小板聚集和营养心肌类药物，症状好转后出院。高血压病史 20 余年，冠心病史 2 年。现患者偶尔胸闷、胸痛，心慌，心情烦躁，盗汗，以上半身为主，口淡。纳可，寐差，难入睡，时睡时醒，二便调，舌红，苔黄，脉细。

中医诊断　胸痹　心肾不交证

西医诊断　冠心病

治　　法　滋阴降火，交通心肾。

处　　方　黄连 12g　　黄芩 15g　　阿胶（烊化）11g　　白芍 15g
　　　　　　炮附子 12g　黄柏 15g　　砂仁 9g　　　　　　磁石 30g
　　　　　　夜交藤 30g

水煎服，日 1 剂。共 7 剂。

二　　诊　患者服用上方效果明显，1 周内未出现明显胸闷、胸痛及心慌，

仍时感烦躁，盗汗，晨起后干呕，纳可，睡眠较前好转，二便调，舌红，苔黄，脉细。

处　　方　上方去附子，加制半夏 15g，紫苏叶 9g，合欢花 15g，水煎服，日 1 剂。共 7 剂。

三　　诊　患者烦躁感、盗汗减轻，白天易出汗，干呕未再发生，纳可，睡眠一般，睡眠时间 4 小时左右，二便调，舌红，苔黄，脉细。

处　　方　上方加浮小麦 30g，远志 15g，给予 7 剂，水煎服，日 1 剂，另以上方 4 剂配丸剂，9g/丸，早晚各服 2 丸。

● **按语**　本病例患者有基础疾病，并且又处于围绝经期阶段，此阶段正是阴精亏虚之时，肾水不足，引起心阳相对旺盛，心火旺，心阴血得耗，心失濡养，所以夜间阳无所归则夜间烦躁感明显，阳迫阴出，夜间盗汗，方中以黄芩、黄连泻其心火，阿胶、白芍养阴补血；《御药院方》云："若缩砂者，以其味辛性温，善能入肾，肾之所恶在燥，而润之者惟辛，缩砂通三焦，达津液能纳五脏六腑之精，而归于肾，肾家之气纳，肾中之髓自藏矣。"考虑其病程较久，可能会阴病及阳，遂加以少量附子补其心肾之阳，磁石以镇静安神，夜交藤以养心补血安神，二诊因其烦躁未减轻，遂去附子，加制半夏、紫苏叶以宽胸理气、降逆止呕，合欢花以解郁安神；三诊后加浮小麦以增强其固表敛汗兼以除热，远志以交通心肾、安神定志。

（三）疏肝解郁、活血通络治疗冠心病多支病变

李某，男，53 岁。

主　　诉　胸痛、胸闷 2 年余，加重 3 个月。

现 病 史　患者自述 2 年前因生气后出现心前区闷痛，持续约 10min，休息后缓解；之后情绪波动时就会出现胸闷、心慌的症状。近 1 周，因生气后胸闷、心慌加重，右下肢发麻，右侧腰脊部疼痛，乏力、自汗。现患者纳可，眠差，多梦易醒，小便调，近 3 日出现便秘，舌红，苔黄厚腻，脉弦数。既往史：否认高血压、糖尿病史。

辅助检查　2014 年 11 月冠脉造影显示：1.前降支近段管壁钙化，2.前降支开口狭窄 70%，3.中段狭窄 90%，4.回旋支开口处狭窄 70%。

中医诊断　胸痹　气滞血瘀证

西医诊断 冠心病 多支病变

治 法 疏肝解郁，活血通络。

处 方 柴胡疏肝散合失笑散加减

柴胡 12g	半夏 12g	赤芍 30g	白芍 30g
甘草 6g	蒲黄 9g	丹参 30g	砂仁 9g
黄连 12g	三七粉（冲）3g	冰片（冲）1g	川芎 12g
炒枳实 15g	五灵脂 9g		

7 剂，水煎服，日 1 剂。

二 诊 患者左侧胸痛、胸闷症状减轻，偶有心慌，右侧胁下疼痛，夜间口渴较重，余无不适。纳眠可，二便调，舌红苔黄，脉弦。

处 方 小陷胸汤合温胆汤加减

黄连 15g	半夏 12g	瓜蒌 15g	丹参 30g
黄芩 15g	连翘 15g	竹茹 12g	茯苓 12g
陈皮 12g	厚朴 15g	炒枳实 12g	佩兰 9g

7 剂，水煎服，日 1 剂。

三 诊 患者胸闷、胸痛症状明显缓解，口渴症状减轻。舌红苔黄，脉弦。

处 方 守方不移，上方继服 14 剂。

3 个月后随诊，患者胸闷、心慌症状基本消失，睡眠良好，余无不适。

● **按语** 患者胸闷、胸痛症状与情绪波动有关，郁怒伤肝，肝郁气滞，所以用柴胡、枳实以疏肝解郁、调畅气机；气为血之帅，气行则血行，气滞则血瘀，血行失畅，气血瘀滞，不通则痛，所以用蒲黄、五灵脂、三七粉以及冰片来增强活血行瘀、散结止痛作用；用川芎、赤芍、丹参来行气活血通脉、散瘀止痛；由于患者夜间口渴较重，且舌红苔黄厚，脉弦数，患者体内有热，故用黄连清中焦胃火，黄芩清中上焦湿热，丹参疏肝泄热、凉血；又由于舌苔腻，此为湿象，故用陈皮理气健脾、燥湿化痰，佩兰化湿，茯苓利水渗湿、健脾宁心，砂仁化湿行气；甘草用来调和诸药，缓和药性。

（四）养阴降火，宁心安神治疗冠心病心绞痛

周某，男性，67 岁。

主 诉 阵发性胸闷、心慌 5 年余加重 3 天。患者 5 年前无明显诱因，夜

间时突发胸闷、心慌伴有气短，自服硝苯地平 10mg，每日 3 次，症状有所缓解，现患者胸闷、心慌伴有气短多在夜间发作，平素有乏力感，偶有盗汗，口苦，心情烦躁，纳可，睡眠差，难入睡，二便调，舌红，苔黄，脉弦。既往高血压病史 30 余年，冠心病史 10 余年。

中医诊断 胸痹 心阴亏虚，心火扰神证

西医诊断 1.冠心病 心绞痛 2.高血压

治 法 养阴降火，除烦安神，兼以活血。

处 方

黄芩 12g	黄连 15g	白芍 15g	阿胶（烊化）11g
丹参 30g	当归 15g	黄柏 15g	炒酸枣仁 30g
合欢花 12g	生龙骨、牡蛎各 30g		

7 剂，水煎服，日 1 剂。

二 诊 患者睡眠较前明显改善，盗汗减轻，胸闷、心慌、气短稍微减轻，乏力感明显减轻，仍有口苦，心情烦躁，纳可，二便调，舌红，苔黄，脉细。

处 方 上方基础上加栀子 15g 以增强其泻火除烦之功。

14 剂，水煎服，日 1 剂。

三 诊 患者 1 周内未再发作胸闷、心慌、气短，烦躁感、口苦症状明显减轻，体力尚可，盗汗亦未再发生，纳寐可，大便偏稀，小便调，舌红，苔薄白，脉弦细。嘱患者不必再服中药，可以适当锻炼，西药常规服用。

● **按语** 此患者基本病机为心阴不足，心失所养，以致"不荣则痛"，又因其病程较久，心火旺盛，煎熬阴血，其心血运行不畅，又兼有"不通则痛"，苦乃火之味，苦又所属于心，《金匮要略》云"焦苦入心"，气分阴阳，阴血亏虚，血载气，气随血亏，因此本方中以黄芩、黄连、黄柏以泻三焦之火，白芍、阿胶以养阴补血，泻火以助滋阴，丹参、当归以补血活血通络，酸枣仁、龙骨、牡蛎、合欢花共以养心镇静安神；牡蛎还有止汗除烦之功。全方以降心火为主，火得降阴血才得以生，兼以养心补血安神。

（五）泻火敛阴，宁心安神法治疗冠心病伴期前收缩

郑某，女，75 岁。

主 诉 心悸半年余。

现病史 2017年8月因"冠心病心肌缺血"于省警察医院住院13天，予静脉滴注治疗。具体不详，效果可。患者于今年6月左右无明显诱因出现心慌，心悸，有心跳停顿感。现症见无头晕头痛，无胸闷，偶有胸痛，无畏寒，平素自汗，听力较差，偶有口干，无口苦，体力尚可。纳可，眠一般，近期失眠，二便调，舌红苔黄腻，脉右弦左无。BP：145/66mmHg，HR：78次/min。既往糖尿病20年余，平素口服糖脉康颗粒、消渴丸等，血糖控制可，1年前查体心电图示"慢性冠脉供血不足"。冠心病15年余，土霉素过敏。

辅助检查 心电图：室性期前收缩，冠脉供血不足。颈部血管彩超：1.双侧颈总动脉粥样硬化并发斑块形成；2.右侧锁骨下动脉斑块形成；3.心脏彩超：升主动脉32mm，左房31mm，右室18mm，室间隔10mm，左室40mm，左室后壁9mm，主肺动脉4mm，左室射血分数74%。提示：左室充盈异常。4.24小时动态心电图：平均心率67次/min，最慢51次/min，最快92次/min。心搏总数96 124次，室性期前收缩8 595次，室上性期前收缩51次，ST-T改变。血生化示：总胆固醇6.71mmol/L。

西医诊断 动脉粥样硬化 糖尿病 冠心病 室性期前收缩

中医诊断 心悸 气阴两虚，阴虚火旺

治 法 泻火敛阴，宁心安神。

处 方 当归六黄汤加减

黄芪30g	当归15g	生熟地各30g	黄连15g
黄芩12g	黄柏12g	火麻仁15g	柏子仁20g
生龙骨牡蛎各30g	补骨脂30g	甘松30g	丹参30g

14剂，水煎服，日1剂。

● **按语** 薛一涛教授通过多年临床观察，总结中医古籍及历代医家治疗心悸之经验，汲取其治疗心悸之精华，结合临床经验及现代药理学研究，认为心悸的病理性质主要有虚、实两方面。虚者为气、血、阴、阳亏损，使心失滋养，而致心悸；实者多由痰火扰心，水饮上凌或心血瘀阻，气血运行不畅所致。虚实之间可以相互夹杂或转化。治疗时应注意患者症状虚实夹杂的情况，以治标为主，祛除病理产物，再辨别心气血阴阳的亏损予以辨证治疗。

本例患者发作性心慌，素有自汗，近期眠差，舌红苔黄腻，脉右弦左无。实为肾阴亏虚，虚火郁蒸，心气虚损故而心悸。选用当归六黄汤加减

是敛阴固摄以收耗损之心气，降虚火以安神定悸；兼补益肾阴，使水火既济，心肾交通，心火得降以宁心安神，症状明显改善。

（六）升补宗气，理气活血治疗冠心病

郑某，女，63 岁。

主　诉　胸闷半年。

现病史　患者 4 个月前因"胸闷不适 1 周，加重 3 天"于山东大学齐鲁医院住院治疗，诊断为冠心病、高血压、左侧肾上腺结节。现服阿司匹林、苯磺酸氨氯地平（络活喜）、酒石酸美托洛尔（倍他乐克）、瑞舒伐他汀、盐酸曲美他嗪（万爽力）。现症见偶有胸闷，无胸痛，无心慌，偶有巅顶胀痛，易饥饿。纳可，眠一般，眠浅易醒，多梦，二便调。舌淡苔薄白，舌体胖大，边有齿痕，脉细。血压 122/72mmHg。

辅助检查　1. 颈动脉彩超：双侧颈动脉粥样斑块形成；2. 心脏彩超：左房 35mm，左室 45mm，右房 41mm×37mm，右室 19mm，室间隔 8mm，左室后壁 8mm，升主动脉 30mm，射血分数 67%。提示：二尖瓣轻度反流、三尖瓣轻度反流、肺动脉瓣轻度反流。

中医诊断　胸痹心痛　宗气不升，脾虚气陷证

西医诊断　冠心病

治　法　健脾益气，升举宗气

处　方

木香 9g	砂仁 9g	党参 30g	茯苓 15g
白术 12g	黄芪 30g	甘草 6g	升麻 6g
柴胡 9g	川芎 12g		

7 剂，水煎服，日 1 剂。

二　诊　病史同前，诸症改善，仍体力差，乏力，喜叹息，得叹息则减，多食则感腹部不适，嗝气，余无不适。纳可，眠一般，眠浅易醒多梦，舌红苔黄腻，脉细。

处　方　上方加炒谷稻芽各 15g，厚朴 15g，陈皮 15g。

7 剂，水煎服，日 1 剂。

● **按语**　宗气，亦称大气，由肺从自然界吸入之清气和脾胃从饮食中运化的水谷精微结合而成。宗气的主要生理功能有行呼吸、行气血和资先

天三个方面。这三方面都与心有着或多或少的联系。《素问·平人气象论》曰:"胃之大络,名曰虚里,贯膈络肺,出于左乳下,其动应衣,脉宗气也。"宗气下陷的病因病机,正如张锡纯《医学衷中参西录》中说:"大气下陷之证,不必皆内伤也,外感证亦有之。"内伤因素见于禀赋虚弱、久病、久泻、误治、劳倦和用力过度等,外感因素见于外感病后。这些种种因素导致宗气虚极自陷,不能坚守其位(上焦)而下陷于中下焦,这与中气下陷于下焦同理。《灵枢·海论》说:"膻中者,为气之海……气海不足,则气少不足以言。"宗气下陷的治法宜升补宗气,方用张锡纯升陷汤,方中用生黄芪为升补宗气主药,升麻、柴胡和桔梗以助黄芪升阳之力,知母凉润以抑黄芪之温燥。

本例患者气陷表现并不明显,以胸闷为主,此时可以兼以行气理气。方用党参、茯苓、白术、黄芪补气,以木香、砂仁行气理气,升麻、柴胡升下陷之中阳,使升降得当,宗气畅达。二诊时多食则胃部不适,加谷稻芽健运中焦,陈皮、厚朴理气行气,使补而不滞。

(七)补气活血,健运中焦治疗冠心病三支病变

张某,男,62岁。

主　诉　气短7年余,加重3月余。

现病史　患者曾因胸闷胸痛于山东省立医院诊断为急性非ST段抬高型心肌梗死,现服硫酸氢氯吡格雷(波立维),阿托伐他汀钙(立普妥),盐酸曲美他嗪(万爽力),酒石酸美托洛尔(倍他乐克),阿司匹林。现活动后气短,偶胸闷胸痛,无头晕,无心慌,体力差,口干口苦,纳眠可,二便调,舌黯少苔,脉滑。既往高血压病史14年,支气管炎病史40余年。

辅助检查　1.冠脉造影:左主干狭窄40%,前降支自开口至中段弥漫性病变,最重狭窄90%,回旋支95%,右冠狭窄50%。自中段开始完全闭塞。闭塞端以远通过左冠倒灌显影。提示冠脉多支病变。2.心脏彩超:左房48mm,左室59mm。提示:广泛心肌缺血并心功能不全、左室广泛前壁、下壁心肌梗死、主动脉瓣钙化并中度狭窄、轻度反流。3.血压102/74mmHg。

中医诊断　1.胸痹心痛　气虚血瘀证　　2.眩晕病

西医诊断　1.冠心病　陈旧性心梗、三支病变　　2.高血压

治　法　补中益气,活血通脉

处　方	黄芪 45g	党参 30g	丹参 30g	葛根 30g
	红景天 30g	砂仁 9g	升麻 9g	柴胡 9g
	赤芍 30g	三七粉（冲服）3g	茯苓 15g	白术 15g
	川芎 15g			

7 剂，水煎服，日 1 剂，日两次。

二　诊　诸症减，患者仍感憋气，气短，嗓子干哑，体力可，纳眠可，二便调，舌淡苔白，脉弦。血压 108/74mmHg。

辅助检查　心电图：ST-T 改变、左室肥厚、左房大。

处　方　上方加葶苈子 30g，制附子 12g，玄参 15g，生地黄 30g，麦冬 30g。

7 剂，水煎服，日 1 剂，日两次。

三　诊　病史同前，效可。患者憋气，气短较前明显改善，仍有咽干，心烦，纳眠可，二便调。舌黯苔白腻，脉细。血压 133/77mmHg。

处　方　上方去茯苓、升麻、制附子，加桔梗 9g，甘草 6g。

7 剂，水煎服，日 1 剂，日两次。

四　诊　患者憋喘、气短明显减轻，咳痰，咽干，余无明显不适。纳眠可，二便调，舌黯红，苔白厚，脉细。血压 122/78mmHg。

处　方　上方黄芪改为 60g，加射干 12g，防风 12g。

14 剂，水煎服，日 1 剂，日两次。

后随访症状基本消失。

● **按语**　三支病变是指心脏左冠脉前降支、回旋支以及右冠脉同时有比较严重的狭窄。临床三支病变的病人多选择介入或搭桥手术治疗。但有的患者由于年龄或基础情况的原因，无法选择上述治疗，这就给中医治疗留下了空间。本案患者非高龄，且症状不明显，因此拒绝手术治疗。患者仅活动后气短，体力差，中医辨证不明显，但胸痹一证，主要的病理机制为气虚，气虚无力行血，血留成瘀，瘀阻脉络，因此气虚血瘀是冠心病的基本证型。一诊方中以黄芪、党参益心气，补中气，丹参、葛根、三七、川芎活血化瘀，红景天温阳补中，行气活血，茯苓、白术、砂仁理气醒脾，健运中焦，赤芍凉血活血，升麻、柴胡升补宗气，全方主旨为行气活血。二诊时患者出现右心负荷较重的情况，加葶苈子泻肺行水，制附子益气温阳，更加增液汤养阴生津，防止阴津亏耗。三诊时宗气不升之症已改善，余咽干症状，以桔梗开宣肺气。

四诊时黄芪改为 60g，加防风，意在益卫固表，防外邪入侵，加射干利咽。

三支病变为大血管病变，中医药治疗的重点在于促进侧支循环的建立、血管新生。主要依靠活血化瘀为主的治疗方法。冠脉侧支循环是人体对缺血、缺氧产生的代偿性反应，针对冠脉的病理生理特点，在生长因子等因素作用下促进冠脉侧支血管的新生，不断形成新的毛细血管网，以自身血管网改善缺血心肌的供血，被称为治疗性的血管新生，而活血化瘀中药在推动血管趋化因子、促进冠脉血管新生方面有其独特性优势。

三、心律失常医案七则

（一）疏肝解郁、温心安神治疗房性期前收缩

李某，女，55 岁。

主　　诉　心慌伴气短、乏力 1 月余。

现 病 史　患者 1 月前无明显诱因出现血压不稳定，后出现心慌伴气短、乏力，于当地医院服用中药治疗后（具体不详），血压渐稳定，仍有心慌、气短、乏力。现症见心慌、气短、乏力，无头晕、头痛，无胸闷、胸痛，出汗多，耳鸣，夜间口干较重，纳可，眠差，入睡困难，二便调。舌红苔薄白，脉细。

中医诊断　心悸　肝郁气虚证

西医诊断　房性期前收缩

治　　法　疏肝解郁，温心安神。

处　　方　小柴胡汤合桂枝甘草龙骨牡蛎汤加减

柴胡 12g	黄芩 15g	半夏 12g	甘草 6g
党参 30g	桂枝 15g	生龙骨 30g	生牡蛎 30g
干姜 6g	柏子仁 20g	炒酸枣仁 30g	五味子 15g
浮小麦 45g	白芍 15g	熟地 30g	大枣 6 枚

14 剂，水煎服，日 1 剂。

二　　诊　病史同前，患者服药后效佳，心慌、气短、乏力等症状好转，偶有心慌、胸闷、乏力、出汗、耳鸣，仍有夜间口干。纳可，眠差，二便调。舌红苔薄白，脉细。

处　　方　上方去干姜，加女贞子 15g，墨旱莲 15g。

14 剂，水煎服，日 1 剂。

● **按语**　本例患者心慌、气短、乏力，无头晕、头痛，无胸闷、胸痛，出汗多，耳鸣，夜间口干较重，纳可，眠差，入睡困难，二便调。舌红苔薄白，脉细。选用小柴胡汤合桂枝甘草龙骨牡蛎汤加减，一则疏肝解郁，和解少阳，二则温补心阳，安神定悸。疗效显著。二诊患者心慌、气短明显好转，仍有口干，夜间较重，加用二至丸益阴血，补肝肾。疗效确切。

（二）滋阴清热、补心安神治疗阵发性房性心动过速

许某，女，60岁。

| 主　　诉 | 心慌10年余，加重1周。

现 病 史　患者心慌10年余，半月前发作严重，于张店区中医院住院治疗（具体治疗方案不详），后好转出院。现症见心慌，头晕，无胸闷、无胸痛，无头痛，无眼睛干涩，无耳鸣，胃脘部嘈杂不适，手足发凉，自汗，体力一般，易疲劳。纳可，眠差，入睡困难，眠浅易醒，醒后难以入睡。二便调。舌淡红苔薄，脉细。既往史：既往体健，否认三高等慢性病，平素规律服用酒石酸美托洛尔（倍他乐克）、单硝酸异山梨酯、阿托伐他汀钙胶囊、盐酸倍他司汀片、参松养心胶囊等药物。

辅助检查　动态心电图：平均心率71次/min，室上性期前收缩22个，阵发性房性心动过速1阵。

中医诊断　心悸　阴虚火旺证

西医诊断　心律失常　室上性期前收缩　阵发性房性心动过速

治　　法　滋阴清热，补心安神。

处　　方　当归六黄汤合天王补心丹加减

黄芪30g	当归15g	生熟地各30g	川连15g
黄芩12g	黄柏12g	炒酸枣仁30g	柏子仁15g
生龙牡各30g	甘松30g	苦参12g	五味子9g
党参30g	大枣6枚	生姜3片	

14剂，水煎服，日1剂。

二　　诊　病史同前，患者服药后效佳，现患者心慌较前好转，无口干口苦，仍时有头晕、胃脘部不适，偶有反酸，晚饭后明显，体力尚可，自汗。纳可，眠差，眠浅，醒后难以入睡。二便调，舌红少苔，脉细。BP：148/72mmHg。

处　方　上方加乌贼骨 30g，天麻 12g。

14 剂，水煎服，日 1 剂。

● **按语**　当归六黄汤原方出自金·李东垣《兰室秘藏》，书中称之为"盗汗之圣药"。此方组方配伍严谨，用量斟酌得当，《医宗金鉴·删补名医方论》言："用当归以养液，二地以滋阴，令阴液得其养也。用黄芩泻上焦火，黄连泻中焦火，黄柏泻下焦火，令三火得其平也。又于诸寒药中加黄芪，庸者不知，以为赘品，且谓阳盛者不宜，抑知其妙义正在于斯！盖阳争于阴，汗出营虚，则卫亦随之而虚。故倍加黄芪者，一以完已虚之表，一以固未定之阴。"

天王补心丹原方出自元·危亦林的《世医得效方》，方中酸枣仁擅补养心血，知母擅清热除烦，五味子能收敛心气、安定心神，柏子仁、远志可养心安神，生地黄、玄参、麦冬擅滋养阴血，丹参可养血活血，茯神能渗湿、健脾、安定神志。诸药合用，标本兼治，心肾兼顾，共奏滋阴养血、补心安神之功。

本例患者心悸、心烦失眠，胃脘部嘈杂不适，手足发凉，自汗，体力一般，易疲劳。舌淡红苔薄，脉细。当属肝肾阴虚，水不济火，心火内动，扰动心神。选用当归六黄汤合天王补心丹加减，滋阴清热、补心安神，患者症状明显改善。

（三）滋阴泻火、宁心安神治疗频发房性期前收缩

湛某，男，50 岁。

主　诉　心慌 1 月余。

现病史　患者 1 月前劳累后出现心慌，无胸闷、无胸痛，无头晕，无出汗等症状，自服稳心颗粒、酒石酸美托洛尔（倍他乐克）等药物，效一般。现心慌，偶有气短，无胸闷，无胸痛，无头晕，无头痛，无胃脘部不适。体力可。纳眠可，二便调。舌淡红苔薄白，脉细结代。既往史：既往高血压病史 4 年余，口服吲达帕胺（寿比山）控制血压。否认糖尿病等慢性病史。

辅助检查　BP：129/78mmHg，HR：87 次 /min。动态心电图：平均心率 75 次 /min，总心搏 116 783 次，最高心率 128 次 /min，最低心率 54 次 /min；房性期前收缩 491 次，成对房性期前收缩 4 个；房性期前收缩二联律 20 次；房性期

前收缩三联律 3 次；房性期前收缩四联律 1 次。提示：窦性心律；频发房性期前收缩伴成对出现。

中医诊断	心悸　阴虚火旺证

中医诊断　心悸　阴虚火旺证

西医诊断　1.心律失常　频发房性早搏　　2.高血压

治　　法　滋阴泻火。

处　　方　当归六黄汤加减

黄芪 30g	当归 15g	生熟地各 30g	川连 15g
黄芩 12g	黄柏 12g	柏子仁 20g	生龙牡各 30g
甘松 30g	紫石英 30g	磁石 30g	陈皮 15g
大枣 6 枚	生姜 3 片		

14 剂，水煎服，日 1 剂。

●　**按语**　认为心悸的病机不外乎气血阴阳亏虚，心失所养，或邪扰心神，心神不宁。其病位在心，与肝、脾、肺、肾四脏密切相关。临证时注重辨证论治，根据病情发展、病机变化，灵活采取不同治法，用药往往能取得良效。

当归六黄汤治疗以滋阴泻火为主。方中当归养血增液，血充则心火可制；生地黄、熟地黄入肝肾而滋肾阴。黄连清泻心火，合以黄芩、黄柏泻火以除烦，清热以坚阴。倍用黄芪为佐，一以益气实卫以固表，一以固未定之阴，且可合当归、熟地黄益气养血。诸药合用，共奏滋阴泻火之效。

（四）滋阴泻火、固表止汗治疗心房颤动

张某，男，44 岁。

主　　诉　心房颤动伴期前收缩 4 月余。

现 病 史　患者诉 2017 年 8 月于中心医院行植皮手术后出现心房颤动、期前收缩，平时口服酒石酸美托洛尔（倍他乐克）、参松养心胶囊等药物。现症见无头晕、头痛，无胸闷、憋喘，近几日感冒后影响心律，发作性心慌、汗出，平时多虚汗，无口干，无口苦，纳可，眠差易醒多梦，舌红苔白，脉细结代。

辅助检查　动态心电图：窦性＋异位心律；频发房性早搏伴室内差传，呈

二联律、三联律，部分成对，部分未下传；短阵房性心动过速；阵发性心房颤动、房扑；偶发室性期前收缩；大于 2.0s 的长 R-R 间期 124 次，最长 R-R 间期 3.08s。心脏彩超：升主动脉 27mm，左房 33mm，左室 45mm，室间隔 9mm，左室后壁 9mm，右室 22mm，右房 40mm×38mm，主肺动脉 21mm，射血分数 60%，肺动脉压 32mmHg。提示：二尖瓣反流（轻度）；三尖瓣反流（轻度）。心电图：异位心律；心房颤动。

中医诊断　心悸　阴虚火旺证

西医诊断　心律失常　阵发性心房颤动　频发房性早搏　短阵房性心动过速

治　法　滋阴泻火、固表止汗。

处　方　当归六黄汤加减

黄芪 30g	当归 15g	生熟地各 30g	川连 15g
黄芩 15g	黄柏 15g	炒酸枣仁 30g	柏子仁 20g
生龙牡各 30g	甘松 30g	大枣 6 枚	生姜 3 片

7 剂，水煎服，日 1 剂。

二　诊　病史同前，患者服药后效可，心慌较前好转，活动后仍心慌，伴乏力，无头晕头痛，无胸闷胸痛，无口干口苦，仍自汗。纳可，眠差。二便调，舌淡苔白，脉细结代。BP：111/72mmHg，HR：93 次 /min。

处　方　上方加五味子 9g，麦冬 30g，夜交藤 30g。

7 剂，水煎服，日 1 剂。

● **按语**　心悸的病理性质主要有虚、实两方面。虚者为气、血、阴、阳亏损，使心失滋养，而致心悸；实者多由痰火扰心，水饮上凌或心血瘀阻，气血运行不畅所致。虚实之间可以相互夹杂或转化。所以，其治疗也应分虚实。虚证分别予以补气、养血、滋阴、温阳；实证则应祛痰、化饮、清火、行瘀。但本病以虚实错杂多见，故治当相应兼顾。

本例患者发作性心慌、汗出，平时多虚汗，眠差易醒多梦，舌红苔白，脉细结代。实为肝肾阴虚，水火不济，心火内动，扰动心神。选用当归六黄汤加减一是养血育阴与泻火彻热并进，标本兼顾，使阴固而水能制火，热清则耗阴无由；二是益气固表与育阴泻火相配，育阴泻火为本，益气固表为标，以使营阴内守，卫外固密。

（五）补中益气、散瘀止痛治疗心律失常

张某，女，76岁。

主　　诉　胸闷憋气2月余，加重5天。

现 病 史　患者2017年8月12日因"阵发性咳嗽、咳痰伴胸闷、胸痛"入院。诊断为"冠心病、心房颤动、肺部感染"，住院治疗25天出院，近5天症状加重。现症见胸闷、憋气，伴胸背部疼痛，晨起甚，持续约30min，伴头晕、耳鸣、头痛。口干、口苦，体力不佳。纳可，眠差，醒后难以入睡，大便质稀，不成形。小便调。舌红苔薄黄。脉沉细。既往高血压病史2年余，血压控制可。心动过缓近20年，1997年置入心脏起搏器。心房颤动病史2年，腔隙性脑梗死病史2年。现口服血脂康胶囊、酒石酸美托洛尔（倍他乐克）、通心络胶囊。

辅助检查　冠脉造影：左前降支近中段、第一对角支分叉处狭窄约50%，中段节段性狭窄50%~70%，左回旋支中远段弥漫性狭窄30%~50%。心脏彩超：主动脉硬化，室间隔基底段增厚，二尖瓣、三尖瓣轻度反流。心电图：心房颤动；起搏器感知良好；ST-T改变。

中医诊断　心悸　心气虚证

西医诊断　心律失常　心房颤动　起搏器术后　高血压　腔隙性脑梗死

治　　法　补中益气，散瘀止痛。

处　　方　补中益气汤加减

黄芪45g	炒白术15g	陈皮12g	茯苓15g
升麻6g	柴胡9g	桔梗9g	熟地30g
丹参30g	砂仁9g	元胡12g	炒谷稻芽各15g
党参30g	大枣6枚	生姜3片	

7剂，水煎服，日1剂。

二　　诊　病史同前，患者服药后效佳，现胸闷、憋气伴胸背部疼痛较前好转，近几日耳鸣甚，活动后症状加重，平日自汗，头部汗多，上午较重。每日上午困倦乏力。纳差，眠可，大便溏，小便可。舌红苔白腻，脉结代。

处　　方　上方去升麻、柴胡、熟地黄、桔梗、元胡，加制附子9g，甘草9g，桂枝15g，白芍15g，生龙牡各30g，黄柏10g，山药30g，薏苡仁30g。

7剂，水煎服，日1剂。

● **按语**　本例患者胸闷、憋气，伴胸背部疼痛，晨起甚，持续约 30min，伴头晕、耳鸣、头痛。口干、口苦，体力不佳。纳可，眠差，醒后难以入睡，大便溏，实为心气血亏耗，心失所养，心神不宁。选用补中益气汤加减补中益气，散瘀止痛，疗效肯定。二诊患者心慌、胸闷明显好转，上午困倦，耳鸣，乏力，自汗，《伤寒论》曰："少阴之为病，脉微细，但欲寐也。"薛一涛教授从少阴病论治，选用四逆汤合桂枝甘草龙骨牡蛎汤加减，温补心阳，安神定悸，疗效甚好。

（六）健脾化痰，活血通络治疗心房颤动

张某，女，76 岁。

主　　诉　胸闷、憋气 2 月余，加重 5 天。

现 病 史　患者 4 个月前因阵发性咳嗽、咳痰伴胸闷、胸痛入院，诊断为冠心病心房颤动、肺部感染，住院治疗 25 天出院。近 1 周患者感症状加重，刻下症见胸闷，憋气，伴背痛，晨起后明显，持续约半小时，伴头晕耳鸣头痛，口干口苦，体力差。纳可，眠一般，醒后难以续睡。大便稀，不成形，小便调。舌红苔薄黄，脉沉数。既往高血压病史 2 年，窦性心动过缓病史 20 年，2 年前安装起搏器。心房颤动病史 2 年。腔隙性脑梗死病史 2 年。

辅助检查　1.冠脉造影提示：左前降支近中段，第一对角支分叉处狭窄约 50%，中段节段性狭窄 50%~70%。右冠中远段弥漫性狭窄 30%~50%。2.心脏彩超：主动脉硬化，室间隔基底段增厚，二、三尖瓣轻度反流。3.心电图：心房颤动、ST-T 改变。4.血压：128/84mmHg。

中医诊断　1.心悸　痰浊中阻证　　2.中风　中经络

西医诊断　1.心房颤动　2.脑梗死　　3.支气管炎　　4.冠心病

治　　法　益气健脾，化痰通络

处　　方

黄芪 45g	白术 15g	陈皮 12g	茯苓 15g
升麻 9g	柴胡 9g	桔梗 9g	熟地黄 30g
丹参 30g	砂仁 9g	元胡 12g	炒谷稻芽各 15g
党参 30g			

14 剂，水煎服，日 1 剂，日两次。

二　　诊　服药效可，胸闷憋气背痛均较前减轻，活动后诸证加重。自汗明显，头部汗多，上午症状较下午严重，每日上午感困倦。纳一般，眠可，大便

溏不成形，小便调。舌红，苔白腻，脉弦。

处　　方			
黄芪 45g	制附子 9g	陈皮 12g	茯苓 15g
桂枝 15g	白及 15g	浮小麦 30g	生龙牡各 30g
丹参 30g	砂仁 9g	元胡 12g	炒谷稻芽各 15g
党参 30g	甘草 9g	黄柏 9g	山药 30g
薏苡仁 30g			

14剂，水煎服，日 1 剂，日两次。

后随访上述症状基本消失。

● **按语**　心悸是指自觉心跳，惊悸不安，甚则不能自主的一种病证，不仅心率快可以为心悸，有时心率慢也是心悸病。该病病位在心，主要病机是阴阳失调，气血失和，心神失养。病理性质有虚实之分，其虚表现为气血阴阳亏损，其实表现为痰浊、血瘀，水饮，故治疗当辨别虚实，虚者当补益气血，调整阴阳，实者当化痰涤饮，同时配合重镇安神。本病如脏腑虚损程度较轻者，预后较好，如脏腑虚损程度较重者，则较难治疗，不易治愈。本案患者属冠心病合并心房颤动，患者体型肥胖，证属痰浊中阻。痰阻胸中则胸闷憋气，中焦痰浊积聚，清气不达头目，故头晕耳鸣。痰浊泛溢，中焦脾胃受困，肝胆之气上犯故口干口苦。中焦升降失常，脾失健运则大便稀，不成形。方用黄芪、白术、党参补益中焦之气，陈皮、茯苓健脾化痰，升麻、柴胡升补宗气，桔梗开宣肺气，熟地黄滋补肾阴，丹参、元胡活血行气止痛，砂仁、炒谷稻芽健胃。二诊时以补中益气、温阳活血为主要原则，黄芪、制附子、桂枝益气温阳，陈皮、茯苓、白及健运中焦，浮小麦、龙骨、牡蛎敛汗，丹参、元胡活血行气止痛，党参、砂仁、炒谷稻芽、山药理中醒脾，薏苡仁祛湿。

心位于上焦，上焦如雾，将人体之清气、精微向上向外发散，布于全身。心主血脉，将人体充足之气血布散于内外。中焦的主要生理功能是腐熟生清，使人体各部分的生理功能正常运行。

心的功能之所以能正常发挥，不外乎来源于两者：其一，来源于胸中之宗气，宗气能够灌注心脉，助行气血；其二，来源于中焦充养，而宗气的生成和运行也有赖于中焦脾胃功能。正如《素问·平人气象论》曰："胃之大络，名曰虚里，贯膈络肺，出于左乳下，其动应衣，脉宗气也。"中焦"升清"功能与宗气的循行和功能关系紧密。脾的主要生理功能有主运化升清和主统血两方面。脾主运化，包括运化水谷和运化水液两个方面。运化水谷是指脾能够把饮食物（水谷）化为精微，并将精微物质转输到全身。运化水液是指脾对水液有吸收、转输、布散的作用，即将饮食物中的水液上输于肺，通过肺下达于肾和膀胱，然后排出体外。主升清是指脾气的功能是以向上升散为其特点，主要包括两方面内容：一是脾主升清，是指水谷精微借脾气的上升而输于心、肺、头目，通过心肺的作用化生气血，以营养全身；二是脾主升提，即维持机体内脏的正常位置，防止内脏下垂的功能。脾主统血是指脾有统摄血液在经脉中运行，防止溢于脉外的功能。心在上，脾在下，心之体为阴，心之用为阳，脾的功能中升清为阳，降浊为阴，心之体主血脉，但心之用则依靠中焦脾胃的生理功能助力，两者相得益彰，为宗气的生成输布提供条件。宗气推动心之功能，水谷精微滋养心之本体，心之"体""用"都依赖于中焦运化功能及升降功能的正常。

（七）益气养心，滋阴降火治疗频发室性期前收缩

马某，女，67岁。

主　　诉　心慌4月余。

现 病 史　患者4个月以来频发室性期前收缩，心慌，头晕，平素口服蒙诺、酒石酸美托洛尔（倍他乐克），效果一般。现症见心慌，偶有头晕眼花，情绪急躁易怒，眼干眼涩，口干口苦，全身乏力。纳可，眠差，入睡困难，二便调，舌红有裂纹，少苔，脉弦结代。

既 往 史　既往有高血压病史8年。

辅助检查　BP：150/90mmHg。动态心电图：1. 窦性心律。2. 频发室性期前收缩（成对，短阵）。3. ST-T改变。

中医诊断　1. 心悸　气阴两虚证　　2. 眩晕病

西医诊断　1. 心律失常　室性期前收缩　　2. 高血压

治　　法　益气温阳，滋阴复脉

处　　方

炙甘草45g	党参15g	桂枝12g	麦冬15g
生地黄9g	炒酸枣仁9g	黄连9g	甘松30g
生龙牡各30g	山栀15g	大枣6个	生姜2片

7剂，水煎服，日1剂，日两次。

后随访患者，服药效可，7剂药后，上述症状也基本消失，未复诊。

● **按语** 室性期前收缩又名室性早搏，是临床最常见的一种心律失常，是指希氏束分叉以下部位过早发生的，提前使心肌除极的心搏。发作时轻者出现胸闷、乏力、心悸、气短、失眠等症状，重者危及生命。室性期前收缩在中医中亦可从"心悸"角度加以论治。中医认为，室性期前收缩多系本虚标实之证，且以虚为常，而本虚又以气阴两虚为主。心之搏动皆赖于气阴，气为阳，血为阴，心气、心阳鼓动血液运行，心血、心阴濡养心脉之形。气阴亏虚，心脉不得濡养，心血不循常情，故心搏紊乱，心律失常。

炙甘草汤是《伤寒论》中治疗心动悸、脉结代的经典方剂，书中谓："伤寒脉结代，心动悸，炙甘草汤主之。"临床常用来主治阴血阳气虚弱、心脉失养之证。该方组方严谨，选药精当，能益气滋阴，通阳养血，调和营卫，复脉定悸，且补中有通，全方滋而不腻，温而不燥，使阳气阴血充足，阴阳调和，为历代医家所推崇。方中炙甘草、桂枝辛温助阳，沟通上下表里内外之阳气，祛邪外出，合生姜、大枣，有解肌、调和营卫之效。人参补气养阴，配伍麦冬、阿胶、麻仁养心血，滋阴润燥，以充养血脉。

本案中患者因气阴两伤，故见心慌、头晕眼花、眼干、口干、全身乏力等症，且舌红有裂纹，少苔，脉弦结代，舌脉俱为佐证。在辨证的基础上，薛教授从"益气养阴"角度出发，选用主治"心动悸，脉结代"的炙甘草汤，复律定悸，恢复心搏。心阴不足，阴虚火炎，犯扰心神，心神不安，故见失眠。因此薛教授于方中加入了酸枣仁、龙骨、牡蛎等安神之品，即有是症用是药，山栀力专清降心火，荡涤余邪，勿使火热加剧气阴的损耗，有釜底抽薪之妙用。

四、高血压医案八则

（一）和解少阳、滋养肝肾治疗高血压

翟某，男，41 岁。

主　　诉 查体发现血压升高 1 月余。

现 病 史 患者 1 个月前查体发现血压升高，平时血压维持在 140/95mmHg 左右，口服缬沙坦治疗。未诉头晕、头胀等不适。纳眠可，二便调。舌红苔薄

白，脉弦。BP：141/85mmHg。

中医诊断　眩晕　肝郁气滞证

西医诊断　高血压

治　　法　和解少阳，滋养肝肾。

处　　方　小柴胡汤合四逆散加减

柴胡 15g	黄芩 15g	半夏 12g	甘草 6g
白芍 12g	炒枳实 15g	大黄 9g	泽泻 30g
牛膝 15g	木瓜 15g	肉苁蓉 30g	当归 15g
熟地 30g	乌梅 15g		

7 剂，水煎服，日 1 剂。

● **按语**　薛一涛教授通过多年临床观察，总结中医古籍及历代医家治疗眩晕之经验，汲取其治疗眩晕之精华，结合临床经验及现代药理学研究，认为眩晕的病因有饮食不节、情志不遂、体虚年高、跌扑损伤等多种因素。本病病位在头窍，其病变脏腑与肝、脾、肾三脏相关。多属本虚证或本虚标实之证。常见病证有肝阳上亢、肾精不足、气血亏虚、痰浊内蕴、瘀血阻络等，各证候之间常可出现转化，或不同证候相兼出现。临证时注重辨证论治，根据病情发展、病机变化，灵活采取不同治法，用药往往能取得良效。

《黄帝内经》曰："诸风掉眩，皆属于肝。"肝木旺，风气甚，则头目眩晕，故眩晕之病与肝的关系最为密切。本例患者病程短，四诊合参，选择小柴胡汤合四逆散加减，标本兼治，既能和解少阳、内泻热结，又可滋补肝肾，数剂过后，患者症状明显得到改善。

（二）补中益气、升阳举陷治疗高血压

张某，女，62 岁。

主　　诉　头晕、心慌、胸闷 2 年余。

现病史　患者两年前无明显诱因出现头晕、心慌、胸闷，发作时大汗淋漓，双下肢软弱无力，持续约 30min，休息后症状缓解。曾于山东大学齐鲁医院等医院就诊（具体诊断不详），曾住院及不规律口服西药治疗（具体药物不详），效一般。现症见无头痛，无口干、口苦，易心烦，体力尚可，平素性情急躁，

纳可，眠差，入睡困难，易醒，大便不成形，小便调。舌红苔薄，脉沉细。家族史：父亲高血压、冠心病病史十余年。

辅助检查 HR：74 次 /min，BP：159/87mmHg。心脏彩超：LA 29mm，AO：34mm，LV 40mm，RV 18mm，PA 20mm，射血分数 60%，IVS 10mm，LVPWD 10mm。提示：静息状态下心内结构及功能未见明显异常。冠脉 CT：左前降支近段钙化斑块，管腔未见狭窄。心电图：窦性心律；大致正常心电图。

中医诊断 眩晕 脾虚气陷证

西医诊断 高血压 1 级 低危

治　　法 补中益气、升阳举陷兼清里热。

处　　方 补中益气汤加减

黄芪 30g	党参 30g	陈皮 15g	当归 12g
炒白术 12g	升麻 6g	柴胡 9g	白芍 15g
丹参 30g	栀子 12g	丹皮 9g	砂仁 9g

14 剂，水煎服，日 1 剂。

二　　诊 服药 14 剂后，患者头晕、心慌、胸闷等症状较前明显改善，现晨起头重昏蒙，活动后双下肢无力，休息可缓解。右背部疼痛不适。纳可，眠差，入睡困难，易醒，大便不成形。舌红苔白，脉细。

处　　方 原方加用川芎 12g，薏苡仁 30g，山药 30g。

14 剂，水煎服，日 1 剂。

● **按语** 薛教授认为眩晕的基本病理变化不外乎虚实两端，虚者为髓海不足，或气血亏虚，清窍失养；实者为风、火、痰、瘀扰乱清空。本病病位在头窍，其病变脏腑与肝、脾、肾三脏相关。临证时注重辨证论治，根据病情发展、病机变化，灵活采取不同治法，用药往往能取得良效。

补中益气汤为李东垣《脾胃论》之经典方剂，为后世医家所推崇。方中党参补益脾肺之气，炙黄芪、炙甘草补益脾气、健运和中，白术祛湿健脾，当归调营和血润肠，陈皮调和胃气，升麻、柴胡升清阳降浊阴，升降有度，调理气机，诸药协调共用，可奏健脾益气、升阳举陷之功效。

本案例患者眩晕日久，下肢无力，大便溏，不成形，实为脾胃虚弱，脾失健运，气血亏虚，清窍失养，治疗当补中益气，升阳举陷兼清里热。选用补中益气汤加减，服药尽剂，患者症状明显改善。

（三）温补心肾、潜镇安神法治疗高血压

郑某，女，70 岁。

主　诉　头晕、心慌半月余。

现病史　患者半月前无明显诱因血压突然升高至 161/68mmHg，然后出现头晕、心慌，无胸闷、无胸痛、无肢体放射痛，不规律发作，持续时间较长，伴后背部发紧、受凉感。口苦，体力可。纳一般，眠差，入睡困难，小便清长，大便可。舌黯红，苔黄。脉沉细。

既往史　高血压病史 5 年余，口服缬沙坦（代文）控制血压，平素血压控制住 140/80mmHg。否认糖尿病等慢性病史。

辅助检查　1. 心电图：窦性心律；Ⅲ、aVF 导联异常 Q 波；ST 段改变（2017 年 11 月 6 日于历下区第三人民医院）。2. 心脏彩超：左室充盈异常（2017 年 11 月 6 日于历下区第三人民医院）。3. 动态心电图：总心搏数 103 967 次；平均心率 72 次 /min；最大心率 109 次 /min；最小心率 54 次 /min；室上性总数 6 个；室上速 1 个；室性总数 0 个；提示：窦性心律；偶发房性期前收缩；短阵房性心动过速；偶发室性期前收缩。

中医诊断　眩晕　心肾阳虚证

西医诊断　高血压　心律失常　偶发房性期前收缩　短阵房性心动过速　偶发室性期前收缩

治　法　温补心肾，潜镇安神。

处　方　桂枝甘草龙骨牡蛎汤合四逆汤加减

制附子 9g	桂枝 15g	细辛 6g	生龙牡各 30g
茯苓茯神各 30g	干姜 6g	薤白 15g	川连 9g
肉桂 6g	炒酸枣仁 30g	柏子仁 15g	夜交藤 30g
合欢花 15g	当归 15g	甘草 6g	

7 剂，水煎服，日 1 剂。

● **按语**　桂枝甘草龙骨牡蛎汤原方出自《伤寒论》，为调和营卫之桂枝汤之变方。该方组方用药微妙精详，《神农本草经》载："龙骨味甘、平，主心腹鬼疰，精物老魅；牡蛎味咸、平，主惊、恚、怒气，久服强骨节，杀邪鬼。"龙骨、牡蛎合用，起重镇安神、滋阴潜阳之效。麦冬阴中求阳，擅

补阴养心。川芎归肝胆经，能活血行气。桂枝可温阳利水，助阳化气。炙甘草善补益心气，黄芪能益气固表，人参调中治气，五味子固精敛汗，酸枣仁敛汗生津，丹参意在养血活血。诸药合用，共奏活血养阴、益气温阳、祛瘀止悸、补心安神之功效。

四逆汤为古今回阳救逆之代表方，方中附子为君，大辛大热，走而不守，为回阳祛寒之要药。干姜为臣，温中补阳，能助附子回阳救逆，又可遏制其走散之性，且能缓解附子之毒性。甘草为佐使，益气温中，既助附子、干姜回阳，又能缓解二者之燥烈之性。三药合用，共奏回阳救逆之功。

本例患者心肾阳虚，故发为头晕、心慌，后背部发凉、发紧，失眠，小便清长，选用桂枝甘草龙骨牡蛎汤和四逆散加减，温补心肾、潜镇安神，桂枝、甘草温补心阳，附子温肾壮阳以驱寒，干姜辛温，振奋一身之阳，龙骨、牡蛎镇静安神，加用夜交藤、炒酸枣仁、合欢花等药物，增强镇心安神之功。全方标本兼治，阳气得复，心神得安，血行得畅，疗效确切。

（四）和解少阳、滋养肝肾治疗高血压

周某，男，47 岁。

主　诉　发现血压升高半月余。

现 病 史　患者因休息不好致血压升高，可达 150/90mmHg。口服缬沙坦、酒石酸美托洛尔（倍他乐克）后，血压维持在 110/65mmHg 左右。现症见心烦，有惊吓感，无自汗，口干、口苦，偶有心慌，未诉头晕、头胀等不适。纳可，眠差多梦，二便调。舌红苔白，脉弦。

辅助检查　BP：110/67mmHg，HR：60 次 /min。心脏彩超：AO 3.27cm，LA 3.48cm，LV 4.50cm，RV 2.43cm，IVS 1.06cm，LVPW 1.02cm，射血分数 0.60。提示：左室充盈异常。ECG：ST 段改变。颅脑 MRA：脑动脉硬化。

中医诊断　眩晕　肝郁气滞证

西医诊断　高血压

治　法　和解少阳，滋养肝肾。

处　方　小柴胡汤合四逆散加减

柴胡 12g	黄芩 15g	半夏 12g	白芍 12g
炒枳实 15g	大黄 9g	牛膝 15g	木瓜 15g

肉苁蓉 15g	当归 12g	熟地 30g	天麻 15g
栀子 12g	焦山楂 30g		

7 剂，水煎服，日 1 剂。

● **按语**　《黄帝内经》曰："诸风掉眩，皆属于肝。"肝木旺，风气甚，则头目眩晕，故眩晕之病与肝关系最为密切。本例患者心烦，有惊吓感，口干、口苦，偶有心慌，眠差多梦，《伤寒论》曰："少阳之为病，口苦、咽干、目眩也。"故从少阳病论治，选择小柴胡汤合四逆散加减，既和解少阳、内泻热结，又滋补肝肾，患者症状明显改善。

（五）缓肝调中、清上温下治疗高血压

宗某，女，62 岁。

主　　诉　高血压 10 年余，加重 1 周。

现 病 史　患者平时血压偏高，近 1 周血压升高加重，测血压 167/100mmHg 左右。平时口服参松养心胶囊、稳心颗粒、阿司匹林。现症见心慌、气短、憋闷，无头晕、头痛，无自汗，无口干、口苦，无腹胀、腹痛，夜间后背发热，纳可，眠差，二便调。舌黯红苔薄，脉沉细。既往史：高血压病史 10 年余，冠心病病史 10 年余。否认糖尿病、脑血管病等病史。BP：170/105mmHg。

中医诊断　眩晕　上热下寒证

西医诊断　高血压　冠心病

治　　法　缓肝调中，清上温下。

处　　方　乌梅丸加减

制附子 9g	桂枝 9g	细辛 3g	花椒 6g
乌梅 30g	黄连 9g	黄柏 9g	黄芪 30g
当归 12g	牛膝 15g	肉苁蓉 30g	木瓜 15g

7 剂，水煎服，日 1 剂。

● **按语**　本例患者病程长、年龄偏大、除常见头痛头晕、耳鸣等症状外，既见后背发热，舌质黯红少苔，又有畏寒、两足不温、脉沉细等上热下寒的典型症状，选用乌梅丸缓肝调中、清上温下，疗效佳。

（六）清热活血，补肾益气治疗高血压

李某，男，42 岁。

主　诉　头晕乏力 1 月余。

现 病 史　患者 1 月前因头痛头晕不适于省立医院门诊行磁共振，心电图检查等，诊断为"多发性脑梗死，颈内动脉瘤，高血压 3 级"，予阿司匹林、瑞舒伐他汀治疗，现规律服用，效可。现症见头晕头痛，微有头胀，血压最高达 160/90mmHg，现服药控制较平稳，偶有心烦心慌，无胸闷胸痛，无耳鸣，偶觉憋闷，无口干口苦，体力一般，自觉左腿发凉畏冷，余无明显不适，纳眠可，二便调，舌紫黯，苔薄白。既往高血压病史 1 年余，否认冠心病，糖尿病病史。家族史：母亲冠心病，血糖高，姐姐血糖高。

辅助检查　2017 年 11 月 27 日，查全血示：血红蛋白 162g/L，查血清示：葡萄糖 6.4mmol/L，甘油三酯：2.98μmol/L。2017 年 12 月 30 日血糖示：6.2μmol/L，心电图示：窦性心律。2017 年 12 月 6 日，磁共振成像（MRI）、磁共振血管成像（MRA）示：1. 轻度动脉硬化；2. 左侧动脉瘤；3. 多发性脑梗死。

中医诊断　眩晕病　肾虚阳亢，气滞血瘀

西医诊断　1. 高血压　　2. 高脂血症

治　法　清热活血，补肾益气。

处　方

黄芪 30g	菊花 30g	天花粉 30g	知母 15g
黄连 15g	丹参 30g	山药 30g	淫羊藿 30g
焦山楂 30g	补骨脂 30g	石决明 30g	片姜黄 15g
天麻 15g			

7 剂，水煎服，日 1 剂。

● **按语**　本例症见患者头晕头痛，血压血脂素高，MRI 见多发性脑梗死，舌紫黯，苔薄白，证属肾虚阳亢，气滞血瘀。治疗当补肾益气，平肝息风，清利头目。自拟方中以菊花，天花粉，黄连，天麻，石决明，知母清热泻火，平肝息风以治标；丹参，姜黄行气活血；黄芪，山药，淫羊藿，补骨脂补肾助阳益气以治本，使肝肾调和，气机通调。

（七）化痰息风，祛湿和胃法治疗高血压

李某，男，59岁。

主　　诉　头晕1月余。

现 病 史　患者劳累后头晕，无伴随症状，休息后稍有缓解，持续时间长，偶有胸痛，隐痛，持续时间不定，偶有心慌，胸闷，疲乏无力。现症见体力一般，下肢发凉，易烦躁，纳可，眠一般，二便调，舌红苔黄厚腻。BP：140/82mmHg，P：62次/min。既往高血压病史2年，控制可，130/80mmHg，现服用缬沙坦（代文），80mg，一天一次。糖尿病史1年，血糖控制可，现服用二甲双胍。间断服用酒石酸美托洛尔（倍他乐克），吸烟史20余年，一日20支。

辅助检查　ECG：窦性心律ST-T改变。冠脉造影：左主干（LM）未见明显狭窄，前降支（LAD）近中段长肌桥，收缩期压缩70%～90%，远段无狭窄，回旋支（LCX）无狭窄，右冠状动脉（RCA）发自左冠窦后部，未见明显狭窄。心脏彩超：AO 3.2，CA 3.2，RV 1.7，IVS 1.2，LV 4.5，LVEF 61%。提示：节段性室壁运动不良，左室阻力负荷过重。ECG：1.左室面高电压；2. ST-T改变。

中医诊断　眩晕　风痰上扰证

西医诊断　1.高血压　　2.2型糖尿病　　3.慢性心功能不全

治　　法　化痰息风，祛湿和胃。

处　　方　半夏白术天麻汤合温胆汤加减

半夏12g	炒白术15g	天麻15g	黄连15g
蒲公英15g	竹茹12g	陈皮15g	炒枳壳15g
连翘20g	苍术12g	泽泻30g	藿香12g
佩兰12g	荷叶9g	丹参30g	砂仁9g
白蔻9g	桑寄生30g		

7剂，水煎服，日1剂。

二　　诊　病史同前，效可。头晕减轻，心慌，胸闷，胸痛减轻，疲乏，自觉后颈肩部疼痛，下肢发凉减轻，烦躁减轻。余无明显不适。纳眠可，大便溏，小便调，舌红苔黄腻，脉沉细。BP：120/80mmHg，HR：68次/min。

处　　方　上方加丹参30g，砂仁9g，郁金12g。

7剂，水煎服，日1剂。

● **按语** 本案例中患者阵发性头晕1月，偶有胸闷心痛，疲乏无力，素有高血压糖尿病，心功能不全，舌红苔黄腻，可见痰湿困阻之象，薛教授拟方半夏白术天麻汤合温胆汤加减，意在化痰息风，祛湿和胃，行气化浊；二诊酌加砂仁、郁金，意在加强其化湿行气之功用，故数剂服尽，患者症状明显好转。

（八）和解少阳，表里双解法治疗高血压

李某，男，58岁。

主　　诉 高血压3年余。

现 病 史 患者高血压病史3年余，5个月前血压增高至170/150mmHg，出现左侧面部胀麻、发紧感，遂于当地医院就诊。服用阿司匹林、依那普利后症状有所缓解，3个月前停药，2周前因淋雨受凉后出现上述症状明显加重的情况。现症见左侧面部发麻、发胀，左侧肩痛，左下肢发紧不适，颈项强直，伴头痛，胸闷，咳嗽，痰少色白，恶心。纳可，眠差，二便调，舌红，苔黄厚腻，脉弦紧。

既 往 史 既往有慢性胃炎病史，平素口服奥美拉唑，效果不佳。

辅助检查 BP：155/100mmHg。颈动脉彩超示：双侧颈动脉硬化。心电图示：窦性心动过缓伴不齐。颅脑CT示：未见明显异常。

中医诊断 眩晕病　表兼里实证

西医诊断 1.高血压　　2.慢性胃炎

治　　法 和解少阳，表里双解。

处　　方 小柴胡汤加减

柴胡15g	黄芩15g	半夏12g	甘草9g
葛根30g	天麻15g	白芍12g	炒枳壳15g
黄连12g	丹参15g	茯苓30g	羌活12g
大枣3个	生姜3片		

6剂，水煎服，日1剂。

6剂药毕，随访患者，患者前述症状皆已好转，病情明显减轻，稍加调养，患者血压已基本恢复稳定，症状也基本消失，病愈后未复诊。

● **按语** 高血压为临床常见的心血管疾病，在中医则属于"眩晕病"的

范畴。临床常以目眩、头晕等为主要症状表现。眩晕病的病因多系饮食不节、情志不遂、年高体虚、跌扑损伤等多种因素，引起机体脏腑功能失调，阴阳失衡，若再遇外感六淫等因素，极易诱致眩晕发作。眩晕病本系本虚标实之证，一般虚者多认为由髓海不足或气血亏虚，清窍不得其养所致；实者则多由风、火、痰、瘀上扰清空，清空失于安宁所致。中医认为，眩晕病的发生，虽病在头窍，然与肝、脾、肾三脏失调之功能密不可分。要知肝本系风木之属，其性主升主动，肝肾乙癸同源，共生共病，病理上肝肾之阴常感不足。若肝肾阴亏，水不涵木，阴不维阳，阳亢于上，抑或气火暴升，上扰头目，遂致眩晕。另外，脾原为后天之本，能化源气血而供机体之动力源源不竭，若脾胃受伤，不健则弱，难生气血，气血枯竭，难荣头目，终至清窍失养而成眩晕。肾为先天之根，藏精主骨生髓，脑为髓海，肾藏精，精生髓，肾精不足，髓海失充，亦可导致眩晕。

本案例中患者年高体虚，且已有高血压既往史3年余，机体已然产生脏腑、气血等方面的病理基础，平素口服降压药物尚能维持正常血压。3个月前的骤然停药及淋雨受凉是此次疾病发作的主要诱因。患者出现左侧面部发麻、发胀，左侧肩痛，左下肢发紧不适以及颈项强直等表现，是外感六淫（主要为风、寒、湿之邪）之后邪郁腠理、收引筋脉的肌肉紧缩、筋脉拘挛不舒的症状表现。头痛、胸闷，此二者皆系眩晕病发作的典型症状。因外受风寒湿邪，邪犯肺卫，肺失宣肃，肺气上逆，故发为咳嗽、咳痰。因患者有慢性胃炎病史，肺胃以膜相连，其气以降为顺，肺气宣肃失司，胃气亦升降失职，故见恶心。邪客卫表，营卫失和，阴阳失调，阳不入阴，阴不纳阳，阴阳不交，故见睡眠障碍。舌红，苔黄厚腻为内有痰湿郁热的表现。

小柴胡汤出自《伤寒论》，原本是少阳枢机之剂，为后世常用来和解表里的经典方剂。《伤寒论》中记载："伤寒五六日，中风，往来寒热，胸胁苦满，默默不欲饮食，心烦喜呕，或胸中烦而不呕，或渴，或腹中痛，或胁下痞硬，或心下悸、小便不利，或不渴、身有微热，或咳者，小柴胡汤主之。"胆为清净之府，无出无入，其经在半表半里，不可汗吐下，法宜和解。小柴胡汤组方精良，用药甚妙，方中柴胡、黄芩为君药，柴胡味苦微寒，为少阳主药，升阳达表，透解邪热，疏达经气；黄芩苦寒，清泄邪热，养阴退热。二者相辅相成，正如明·倪朱谟《本草汇言》中记载："清肌退热，柴胡最佳，然无黄芩不能凉肌达表。"柴胡与黄芩相配，共奏解肌退热、和解少阳之效。半夏辛温，健脾和胃，降逆止呕；人参补正气而和中，使邪不得复传入里，二者相配，有"见肝之病，知肝传脾，当先实脾"之意，共为臣药；生姜散卫阳、升胃气，大枣滋营阴、益脾气，二者相配共为佐药。邪在半里半表，则营卫争。故用姜、枣之辛甘，以和营卫为使也。正如《本草从新》所言："生姜得与大枣并用，取其和脾胃之津液而和营卫。"炙甘草健脾益气，调和诸药，为使药。诸药合用，可和气血，和脏腑，和阴阳，共奏和解少阳之功效。

针对本案患者，考虑到既有寒湿之邪在表，又有脏腑、气血不足在里，薛教授拟方小柴胡汤加减化裁，意在和解少阳，表里双解，以防邪气继续入里为患。此外，酌配葛根，意在解肌升阳，生津舒筋，以缓项背强直、面肌拘挛。加入天麻，意在平抑肝阳，祛风通络，息风止痉；同时天麻配半夏，亦有化痰、祛湿、息风之半夏白术天麻汤之妙。白芍可柔肝养血，益阴敛营，合大枣、生姜，有调和营卫之功用。茯苓、羌活健脾祛湿。丹参主入心肝之经，能养血活血，清热凉血，除烦安神，可改善患者的睡眠情况。考虑到患者此时外邪已入里化热或素有蕴热，故设黄连，其性寒，味苦，主入心、脾、胃、肝、胆、大肠经，有清热、泻火、燥湿之功用，其性寒、味苦，故能肃降胃气，有清胃止恶之妙用。

五、心脏神经症医案六则

（一）疏肝健脾，理气和中法治疗心脏神经症

于某，女，32 岁。

主　诉　心慌 1 年余，加重 3 个月。

现病史　患者晚餐后频发心慌，伴气短、胸闷、乏力，手足冷凉，战栗，偶伴恶心呕吐，持续 12 小时余，服酒石酸美托洛尔（倍他乐克）后缓解。现心慌胸闷，乏力，气短，胃痛，餐后更甚，嗳气，纳呆，眠差多梦易醒，大便可，夜尿频，舌淡苔薄，边有齿痕，脉沉细。

辅助检查　BP：109/74mmHg，HR：108 次 /min。心电图提示：T 波呈负正双向。

中医诊断　脏躁　肝气郁结证

西医诊断　心脏神经症

治　法　疏肝健脾，理气和中。

处　　方	柴胡 12g	黄芩 9g	半夏 12g	甘草 6g
	党参 30g	桂枝 15g	生龙牡各 30g	干姜 9g
	黄连 9g	苏叶 6g	陈皮 15g	砂仁 9g
	炒谷稻芽各 15g	白芍 9g	黄芪 30g	大黄 6g

水煎服，日 1 剂，共 14 剂。

二　　诊　服药后诸症俱减，现偶感心慌，手抖，睡眠一般，多梦，食欲得以改善，舌淡红，苔薄白，脉沉细。

处　　方　上方加炒酸枣仁 30g，菟丝子 15g。

水煎服，日 1 剂。继服 14 剂。

后随访仅偶有心慌，余无不适，将息调养数月，诸症皆消，后不复诊。

● **按语**　脏躁一词始见于《金匮要略·妇人杂病脉证并治》，书中记载："妇人脏躁，喜悲伤欲哭，象如神灵所作，数欠伸，甘麦大枣汤主之。"原指妇女精神忧郁，烦躁不宁，无故悲泣，哭笑无常，喜怒无定，呵欠频作，不能自控者，称脏躁。若发生于妊娠期，称"孕悲"；发生在产后，则称"产后脏躁"。中医的脏躁一证，与西医学的心脏神经症、自主神经功能失调、抑郁症、焦虑症等疾病相对应，临证之时可中西医相互参考对照辨治。本案中患者疾病的症状多而繁杂，患者表现为表演人格，且没有明显的器质性疾病与该症状相对应，因此可以诊断为心脏神经症。其主要病机为肝气郁结于内，阳不外达。阳郁于内，不能外达，心脉失养故见心慌、气短之症；胸阳不展，故见胸闷之症；阳郁于内，不达四末，故见手足冷凉之症；郁气郁闭，筋脉失养，故而表现为战栗。薛教授拟方以大柴胡汤加减治疗，意在清利肝胆之气，肝气和则诸症减。一般来说，脏躁多系由情志异常引起，或脾气虚弱累及于肝，稍有情志不遂即可诱致疾病发作，但这些都离不开脾虚肝郁的病机演变。薛教授认为，若偏于肝郁则可用逍遥散酌加顾护脾胃的药物，如陈皮、厚朴、砂仁等；若有热象则可用大柴胡汤加减化裁；若偏于脾虚则可用香砂六君子汤酌加疏肝理气的药物，如佛手、柴胡、郁金、香附等。现代生活节奏加快，带给人们很大的精神压力，这也是脏躁发病人数逐渐增多的大环境。脏躁一证，除了药物治疗外，还应该与患者进行充分的沟通，进行心灵的疏导，且必须得到患者充分的配合，才能获得良好的临床疗效，因此临床治疗此类病证，要充分重视精神疗法的重要性。

（二）滋阴补肾，清热宁心法治疗心脏神经症

孔某，女，76 岁。

主　诉　心慌 1 年余，加重 1 个月。

现病史　患者既往体健，否认冠心病、高血压、糖尿病等重大病史，1 年前无明显诱因出现心慌，近 1 个月加重，头晕，眼花，双下肢酸痛，腰痛，双下肢沉重，反酸烧心，口干口苦，视物模糊，耳鸣，眠差易惊，续睡困难，自汗盗汗，易疲劳，纳可，大便不通，夜尿频，舌红苔白，脉沉细。

辅助检查　血压 136/66mmHg。

中医诊断　脏躁　肾阴不足证

西医诊断　心脏神经症

治　法　滋阴补肾，清热宁心。

处　方

山药 30g	山茱萸 15g	熟地 30g	当归 15g
菟丝子 30g	枸杞 15g	牛膝 15g	龟甲 12g
黄柏 12g	乌贼骨 30g	木瓜 15g	砂仁 30g

水煎服，日 1 剂。继服 14 剂。

二　诊　心慌、口干口苦、腰痛较前明显减轻，自感反酸烧心仍有发作，胆怯易惊，心前区偶不适，近日情绪不佳，血压比平素稍高，自汗盗汗，余无不适。纳可眠差易惊，小便频，舌红，苔薄白，脉沉细。血压 130/59mmHg。

处　方　六味地黄丸加减

半夏 12g	陈皮 15g	川连 12g	茯苓 12g
柴胡 9g	白芍 15g	枳实 12g	甘草 6g
白芍 12g	栀子 12g	泽泻 15g	生地 30g
黄柏 12g	知母 15g		

水煎服，日 1 剂。继服 14 剂。

三　诊　服药诸症减，平素心慌不发作，情绪激动及劳累后偶有发作。反酸好转，咽干，纳眠可，易醒，夜尿频。舌黯红，苔薄白，脉沉。

处　方　上方继服 14 剂。后随访基本不影响生活。

● **按语**　脏躁一证多发于性格内向之人，病位在肝，多累及多脏，易致心肝脾肾同病。对于年高者，以肝肾同病多见。素多抑郁，忧愁思虑，情志不畅，气机郁滞，引起肝失疏泄，肝气郁结，肝疏泄不利，气郁日久化

火，致急躁烦怒，情感激烈；肝火上扰清窍，则头痛头胀；肝火扰心，则心烦，失眠多梦；肝气横逆，乘脾犯胃，脾失健运，则不欲饮食，胃气上逆则反酸烧心，脘腹胀满；脾虚化源不足，气血亏虚；郁火耗伤精血，这些因素致阴伤血燥，脏阴不足，五脏失于濡养。由于心主神志，心藏神，心失所养，神无所归，则精神恍惚，忧郁不宁，夜卧不安。心失所养，则心神失守，以致精神惑乱，悲忧善哭，或喜怒无常，不能自主。肾阴亏虚，不能上荣头目，则头晕、耳鸣；外府失养，则腰膝酸软。

本案中薛教授治病求本，从滋补肾阴入手，给予六味地黄丸滋阴补肾，同时合龟甲、黄柏滋阴清热，乌贼骨、砂仁补中和胃，木瓜治吐泻筋挛，从肾入手，直指病本。二诊时心慌、口干口苦、腰痛较前明显减轻，自感反酸烧心仍有发作，胆怯易惊，心前区偶不适，此诊不宜再补肾，改为柴胡疏肝散加减疏肝理气，清热降逆；三诊时疗效明显，遂守方不移。脏躁一证，症状变化多端，治疗周期往往较长。

（三）潜阳敛阴，益气固表法治疗心脏神经症

董某，女，54岁。

主　　诉　严重畏寒，时有胸闷、心下不舒2年。

现 病 史　患者近两年常有怕冷畏风，脚后跟及颈肩腰腿处均酸痛不适，遇事汗出多，盗汗，时有胸闷、心下不舒难以名状感。

现症见胁肋刺痛，胃脘不适，晨起稍食甜即反酸烧心。口干，腿肿乏力，晨起手有胀感。纳可，眠差（因后半夜起夜13次，影响睡眠），大便秘（情绪急躁时加重），排便无力，大便不成形，小便夜尿多。舌红苔薄白，脉弦细。

既 往 史　停经近2年，否认冠心病，高血压，糖尿病。妇科宫颈糜烂，息肉及乳腺增生，儿时曾患肝炎。

辅助检查　BP：125/84mmHg。

中医诊断　胸痹　肝气不舒，卫外失固证

西医诊断　心脏神经症

治　　法　潜阳敛阴，益气固表。

处　　方　柴胡加龙骨牡蛎汤合玉屏风散加减

柴胡 12g	党参 15g	半夏 12g	甘草 6g
麦冬 30g	桂枝 15g	生龙牡各 30g	威灵仙 15g

| 巴戟天 15g | 防风 9g | 炒白术 12g | 茯苓 15g |
| 车前子 30g | 当归 15g | 黄芪 30g | |

14 剂，水煎服，日 1 剂。

二　诊　服药效可，胸闷较前好转，双脚后跟、膝盖疼痛减轻。晨起时双手发胀麻木，下午双下肢发胀，腹部受风受凉后有肠鸣音，眼睛干涩，视物模糊，健忘，心烦意乱，耳鸣，易疲劳，体力一般，无口苦、口干。纳，眠一般，眠浅，二便调，舌淡苔白，脉细。BP：136/82mmHg。

处　　方　原方加炮姜 15g。

21 剂，水煎服，日 1 剂。

三　诊　病史同前，服药效一般，服 2 剂后出现口疮，现着急上火后胸闷、右肋部不适，仍双手发胀，左手发麻，双下肢发胀减轻，腹泻 2 天，每天 2 次，眼部不适较前明显减轻，体力一般。纳差、眠差，二便调，舌红苔白，脉细。

柴胡 9g	白芍 12g	炒枳壳 9g	甘草 6g
知母 12g	黄柏 12g	熟地黄 15g	香附 12g
栀子 9g	牡丹皮 9g	肉桂 6g	青皮 9g
茯苓 15g	山药 15g	五加皮 12g	

14 剂，水煎服，日 1 剂。

四　诊　病史同前，现晨起右上肢及手掌麻木，恶寒恶风，遇凉疼痛，酸胀，两侧颈肩酸胀、疼痛，腰痛遇寒加重，体力较差，劳累后心慌，乏力，偶有堵塞感。纳可，眠一般，早醒（凌晨 3~4 点即醒），醒后难以入睡，二便调，舌淡苔白，脉细涩，BP：132/76mmHg。

黄芪 30g	当归 15g	桂枝 20g	细辛 6g
制附子 12g	肉桂 9g	桑寄生 15g	羌活 6g
杜仲 15g	牛膝 15g	木瓜 15g	川续断 15g
威灵仙 15g			

14 剂，水煎服，日 1 剂。

●　**按语**　薛教授认为胸痹主要责之于肝肾阴盛，心肺阳虚，胸中浊阴不降，清阳不升，痞满交结，治宜升阳散结，敛阴降逆。临证时注重辨证论治，根据病情发展、病机变化，灵活采取不同的治法，用药往往能获得良效。

本例患者发作性胸闷，心下不舒，胁肋刺痛，平时多自汗，盗汗，眠差，小便频次多，大便无力，舌红苔白，脉细弦。实为肝气郁结，阳虚气滞，阴虚火旺，上扰心胸。选用柴胡加龙骨牡蛎汤合玉屏风散，潜阳敛阴，镇静安神，降逆开郁，补气固表，标本兼顾，使阴固而水能制火，热清则耗阴无由；益气固表与敛阴潜阳相配，敛阴潜阳为本，益气固表为标，以使营阴内守，卫外固密。二诊加炮姜以散寒止痛，三诊调整方剂疏肝泻火，四诊补肾温阳，患者症状明显改善。

（四）固表敛汗，益肾填精法治疗心脏神经症

刘某，女，67 岁。

主　　诉　自汗甚 1 年余，加重 1 月。

现 病 史　患者自觉轻度活动后出现自汗，前胸后背尤甚，前额及面部发胀，咽干咳嗽，无痰，胸闷憋喘，双足发冷，偶有头晕，耳鸣。

现症见视物模糊，双下肢乏力，无水肿，双腿畏寒怕冷，余无明显不适。纳眠可，二便调，舌红苔黄腻，边有齿痕。

中医诊断　自汗　气虚津亏，阴阳偏虚

西医诊断　心脏神经症

治　　法　固表敛汗，温肾填精。

处　　方　当归六黄汤合桂附汤加减

制附子 12g	牛膝 15g	木瓜 15g	熟地黄 30g
知母 15g	黄柏 12g	肉苁蓉 30g	白芍 15g
当归 15g	乌梅 30g	蒲公英 15g	桂枝 12g
浮小麦 45g	黄芪 30g		

7 剂，水煎服，日 1 剂。

二　　诊　病史同前，现症见自汗甚，前胸后背尤甚，前额发胀，面部发胀发麻，仍有咽干，口苦缓解，咳嗽缓解，胸闷憋喘缓解，双足发凉，大趾尤甚，双下肢乏力。纳眠可，二便调，舌红润，苔黄，脉沉细缓。BP：129/81mmHg。

处　　方　上方加肉桂 9g，砂仁 9g。

7 剂，水煎服，日 1 剂。

● **按语**　本例患者自汗日久，双下肢乏力并畏寒怕冷，舌红苔黄腻，边有齿痕，实为气阴亏虚，表虚不能固汗，阳气衰微，虚火内燔之征，方取当归六黄汤合桂附汤，补气温阳，固表敛阴止汗，标本兼治；二诊加肉桂引火归元，砂仁行气和胃，阴阳调和，阴平阳秘，症状明显改善。

（五）潜阳镇静，益气健脾法治疗心脏神经症

于某，女，32 岁。

| 主　　诉 | 心慌 1 年余，加重 3 个月。 |

现 病 史　患者晚餐后频发心慌，伴气短，胸闷，乏力，手足冰冷，战栗，偶伴恶心呕吐持续 1 ~ 2 小时，服酒石酸美托洛尔（倍他乐克）后缓解。现症见心慌，胸闷，乏力，气短，胃痛吗，餐后更甚，嗳气，纳呆，眠差，多梦，易醒，大便干，小便夜间频，3 ~ 4 次，舌淡苔薄，边有齿痕，脉沉细。BP：109/74mmHg，HR：108 次 /min。

辅助检查　ECG：T 波呈负正双向（Ⅱ，aVF）。

中医诊断　心悸病　心胆虚怯，肝不藏魂证

西医诊断　心脏神经症

治　　法　潜阳镇静，益气健脾。

处　　方　柴胡加龙骨牡蛎汤加减

柴胡 12g	黄芩 9g	半夏 12g	甘草 6g
党参 30g	桂枝 15g	生龙骨牡蛎各 30g	
干姜 9g	黄连 9g	苏叶 6g	陈皮 15g
砂仁 9g	焦三仙各 15g	白芍 9g	黄芪 30g

14 剂，水煎服，日 1 剂。

● **按语**　柴胡加龙骨牡蛎汤出自《伤寒论》，原方治"伤寒八九日，下之，胸满烦惊，小便不利，谵语，一身尽重，不可转侧者"，有调和阴阳、调畅气机、镇心安神之功用，为小柴胡汤之变方。方中柴胡行气解郁，龙骨、牡蛎镇静安神，三者合为君药。黄芩擅清肝胆之热，大黄能清泄郁热。桂枝、茯苓能通阳化气而利小便，半夏、生姜能和胃降逆，燥湿祛痰。铅丹，《本草纲目》谓其"能坠痰去怯"，且能增强半夏、生姜降气化痰之力，又可助龙骨、牡蛎镇惊定搐，以上共为臣药。人参、大枣益气和营，扶助

正气，有祛邪扶正之功效，合为佐药。全方组方精良，药专力宏，温清攻补并举，共奏疏肝气、清肝热、清化痰热、宁心安神之功。

本案例患者发作性心慌、胸闷、气短乏力，眠差易醒多，舌红苔白，脉沉细。实为肝不藏魂，心气虚损，心胆虚怯。选用桂枝加龙骨牡蛎汤加减，一是启少阳三焦枢机，益心镇肝，二是益气健脾，行气散寒，培本以治标。全方降心经之逆气，补养心之阳气，健运脾土以固后天之本，使心神得安。

（六）疏肝泻热，理气解郁法治疗自主神经功能失调

霍某，女，40岁。

主　　诉　憋气4月余。

现 病 史　患者4个月前因咽炎于当地诊所输液治疗，具体用药不详，后出现心慌、胸闷、憋气，未进行治疗。现患者憋气感明显，偶有心慌、胸闷，三天前患者憋气感加重，有濒死感。平时患者烦躁，紧张时双手有抽搐感，头晕，偶有头痛，上腹不适，自诉伴有低热，夜晚降低。纳眠一般，二便调。舌淡苔白，脉弦细。

辅助检查　心电图示：Ⅱ、Ⅲ、aVF T波低平或倒置。

中医诊断　郁证　肝郁火热证

西医诊断　自主神经功能失调

治　　法　疏肝泻热，理气解郁。

处　　方　四逆散加减

柴胡 24g	白芍 30g	炒枳壳 15g	甘草 9g
半夏 12g	茯苓 20g	厚朴 15g	苏梗 9g
党参 15g	连翘 20g	山栀 15g	青皮 15g
生姜 3片	大枣 10个		

水煎服，日1剂，共7剂。

二　　诊　服药后仍感憋气明显，偶有心慌、胸闷、头晕，左侧甲状腺轻度肿大，上腹不适，颈项强直。纳可，眠差，入睡困难，二便调，舌红，脉弦。

处　　方

黄连 12g	半夏 12g	厚朴 15g	茯苓 30g
陈皮 12g	苏叶 6g	桂枝 9g	丹皮 9g
连翘 15g	山栀 15g	黄芩 15g	玄参 15g

水煎服，日1剂，共6剂。

三　诊　服药后憋气明显减轻，心慌、胸闷、头晕较前减轻，偶有咽痛，上腹不适、颈项强直明显减轻。纳眠可，二便调，舌红，苔薄黄，脉弦。

处　方　上方加白芍30g，去苏叶，6剂，水煎服，日1剂。

● **按语**　自主神经功能失调是临床中的常见疾病，起病急，症状多，而无相应器质性改变，中医认为，该病当从中医"郁证"的角度来认识。《素问·疏五过论》中言："离绝菀结，忧恐喜怒，五脏空虚，血气离守。"长期紧张情绪或精神刺激，可引起脏腑气机升降失调，气血功能失和，最终造成诸病群起，怪症丛生，变生郁证。郁证常涉及五脏六腑，与肝关系最为密切。肝主疏泄，性喜条达而恶抑郁。情志不舒，肝失疏泄，则肝气出现郁滞。若肝气上逆于咽喉，则咽中如有异物梗阻；若肝气横逆，克犯脾胃，胃失和降则见脘痛、呃逆、呕吐酸水。肝郁日久亦可化生火热，临床常见两胁胀满或窜痛、胸闷不舒、头晕、目赤、耳鸣、面赤、口干、口苦、小便黄、大便不通、舌红、苔黄、脉弦数等症状。对于肝气郁结、肝郁化火型郁证，中医治疗多从疏肝泻火、行气解郁方面入手。

本案例中薛教授以四逆散为基础方，意在透邪解郁，疏肝理脾。方中柴胡味苦，性平，甘草味甘，性平，二药相伍起补脾疏肝之效用。芍药、甘草相配，此为芍药甘草汤。二者相伍，酸甘化阴可生养津血，疏泄郁结，通畅气道。枳实、芍药相配，构成枳实芍药散，二药相伍宣畅气血，疏通郁滞。枳实、柴胡、芍药乃大柴胡汤组成部分，三药相伍能疏泄肝木，畅理脾滞，和解枢机。四药组方精妙，暗合"升降"之理。柴胡主升，枳实主降，芍药主收，甘草主散。柴胡、甘草行阳，枳实、芍药走阴，阳升阴降，升降相宜。四药相合，共奏调土疏木，和解枢机，宣布阳气，疏泄热结之功效。药达病所，热解郁散，故能迅速缓解郁证患者的临床症状。

六、心肌病医案六则

（一）清肝泻火、活血理气法治疗高血压心脏病

何某，男，72岁。

主　诉　眩晕反复发作半年余。

现病史　患者有高血压病史25年，于2007年6月因冠心病行PCI手术，

放入支架 3 个。近半年来，时感眩晕、胸闷，活动后加重，偶感双上肢及双下肢麻木，口干口苦，曾因高血压肾损害行右肾摘除术，现感右侧腰痛。纳眠可，夜尿多，大便正常，舌质紫黯，苔薄黄，脉弦。

辅助检查 心电图：完全性右束支传导阻滞、ST-T 改变。心脏彩超：左房38mm，室间隔 15mm，左心室 55mm，射血分数 65%，提示：高血压心脏病、节段性室壁运动异常、主动脉瓣钙化、二、三尖瓣反流（轻度）。

中医诊断 1. 眩晕病 肝胆火盛证 2. 胸痹

西医诊断 1. 高血压心脏病 2. 冠心病 PCI 术后 3. 右肾摘除术后

治 法 清肝泻火，活血理气。

处 方 大柴胡汤加减

柴胡 12g	白芍 30g	枳壳 15g	大黄 9g
黄芩 12g	半夏 9g	丹参 30g	砂仁 9g
桂枝 20g	黄芪 60g	细辛 6g	当归 15g
三七粉（冲服）3g	冰片（冲服）1g	锁阳 15g	

水煎服，日 1 剂。继服 14 剂。

二 诊 服药可，头晕较前减轻，双上肢麻木较前减轻，偶头胀，乏力，余无不适。血压 140/85mmHg。纳眠可，二便调。舌黯苔黄腻，脉弦。

处 方 上方加人参 15g，水蛭 9g，半枝莲 30g。

水煎服，日 1 剂。继服 14 剂。

三 诊 诸症基本消失，血压控制可。

处 方 上方为丸，每次 9g，每天 3 次。

● **按语** 高血压心脏病以左心室肥厚、室间隔肥厚为主要表现，在中医辨证治疗方面略有特殊，既不同于单纯高血压，也不等同于其他类型心肌病。除了高血压本身的肝肾阴虚、肝阳上亢的病机之外，高血压心脏病多虚、多瘀、多变证，因此在辨证论治时应更加谨慎。

本案患者罹患高血压 20 余年，大血管并发症极多，时感眩晕、胸闷，活动后加重，偶感双上肢及双下肢麻木，口干口苦，属肝胆火旺之证。肝火上炎，火性炎上，故眩晕；肝阴不足，筋脉失养，故肢体麻木；口干口苦，苔薄黄为肝胆火盛之征象。用大柴胡汤清利肝胆湿热。由于高血压心脏病不同于普通高血压，治疗时要考虑病本，标本兼治，同时以失笑散散瘀行血，丹参、三七、冰片活血定痛，桂枝、细辛温阳通络。二诊症状明显减轻，加人参益气生津，水蛭活血通络，半枝莲清解内热。三诊时效不更方，改为丸剂长服。

　　一般来讲，丸剂溶散、释药缓慢，可延长药效，降低毒性、刺激性，减少不良反应，适用于慢性病治疗或病后调和气血但丸剂也有缺点：生产操作不当易致溶散、崩解迟缓；以原粉入药，微生物易超标。使用时应注意不要一剂制作太多，且在夏天时应该放入冰箱冷藏。

（二）温中健脾，泻肺祛痰法治疗风湿性心脏病

刘某，男，64 岁。

主　　诉　心悸 20 余年，加重 6 个月。

现 病 史　患者无明显诱因出现心慌，每天多次发作，伴胸闷气短，偶头晕，胃胀，体力差，现服螺内酯、华法林、呋塞米、酒石酸美托洛尔（倍他乐克）。纳眠可，二便调，舌红苔薄，脉沉细。既往风湿性心脏病主动脉瓣置换术后 3 年，高血压 15 年。血压 146/106mmHg。心脏彩超：左房 47mm，室间隔 11mm，左室 70mm，右室 24mm，射血分数 30%。提示：风湿性心脏病，主动脉瓣人工瓣膜置换术后，二、三尖瓣反流（轻度），肺动脉高压（轻到中度），左心室条束。

中医诊断　胸痹心痛病　心阴不足证

西医诊断　风湿性心脏病联合瓣膜病变　主动脉瓣置换术后

治　　法　温中健脾，泻肺祛痰。

处　　方

制附子 12g	砂仁 9g	甘草 12g	葶苈子 30g
黄芪 45g	人参 15g	茯苓 30g	泽泻 30g
桂枝 20g	炒白术 15g	猪苓 30g	车前子 30g
冬瓜皮 30g	当归 15g	木香 9g	陈皮 15g
川贝 6g	生姜 3 片		

水煎服，日 1 剂。继服 14 剂。

二　　诊　患者诉诸症减，体力恢复，偶心慌，乏力，夜眠差，舌红苔薄，脉沉细。

处　　方　上方加水蛭 9g，炒酸枣仁 30g。

水煎服，日 1 剂。继服 14 剂。随访基本无不适。

● **按语**　风湿性心脏病症状隶属于"怔忡""喘证""水肿"等范畴，其病机主要是风寒湿邪内侵，日久化热，或风湿热邪侵犯于心脉，心脉痹阻，气血运行不畅，心失所养，心神不安，临床可见心悸、怔忡、气失温煦，故四肢逆冷，面色㿠白，舌唇色黯。风湿性心脏病首要在本虚，然后有风寒外袭，正虚在内，风寒在外，内外夹攻，正气无力鼓邪外出，病邪深入，逐渐成为重证。风心病多为本虚标实，虚实夹杂。本虚为正气亏虚，不能卫外，标实多为痰浊、瘀血。

本案例患者出现心慌症状，且每天多次发作，是心失所养，心脉不畅所致；见胸闷气短、头晕症状，是清阳不升，阳气失于推动所致；胃胀之症，是痰饮停于中焦，脾胃留饮所致。治疗上当以益气健脾为主，黄芪、附子、人参、桂枝能温阳益气，砂仁、甘草、茯苓、白术可补中焦脾胃之气，以助气血化生之源，泽泻、猪苓、车前子、冬瓜皮可利水渗湿，木香能醒脾，陈皮、川贝母擅消有形之痰，葶苈子主泻肺，可消无形之痰。二诊时以水蛭增强活血通络之力，所谓"血不利则为水"，炒酸枣仁有安神宁心之功效。

酸枣仁味甘，性平，有宁心安神、滋养心肝阴血之功效，为治疗心阴虚、心神不宁之要药。擅治心失所养之心悸、失眠，常与养阴、补血、安神之品配伍，如《校注妇人良方》之天王补心丹，以之与麦冬、地黄、五味子等同用。酸枣仁还可用于体虚多汗。表虚不固，自汗出者，宜与黄芪、白术等益气固表之品配伍。阴虚潮热盗汗者，宜与山茱萸、五味子等养阴、敛汗之品配伍，以增效。生酸枣仁甘平之性较强，主要用于宁心安神，治疗失眠症较好。炒酸枣仁收敛之性较强，多用于治疗自汗、盗汗之症。

（三）滋阴泄热，阴阳并补法治疗肥厚型梗阻性心肌病

秦某，女，70 岁。

主　　诉　阵发性胸闷、憋喘 10 年余。

现 病 史　患者于 2011 年因胸闷、憋喘于肥城市中心医院住院，诊断为"肥厚型梗阻性心肌病、心力衰竭（心功能Ⅳ级）、阵发性心房颤动"。后每年 2 次住院治疗，近日病情加重，住院 6 天后出院，现口服酒石酸美托洛尔（倍他乐克）、盐酸曲美他嗪、螺内酯等药。现症见胸闷、憋喘，阵发性，伴心慌，腹胀，背痛，夜间双腿麻木不适，无口干口苦，体力欠佳。纳眠可，入睡困难，

舌红苔薄白，脉弦。血压：153/88mmHg，心率：70 次 /min。心脏彩超示：左房 49mm，左室 49mm，射血分数 58%。提示：肥厚型梗阻性心肌病、主动脉瓣中度狭窄并轻度反流。

中医诊断 胸痹 阴阳两虚证

西医诊断 肥厚型梗阻性心肌病

治　　法 益气温阳，滋阴泄热。

处　　方 自拟复心汤加减。

制附子 12g	砂仁 9g	甘草 12g	黄柏 9g
龟甲 12g	葶苈子 30g	黄芪 45g	人参 15g
茵陈 30g	白术 15g	防风 9g	桂枝 20g
细辛 6g	干姜 6g	茯苓 30g	炒谷稻芽各 30g
大黄 6g			

水煎服，日 1 剂。服 14 剂。

二　　诊 服药诸症减，仍有胸闷、憋喘发作，但发作次数明显减少。腹胀消失，夜间腿麻减轻，睡眠改善，脚踝处每至下午轻微水肿，舌红苔薄白，脉弦。

处　　方 上方加酸枣仁 30g，茯苓皮 15g，大腹皮 15g。

水煎服，日 1 剂。服 14 剂。

三　　诊 胸闷、憋喘无发作，无腹胀，自感多汗，时冷时热，舌红苔薄白，脉弦。

处　　方 上方加青蒿 15g 鳖甲 15g（先煎）

水煎服，日 1 剂。服 14 剂。

患者已基本无症状。

● **按语** 肥厚型梗阻性心肌病的特征为心室肌肥厚，典型者在左心室，以室间隔为甚，偶尔可呈同心性肥厚。左心室腔容积正常或减小，偶尔病变发生于右心室。通常为常染色体显性遗传。梗阻性心肌病病理性质为本虚标实之证，本虚虚在气血，标实实在瘀血、痰浊。本病初起时多无明显临床症状，后期可能出现心力衰竭等危重症，因此宜早诊断、早治疗。气虚者可投以补中益气、四君子汤之属，血虚可以八珍汤为底方，瘀血者可合桃红四物，痰浊者不离二陈汤。

本案患者证属阴阳两虚，阴阳不相调和，阳虚不能推动，阴虚无以濡养，阴阳不能相济，发为诸症。胸阳亏虚，不能外展则胸闷、憋喘，心慌、背痛为经脉不通所致。投以自拟复心汤加减，制附子、黄芪、人参、白术培补中气，黄柏、龟甲、茵陈清热滋阴，葶苈子泻肺平喘，桂枝、细辛、干姜温中散寒，炒谷稻芽培补中焦，大黄少许通腑兼能活血。薛一涛教授擅长使用葶苈子，尤其对冠心病、风湿性心脏病、肺源性心脏病引起的心力衰竭，他认为葶苈子泻肺行水，具有很好的平喘止咳之功，应用时经常给予 30~45g 之大量，患者未诉不适，可放心应用。二诊时诉夜眠差，轻度水肿，给予酸枣仁安神，茯苓皮、大腹皮利水消肿，此为急则治标，对症治疗。三诊时自感多汗，时冷时热，给予青蒿、鳖甲滋阴，此属治本，因患者寒热不调，属阴不内守，阴阳相争，但阴阳两虚，无以达到寒战等剧烈交争的状态，因此患者有寒热交替感。此症状亦时常见于老年人。

（四）益气温阳，活血利水，升补宗气治疗老年退行性心脏瓣膜病

吴某，男，80 岁。

主　诉　憋喘 7 年余，伴双下肢浮肿 3 年。

现病史　患者于 2017 年 9 月因阵发性胸闷、憋喘、双下肢浮肿 3 年，加重 1 周入院，住院治疗 6 天后出院，自觉效果一般。患者憋喘、胸闷，活动后加重，持续时间较长，休息后缓解，现未服药，无头晕头痛，无胸痛，口微干，无口苦，双下肢凹陷性水肿，双手偶有僵硬感，自觉乏力困倦，体力差。纳可，眠一般，入睡困难，二便调。舌黯红，苔薄白，脉弦细。

辅助检查　血压 157/90mmHg，心率 87 次 /min。心脏彩超示左心房 30mm，左心室 48mm，射血分数 62%。提示：主动脉瓣钙化，主动脉瓣、三尖瓣反流（轻度），左室充盈异常。颈部血管彩超：双椎动脉硬化。下肢动脉彩超：双下肢动脉硬化。

中医诊断　胸痹

西医诊断　老年退行性心脏瓣膜病　主动脉瓣钙化　主动脉瓣、三尖瓣反流（轻度）　左室充盈异常

治　法　益气温阳，活血利水，升补宗气。

处　方

人参 15g	黄芪 60g	熟地黄 30g	五味子 9g
葶苈子 30g	制附子 12g	砂仁 9g	甘草 12g

桂枝 15g	茯苓 30g	茯苓皮 30g	猪苓 30g
泽泻 30g	冬瓜皮 30g	车前子（包）30g	炒酸枣仁 30g
升麻 6g	柴胡 9g	川芎 15g	浙贝母 6g

水煎服，日 1 剂。服 14 剂。

患者感觉良好，由于是外地患者，来往不便，电话沟通后继服上方 1 月，患者生活已如常人。

● **按语**　老年退行性心脏瓣膜病，又称老年钙化性心脏瓣膜病，是老年人出现心力衰竭、心律失常、晕厥以及导致猝死的主要病因之一，占据老年人心脏瓣膜病的首位。随着人类寿命的延长，老年退行性心脏瓣膜病的发病率随年龄增长而升高，在所有的老年心脏瓣膜病中约占 25%，在老年非风湿性心脏瓣膜病中占 80%。老年退行性心脏瓣膜病并不是老化所不可避免的疾病，与动脉硬化的危险因素相似，其独立临床危险因素包括年龄（随年龄每 10 年增加 2 倍）、性别（男性主动脉硬化或钙化发生率比女性高 2 倍；女性二尖瓣环钙化发生率高）、吸烟（使危险性增加 35%）、高血压（有高血压病史者危险性增加 20%），其他显著危险因素还包括身体超重、高脂血症、糖尿病等。

老年退行性心瓣膜病，中医认为可从"心悸""胸痛""喘证""水肿""虚劳""晕厥"等病证来进行认识。中医讲肾为先天之本，寓元阴元阳，受五脏六腑之精而藏之，肾虚则五脏六腑皆虚；脾为后天之本，气血生化之源，主运化水谷精微，化生气血，脾虚则气血生化乏源。年老之人，多伴有脏腑生理功能的衰退，脾肾两虚，气血乏源。气为血之帅，气行则血行，气虚则血滞，复因血少脉道滞涩，终成血瘀之疾。

老年退行性心脏瓣膜病多系本虚标实之证，其病因病机多以脏腑虚损，气虚为主，尤以脾肾阳虚为其发病要点，血瘀水停为其标。因此在预防和治疗上当以固护元气，培补脾肾，并佐以活血化瘀为治疗要点，标本兼治，以减轻或延缓其发病。由于这一疾病多发于老年人，人过五十而阴阳自半，因此益气是治疗的基础，故临证多用人参、附子、党参、黄芪等药。本案中除了人参、黄芪、附子、桂枝外，另以葶苈子泻肺平喘，茯苓、茯苓皮、泽泻、冬瓜皮、车前子利水，升麻、柴胡升补宗气，使补而不滞，浙贝母化痰散结。诸药合用，共奏益气温阳，活血利水之功效，且能改善心脏功能，提高患者的生活质量。

（五）温通阳气，活血利水治疗退行性心脏瓣膜病

赵某，男，65 岁。

主　诉　心前区不适 4 个月。

现病史　患者于 4 个月前，因情绪激动后出现心房颤动发作，于上海交通大学附属医院就诊，使用阿司匹林肠溶片（拜阿司匹灵）、去乙酰毛花苷注射液（西地兰）、氯沙坦钾片（科素亚）等药物好转出院。一月前无明显诱因出现，心前区不适于齐鲁医院就诊，具体不详，好转后自动出院。现症见每日饭后出现心前区不适，偶有后背痛，伴双下肢沉重感，乏力，自汗，纳眠可，二便调，舌红苔薄，有裂纹，脉沉细弱。既往有高血压病史 9 年。现血压控制在140/70mmHg 左右。心脏彩超提示，主动脉瓣退行性变，二尖瓣轻度反流，三尖瓣轻度反流，肺动脉高压，轻度左室充盈异常。

中医诊断　1. 胸痹心痛病　胸阳不展证　　2. 眩晕病

西医诊断　1. 退行性瓣膜病　2. 高血压　3. 阵发性心房颤动　4. 心律失常

治　法　温通阳气，活血利水。

处　方

制附子 12g	桂枝 12g	炙甘草 15g	干姜 12g
淫羊藿 15g	丹参 15g	砂仁 6g	泽泻 12g
炒白术 15g	细辛 6g	大枣三枚	生姜三片

水煎服，日 1 剂。服 7 剂。

二　诊　病史同前患者自述服药 1 周后诸症缓解。后背部疼痛症状消失，平素偶有心慌，短暂，可自行缓解。活动后易出现憋气，双下肢沉重乏力。自汗症状改善不明显。眼干，纳眠可，二便调，舌红苔薄黄脉沉细。血压150/80mmHg。

处　方　上方去泽泻、炒白术、细辛，加党参 30g，麦冬 30g。

水煎服，日 1 剂。服 14 剂。

三　诊　服药后已基本无明显症状，仅偶有心慌。

处　方　上方继服 14 剂，已基本无症状。

● **按语**　中医文献中没有老年退行性心脏瓣膜病的记载，现代多根据其临床症状诊断为心悸、胸痛、气喘、水肿、晕厥等病。老年退行性心脏瓣膜病的病因尚未完全探明，无法进行病因治疗，也无有效的方法遏制其发展。中医认为其发病机制应为多脏器虚损，气虚为主，脾肾虚为重点，与

血瘀等实证相互作用，形成本虚标实之证。在预防和治疗上，应当以固护元气，培补脾肾，佐以活血化瘀为主，标本兼治，减轻或延缓老年退行性心脏瓣膜病的发病，提高老年人的生活质量。

本案特色在于除了益气温阳外，配伍了桂枝、细辛、大枣、生姜等解表药。解表药用于心系疾病的治疗来源于《黄帝内经》中的"损其心者，调其营卫"。心主血脉，一方面心气充沛与否直接影响血液能否正常运行；另一方面血脉充盈与脉道通利与否，反过来也会影响着心的功能。其中血脉之充盈又在很大程度上赖于营气的盛衰，而脉道之通利亦有赖于营气泌津液、助血行的功能。心主血脉当以血脉的正常结构及功能为基础，卫行脉外以固护，营行脉中以充养，营卫调和则是维持血脉功能的重要条件。营泌卫固则汗出正常，当营气不能分泌津液，卫气不能固肌表，则汗出异常。"汗为心之液"，汗出异常则又可伤及心之气阴，影响心主血脉的功能。所以《医宗必读》云："心之所藏，在内者为血，发于外者为汗，汗者，心之液也。"这些论述也说明营卫不足或不调可以引起心损及心主血脉的功能。

"损其心者，调其营卫"，启发人们探讨心与营卫之间的联系，并由此获得有关心损从营卫调治的理解及运用经验的认识。既然心与营卫之间存在密切的关系，调治营卫可治心病，那么一些以治心经病证为主的方药，如导赤散、天王补心丹、朱砂安神丸、酸枣仁汤、甘麦大枣汤等，是否也可用于以营卫失调为主要病机的诸如寒热、汗出异常、疮疡、感觉异常、疼痛等病证，尚且值得研究。

（六）益气清热，滋阴宁心法治疗左房心肌病

郭某，男，35 岁。

主　诉　阵发性心慌 3 年余。

现病史　患者于 3 年前因发热后出现阵发性心慌，遂就诊于临沂市中医院，诊断为"心房颤动"。现口服盐酸普罗帕酮片，每次 50mg，一天三次，效果尚可。现症见阵发性心慌，无胸闷、气短，无胸痛，无头晕、头痛，双下肢酸胀乏力。体力可，无口干口苦。纳眠可，二便调，舌淡红，苔白厚。否认高血压、糖尿病及冠心病史。

辅助检查　心脏彩超：左房 37mm，右室 22mm、射血分数 61%。心电图提示：心房颤动伴快速心室率。

中医诊断	心悸　气阴两虚证
西医诊断	1.左房心肌病　　2.心律失常　阵发性心房颤动
治　　法	益气清热，滋阴宁心。

处　　方

黄芪 30g	当归 15g	生龙牡各 30g	川连 12g
黄芩 9g	黄柏 9g	炒酸枣仁 30g	紫石英 30g
丹参 30g	僵蚕 12g	麦冬 30g	五味子 9g

水煎服，日 1 剂，共 21 剂。

二　　诊　病史同前，服药后心慌明显减轻，昨日自感心房颤动发作，双下肢酸胀乏力，体力尚可余无明显不适，纳眠可，二便调，舌紫黯，苔薄白，边有齿痕，脉沉细。

处　　方　上方加炙甘草 15g。

水煎服，日 1 剂，共 14 剂。

三　　诊　心房颤动未发作，双下肢乏力减，纳眠可，二便调，舌紫，苔薄白，边有齿痕，脉沉细。

处　　方　上方配水丸，每次 9g，每天 3 次，服 4～6 个月。未复发。

● **按语**　持续性、快速的心房激动造成心房心肌病，表现为心房收缩及舒张功能障碍，心房纤维化。心肌细胞钙循环异常、心肌能量耗竭，储备不足和利用障碍、氧化应激，冠状动脉血流减少等都是心房心肌病的重要病因。持续心房颤动时，心房对心室舒张期充盈的辅助作用丧失，左心室充盈压升高，造成功能性二尖瓣反流，左心房压力升高，左心房电－机械改变加重，促进心房颤动得以维持，再反过来加重左心功能障碍，形成恶性循环。

中医辨治心房心肌病应当从中医心悸病角度进行辨证论治。早期的心房心肌病表现不明显，是以心律失常为主，后期可能会出现心力衰竭等表现。但最好的治疗时间是在早期。总的病机是气阴两虚，阴虚火旺。治疗时以益气养阴、滋阴泻火为纲领。本案中以黄芪补气，黄连、黄芩、黄柏清三焦之热，龙骨、牡蛎、酸枣仁安神宁心，紫石英既能重镇安神，又能补心气，当归、丹参补血活血，僵蚕祛内风，麦冬、五味子滋阴养心脉。全方共奏益气清热，滋阴宁心之效。

左房心肌病有相当一部分与心律失常，特别是心房颤动密切相关，临证中见到不明原因而出现左心房增大者，要警惕该病发生，并对患者进行预警。

七、高脂血症医案二则

（一）燥湿化痰，脾肾兼顾法治疗高脂血症

张某，男，64 岁。

主　诉	头晕半年。

现 病 史　患者近半年头晕，晨起头晕明显，头昏沉，无头痛，无胸闷、胸痛。口干，无咳嗽、咳痰，体力可，余无明显不适。纳可，眠一般，二便调，舌红苔白，边有齿痕，脉弦。BP：138/92mmHg。

辅助检查　低密度脂蛋白胆固醇 4.56ng/L。心电图：T 波改变、左心室肥大。

中医诊断　血浊病　痰阻中焦证

西医诊断　高脂血症

治　法　燥湿化痰，兼顾脾肾。

处　方

半夏 12g	炒白术 15g	天麻 15g	泽泻 30g
焦山楂 30g	补骨脂 15g	荷叶 9g	丹参 30g
决明子 30g	何首乌 12g	红景天 15g	

水煎服，日 1 剂。服 14 剂。

二　诊　服药可，患者诉头晕好转，纳眠可，二便调。舌红苔白，边有齿痕，脉弦。

处　方　上方加党参 15g，白术 15g，苍术 15g。

水煎服，日 1 剂。服 28 剂。

后复查低密度脂蛋白胆固醇 3.56ng/L。

● **按语**　高脂血症属于中医的"痰证""虚损""胸痹""眩晕"等范畴。高脂血症主要因素体脾虚痰盛，或胃火素旺、饮食不节、恣食肥甘导致痰浊内生，或年老体虚、精气不足、阴虚痰滞、痰积血瘀化为脂浊滞留体内而为病。病理变化为素体脾虚、痰湿内盛、运化不利致脂浊郁积，或阳盛之体胃火旺盛、恣食肥甘厚味致痰热壅积化为脂浊，或痰积日久、入络成瘀而使痰瘀滞留，或年老体虚脏气衰弱，肝肾阴虚，阴不化血，反为痰浊痰积血瘀，亦可化为脂浊滞留体内而为病。高脂血症辨证治疗过程与"痰"密不可分，临床常从"痰浊"角度进行论治，常用药物有决明子、山楂、大黄等。

本案患者痰阻于中焦，清阳不升，清气不能上达清窍，脑髓失充，故

以半夏白术天麻汤为主方，伍以决明子、山楂降血脂，补骨脂、何首乌补肾，泽泻、丹参活血泄热，方剂药味不多，却药简力宏。

（二）滋阴清热，宁心安神治疗高脂血症

姜某，女，54 岁。

| 主　　诉 | 发现血脂升高两月余。 |

主　　诉　发现血脂升高两月余。

现 病 史　患者近 5 年来经常自觉心跳不规则呈阵发性时快时慢。两月前出现头顶胀痛、头昏沉。就诊于泰安市中心医院诊断为高脂血症。纳可，眠差，二便调，舌淡苔薄白，脉细，血压 150/90mmHg。

辅助检查　甘油三酯 6.31mmol/L，低密度脂蛋白 3.70mmol/L，脂蛋白（a）3.33mmol/L。心电图：正常。

中医诊断　血浊病　阴虚火旺证

西医诊断　高脂血症

治　　法　滋阴清热，宁心安神。

处　　方

黄连 12g	黄芩 15g	阿胶（烊化）11g	白芍 30g
柴胡 15g	枳壳 15g	甘草 9g	桂枝 12g
生龙牡各 30g	夜交藤 30g	合欢皮 15g	川芎 9g
知母 15g	磁石 30g	浮小麦 30g	大枣十个
生姜三片			

水煎服，日 1 剂，共 14 剂。

二　　诊　服药可诸症减仍感心慌头昏沉较前减轻余无明显不适。纳可，眠差，小便调，大便干。舌淡苔薄白，脉沉细。

处　　方　上方加大黄 6g　当归 12g

水煎服，日 1 剂，共 14 剂。同时另取 7 剂制水丸，每次 9g，每天 3 次。2 个月后甘油三酯 3.28mmol/L，低密度脂蛋白 3.06mmol/L，脂蛋白（a）1.38mmol/L。

● **按语**　高脂血症以肝肾两虚和痰阻血瘀两种证型最多见。高脂血症病理本质的认识比较一致，认为该病实则痰湿与瘀血，虚则以脾虚、肝肾阴虚为主。经药理研究证实降血脂的单味中草药包括山楂、首乌、泽泻、决明子、大黄、灵芝、虎杖、银杏叶、梧桐叶、蒲黄、绿豆、昆布、红花、

三七、丹参、女贞子、白金丸、茺蔚子、金银花、荷叶、葛根、茵陈等，在临床上可据其药性及患者具体证候选用。

对中焦湿热者，证见烦渴、尿黄赤有异味、腹胀、浮肿、脉滑数、舌苔腻者，可以用金银花、荷叶、菊花、连翘、玉米须、泽泻、草决明、茯苓、虎杖、忍冬藤等。对中焦痰湿盛者，证见形体肥胖、四肢倦怠、腹胀纳呆、咳嗽有痰、大便溏薄、脉滑、舌苔腻，可用二陈汤配伍竹茹、枳壳、瓜蒌、胆南星、杏仁等。血脂高又见形体壮实、大便秘结、腹胀、脉有力、舌苔厚腻者，宜清里通下。痰结热证，轻者用川军、山楂、麦芽、旱芹菜、茵陈、黄芩、枳壳、胡黄连，重者加用生大黄或芒硝、番泻叶。

八、膏方医案二则

（一）益气活血膏方治疗冠心病

孙某，男，44岁。

主　　诉　背胀、嗝气1年余。

现 病 史　患者近1年由于服用阿司匹林出现背胀、嗝气，未系统治疗，现胃胀，无胃痛，嗝气多，时咳吐黄色黏液及黏痰。纳眠可，二便调，舌淡苔白，脉弦细。纳眠可，二便调，舌淡苔白。

查　　体　血压107/72mmHg，心率82次/min。

既 往 史　冠心病史7年。2012年第1次急性心梗，保守治疗。2017年8月，再次急性心梗，置入支架两枚。2018年3月于北京阜外医院行心脏搭桥手术。否认糖尿病高血压及其他慢性病史。吸烟史20余年，饮酒史20余年。

辅助检查　心脏彩超提示：射血分数58%。冠脉CT提示：冠状动脉搭桥术后，桥血管通畅。

中医诊断　胸痹心痛病　气虚血瘀证

西医诊断　1.冠心病PCI术后　　2.冠脉搭桥术后　　3.陈旧性心梗

治　　法　益气活血，祛痰通络。

处　　方　活血通脉膏方。

红参 60g	玄参 400g	红花 300g	首乌藤 500g
柴胡 300g	炒枳壳 200g	白芍 500g	赤芍 500g
甘草 100g	蒲黄 200g	五灵脂 100g	丹参 500g

檀香 100g	砂仁 100g	烫水蛭 100g	全蝎 100g
桂枝 200g	牡丹皮 150g	茯苓 500g	炒桃仁 300g
川芎 200g	焦山楂 500g	泽泻 300g	三七粉 100g
制首乌 200g	当归 300g	熟地黄 300g	牛膝 300g
浙贝母 300g	清半夏 300g	黄连 150g	瓜蒌 300g
黄芩 150g	黄柏 150g	大黄 100g	黄芪 300g
党参 300g	葛根 500g	红景天 300g	阿胶 200g
龟甲胶 100g	辅料黄酒 500g	蜂蜜 200g	冰糖 100g

此处方量为两个月所用膏方剂量，由医院制剂室专门制备成膏方，并区分剂量，每日两次服用，每次1包。患者服用3月后随访，次年未因健康问题就医。

● **按语** 秦伯未先生对现代膏方解释为"膏方者，博雅润泽也"。"博"指的是当前所见的膏方使用的药物很多；"雅"是指避免使用或者少用对人体有毒副作用的药物；"润"指的是膏方具有滋润作用；"泽"是外观漂亮，质量优异。

膏方具有"三小"特征：用量小，如配伍得当则副作用与服药反应均较小。由于长期服用，具有高效、速效、长效的特点。同时，膏方便于运输、贮存、携带，便于服用，这些特点使膏方具备普通汤剂不具备的优势。

冠心病属慢病中重要的一大类，发病率高，对生活质量影响大，采用膏方治疗颇具长处。本案中以红参、黄芪、党参益气；红花、赤芍、丹参、蒲黄、水蛭、牡丹皮、桃仁、三七、当归、葛根、全蝎活血化瘀；柴胡、枳壳行气理气；首乌、熟地黄、牛膝补肾益精；黄芩、黄连、黄柏清热，制诸药热性；浙贝母、半夏、茯苓健脾化痰；玄参、白芍、阿胶、龟甲胶滋阴养血。蜂蜜既矫臭矫味，又能收膏，一药多用。

（二）温阳益肾治疗心力衰竭

刘某，女，47岁。

主 诉 乏力2月余。

现病史 患者有心力衰竭史3年，自述两月前劳累后出现乏力，纳少，食多则吐，现服用螺内酯、托拉塞米片、地高辛、培哚普利（雅施达）、卡维地洛等。现症见乏力，食少纳差。食多则腹胀、呕吐，无胸闷胸痛，头晕无头痛，夜间后背痛。憋喘，夜间可平卧。胃寒，手足凉，咳嗽，有白痰。纳少眠差，入睡难，二便调，舌淡苔白滑。

辅助检查　心电图提示：室性期前收缩、点轴右偏、室内传导阻滞。心脏超声提示：左房 40mm，室间隔 10mm，左室舒张末内径 53mm，射血分数 28%。

中医诊断　心力衰竭　肾阳亏虚证

西医诊断　心力衰竭　心功能Ⅲ级

治　法　温阳益肾，益气活血。

处　方

附子 500g	干姜 400g	肉桂 100g	桂枝 300g
淫羊藿 300g	制巴戟天 300g	菟丝子 200g	枸杞子 300g
盐杜仲 300g	炙黄芪 500g	党参 500g	酒萸肉 500g
山药 300g	生地黄 300g	熟地黄 300g	牡丹皮 100g
茯苓 300g	泽泻 200g	当归 300g	麦冬 300g
黄柏 300g	炒谷芽 100g	炒麦芽 100g	栀子 100g
连翘 200g	炒芡实 200g	酒女贞子 300g	墨旱莲 300g
丹参 300g	赤芍 200g	白芍 200g	炒枳壳 100g
陈皮 150g	黄芩 100g	鹿角胶 200g	龟甲胶 200g
辅料黄酒 500g	蜂蜜 200g	冰糖 100g	

此处方量为两个月所用膏方剂量，由医院制剂室专门制备成膏方，并区分剂量，每日两次服用，每次 1 包。患者连续服用此膏方，2 个月后复诊，胸闷、气短明显缓解，偶头晕，乏力改善，畏寒减轻。嘱继服此膏方，不适随诊。

● **按语**　中药膏方为"虚证""虚劳"而设，具体而言，主要包括气、血、阴、阳的亏损。"虚证"在现代医学中的应用范畴甚为广泛，一般认为，一切慢性虚损性疾病都可以归属于"虚证"范畴，包括慢性心力衰竭、慢性阻塞性肺病、慢性肠炎、慢性肾功能不全、肿瘤等疾病。凡虚损性证候均属于中医虚劳范畴。

在心力衰竭慢性稳定期的治疗中，长期运用中药大补元气，温阳利水，有较好地减轻症状，改善心脏功能，降低再入院率等方面的作用。心肾两虚，心阳虚，鼓动无力，脉道不充，血行无力，心脉痹阻；肾阳不足，气化无力，人体代谢水平随之下降，胸阳不展、宗气不升则胸闷；阳虚水泛，上凌于心则心慌；肾气不足，失于温煦则肢冷畏寒；阳虚不能鼓动气血上荣头目则头晕。

　　本案中膏方为温阳补肾膏方，为肾气丸、右归丸两方相合。肾气丸又称为八味肾气丸，地黄、薯蓣、山茱萸、茯苓、泽泻、牡丹皮、桂枝、附子组成，温补肾气，兼顾肾阳。右归丸方中以附子、肉桂、鹿角胶为君药，温补肾阳，填精补髓；臣以熟地黄、枸杞子、山茱萸、山药滋阴益肾，养肝补脾；佐以菟丝子补阳益阴，固精缩尿；杜仲补益肝肾，强筋壮骨；当归养血和血，助鹿角胶以补养精血。诸药配合，共奏温补肾阳，填精止遗之功。

九、杂证医案五则

（一）温补肾阳、平冲降逆法治疗经前头痛

董某，女，49岁。

主　　诉　月经前头痛7年。

现 病 史　患者自述7年前无明显诱因出现，怕冷乏力。无胸闷心慌，胸部以下怕冷明显，进餐时多汗，月经色黯有血块，伴小腹疼痛不适，月经量少，经期2～3天，周期23～24天。早餐后易反酸，右手中指，食指酸胀不适，晨起后有僵硬感。近1年月经前3天感巅顶部胀痛不适，近1个月右侧耳鸣，记忆力减退，平素怕冷，纳可，偶失眠，二便调，舌淡苔薄白脉数，血压106/59mmHg，既往否认高血压、糖尿病、高脂血症病史。

中医诊断　经行头痛　脾肾阳虚证

西医诊断　月经不调

治　　法　温补肾阳，平冲降逆。

处　　方

阿胶 11g	艾叶 6g	熟地黄 30g	当归 30g
白芍 15g	川芎 15g	桂枝 20g	肉桂 9g
山萸肉 9g	炮姜 9g	黄芪 30g	淫羊藿 15g
制附子 9g	黄芪 30g	陈皮 12g	补骨脂 15g

水煎服，日1剂，共14剂。

二　　诊　服药后诸症减，患者仍有头痛，眉弓处明显多发于经期前后，受凉后时有，腹部冷痛，腰痛，体力差，乏力，耳鸣较前好转，胃寒，纳眠可，二便调，舌红苔白，脉数。

处　　方　上方加高良姜 15g。

水煎服，日 1 剂，共 21 剂。

后随访症状基本未复发。

● **按语**　经行头痛，是指每次经期或行经前后，出现头痛，经后消失，称之为经行头痛，属于西医学"经前期综合征"的范畴。经行头痛的主要病机：第一，肝郁化火，女子以肝为本，冲脉与肝经关系密切，经行时瘀血下聚，冲脉偏旺，肝气上逆，火随肝气上升，上扰于清窍而发作经行头痛。第二，瘀阻胞宫，七情不遂，肝失条达，气机不降反升，血随气逆，瘀血内留，或正值经期，遇寒饮冷，血为寒凝。足厥阴肝经过巅顶之处，经行时气血下注于胞宫，冲气夹肝经之瘀血上逆，脉络不通，不通则痛，因而经行头痛。第三，血虚不荣，脾胃气虚，化源不足，精血亏虚，经行时精血下注冲任，阴血不足，血不上荣于脑，脑失所养，遂致头痛。

本案治疗时仍以调理冲任、温宫散寒为主要原则。阿胶、艾叶、山萸肉、炮姜、淫羊藿、制附子温冲任，暖胞宫；桂枝、肉桂同用，一温中，一条达，使温阳不郁热；当归、川芎活血通络；熟地黄、补骨脂滋补肾阴，诸药合用，共奏平冲降逆、补肾温阳之功效。二诊时针对小腹冷痛，加高良姜，该药善驱少腹之寒，为妇科良药。

（二）清利湿热，滋阴补肾法治疗前列腺增生

高某，男，80 岁。

主　　诉　尿频，尿急 3 年余。

现 病 史　患者自述有前列腺肥大病史 3 年余，现症见尿频，尿急，尿等待，尿滴沥，余无明显不适，纳可，大便调，小便频数，舌黯，苔黄腻，脉沉细。

中医诊断　癃闭　湿热下注

西医诊断　前列腺肥大

治　　法　清利湿热，滋阴补肾。

处　　方

生地黄 30g	通草 9g	车前子（包）30g	竹叶 9g
甘草 6g	白茅根 30g	熟地黄 15g	瞿麦 30g
冬葵子 15g	王不留行 15g	滑石 15g	淫羊藿 15g
菟丝子 15g			

水煎服，日 1 剂，共 28 剂。

后效果良好，患者制水丸，每次 9g，每天 3 次，长期服用。

● **按语**　前列腺增生是中老年男性人群中的常见病、多发病，常以尿频、尿急、夜尿频多为首发临床表现，目前临床对于该病的治疗，西医仍以手术、药物治疗等为主，各种治疗方法效果不一，且有较大的药物副作用和手术风险。近年来，在前列腺增生的治疗方面，中医已显现出一定的优势。一般来讲，中医认识前列腺增生症，常常从"癃闭"范畴考虑。

癃闭之名，见于《黄帝内经》，书中对癃闭的病位、病机进行了概要的论述。《素问·宣明五气》谓："膀胱不利为癃，不约为遗溺。"《素问·标本病传论》谓："膀胱病小便闭。"《灵枢·本输》云："三焦者……实则闭癃，虚则遗溺，遗溺则补之，闭癃则泻之。"东汉张仲景《伤寒论·太阳病脉证并治》中言："淋家，不可发汗，发汗则必便血。"此处"淋"即为"癃"。明清正式统一"癃闭""闭癃"之病名，并加以区分。如《证治准绳》中记载："闭癃合而言之一病也，分而言之有暴久之殊。盖闭者暴病，为溺闭，点滴不出，俗名小便不通是也；癃者久病，溺癃淋沥，点滴而出，一日数十次或百次。"

癃闭的病因主要有以下几点：第一，湿热蕴结下焦，过食辛辣肥腻，湿热内生，或湿热素盛，下移膀胱，气化不利，小便不通，或尿量极少，而为癃闭。第二，肺热不能肃降，热邪袭肺，肺热气壅，肺失肃降，津液输布失常，水道通调不利，不能下输膀胱；又因热气过盛，下移膀胱，以致上下焦均为热气闭阻，气化不利，而成癃闭。第三，年老久病体虚，年老体弱或久病体虚，肾元亏虚，肾阳不足，命门火衰，气不化水，是以"无阳则阴无以化"，而致尿不得出；或因下焦炽热，日久不愈，耗损津液，以致肾阴亏虚，发为癃闭。

本案中以导赤散为主方，清热利湿，凉而不伤正，温而不助热。白茅根、瞿麦、滑石、冬葵子清膀胱湿热，熟地黄、菟丝子滋阴补肾。

（三）健脾化痰，升补宗气法治疗脑供血不足

韩某，男，75 岁。

主　诉　头晕 20 余年。

现病史 患者自述 20 年前无明显诱因出现头晕，现症见头晕，左侧头痛，自耳部上升至巅顶部，偶耳鸣，纳眠可，大便秘结，小便调。舌质黯，苔薄白，脉弦。

辅助检查 MRA：脑动脉走形僵直，管壁毛糙，颈内动脉 C1 段局限性管腔狭窄，左侧大脑前动脉不均匀。颅脑磁共振：双侧大脑半球缺血变性灶。颈部血管彩超示：左侧颈内动脉狭窄。颈椎 CT 示：C3/4、C4/5、C5/6、C6/7 椎间盘突出、椎管狭窄。

中医诊断 眩晕病 痰瘀阻络证

西医诊断 脑供血不足

治 法 健脾益气，化痰定眩。

处 方

川芎 15g	白芷 9g	生石膏 30g	菊花 12g
茯苓 12g	羌活 12g	白芍 15g	细辛 6g
炒谷稻芽各 15g	陈皮 15g	葛根 30g	磁石 30g

水煎服，日 1 剂，共 14 剂。

二 诊 服药后诸症减，仍偶感头晕，有戴帽感，乏力，舌质黯，苔薄白，脉弦。

处 方 上方加升麻 15g，柴胡 15g。

● **按语** 脑血管意外，包括脑梗死、脑出血等不同疾病，均属于中医学"中风"的范畴。

体重指数超标者易患中风，其原因是肥胖之人多气虚痰湿，气虚影响血液运行，同时体内有痰湿也能造成气血运行不畅，从而使气血功能失调而导致中风。肥者多内热；甘者易中满，过食膏粱厚味，酿痰蕴热，热甚生风，故而引起中风。明代张三锡的《医学六要》中明确提出有中风先兆的人，应"急屏除一切膏粱厚味，鹅、肉、面、酒，肥甘生痰动人之物"。平素过食肥甘厚味，过量饮酒，不仅损伤脾胃，聚湿生痰，内生痰热而导致人体阴阳气血失调，且饱食酗酒，又能生热化火，助阳动风，是诱发中风病最常见的原因。

痰浊在中风的发病过程中起到重要作用，薛教授在临床辨治中风的过程中常将"祛痰"作为重要途径。本案从痰浊出发，以茯苓、陈皮、谷稻芽健脾化痰，川芎、葛根活血化瘀，白芷、菊花清理头目，磁石补肾聪耳。皆知肺为储痰之器，脾为生痰之源，而要治痰，健脾化痰才是最重要的治法。

（四）益气活血，祛湿通络法治疗脑梗死

冯某，女，66岁。

主　诉　多发性、腔隙性脑梗死4年，再发丘脑梗死3月余。

现病史　患者自述4年前无明显诱因出现双下肢活动不利，行颅脑CT检查显示：多发性、腔隙性脑梗死。后予疏血通注射液、阿司匹林等相关药物治疗，并服用相关中药调理。于2012年2月服用中药后突发言语不清，遂就诊于山东省千佛山医院，继予疏通血管、营养神经治疗。现为求进一步治疗来诊。现症见头昏沉、言语不清，双下肢活动不利，周身乏力，口干口苦，偶耳鸣，纳眠可，二便调。舌黯红，苔黄腻，脉细。

既往史　既往高血压病史3~4年。

辅助检查　2010年10月23日行颅脑MRA示：1.双侧颈内动脉虹吸段局限性狭窄；2.双侧大脑前中后动脉硬化改变；3.右侧椎动脉段显示细，颅内段未见显示，考虑狭窄可能性较大。

2011年2月10日行颅脑MRA示：1.脑桥、双侧基底节、双侧卵圆中心腔隙性脑梗死；2.双侧脑室周围脱髓鞘；3.老年性脑萎缩；4.双侧颈内动脉虹吸段局限性狭窄；5.右侧椎动脉颅内段狭窄；6.双侧大脑前中后动脉、双侧颈内动脉虹吸段硬化改变。

2012年3月8日行颅脑CT、颈部CT示：1.左侧颈总动脉起始处及双侧颈总动脉分叉处及双侧颈总动脉虹吸段高/低密度斑块形成并局部管腔变窄；2.左侧椎动脉近段长条形高/低密度斑块形成并局部管腔变窄；3.右侧椎动脉远段闭塞；4.左侧大脑中动脉起始处、左侧大脑后动脉中段、左侧大脑前动脉中段局部管腔狭窄；5.符合脑动脉硬化CT表现。

中医诊断　1.中风-中经络　痰瘀阻络证　　2.眩晕病

西医诊断　1.脑梗死　　2.高血压　　3.脑动脉硬化症

治　法　益气活血，祛湿通络。

处　方　补阳还五汤合桂枝茯苓丸加减

桂枝12g	茯苓30g	桃仁15g	川芎9g
丹皮9g	当归15g	黄芪30g	片姜黄15g
佩兰9g	陈皮12g	大枣6个	生姜3片

水煎服，日1剂，共3剂

后随访患者，3剂中药后患者诸症明显好转，嘱患者中药继服数剂，同时

配合三七通舒胶囊、缬沙坦（代文），后患者复查颅脑 CT 见梗死局灶得以控制，前述症状也明显减轻。

● **按语**　脑梗死是临床常见的心脑血管疾病之一，其高致死率、致残率及复发率等已经引起医学的高度重视。西医学治疗脑梗死方法主要有静脉溶栓、血管内治疗、抗血小板聚集、抗凝、降纤、扩容、神经保护等，虽能一定程度上改善患者症状，但也存在较大的药物毒副作用。

中医认为，脑梗死可归属于"中风"的范畴，其临床辨治可从"中风"的角度来加以认识。突然昏仆、半身不遂、口眼㖞斜以及言语不利等是中风的临床常见症状。中医将中风按照病期分为了急性期、恢复期及后遗症期，按照是否出现神志障碍也分为了中经络和中脏腑。轻者中经络，重者中脏腑。悉数中风的病因病机，无非是在内伤积损的基础上，又遇劳逸适度、饮食失宜、又或情志不遂、气虚邪中，导致脏腑气血阴阳失调，血随气逆，引起肝阳暴张，内风旋动，夹痰夹火，横窜经络，甚或蒙蔽神窍，而见突然昏仆、半身不遂等症。

在本案中，患者因年老体衰，原本有内伤积损的基础，后因饮食、情志、外邪等诱因引起脏腑气血阴阳失调，气血逆乱，引动肝风肝阳，又可夹痰夹火，横窜经络，故见言语不清、双下肢活动不利之症。日久必然气虚血瘀，络阻脉痹，遂有乏力、舌黯、脉细等症，此为气虚血瘀证的典型表现；而至于头昏沉、苔腻，是为有痰湿之象。薛教授因证立法，故施以益气养血，化瘀通络之法，方拟补阳还五汤合桂枝茯苓丸加减化裁。

补阳还五汤出自清代王清任的《医林改错》，是古今中医治疗中风的经典名方。方中重用生黄芪为君药，功擅补益脾胃之气，使气行而血行。当归尾为臣药，可活血祛瘀，养血和营。佐以桃仁、红花，使活血祛瘀，通经止痛；赤芍能活血祛瘀，柔肝缓急；川芎可行气活血，祛瘀通络；地龙意在通经活络、逐瘀止痛。诸药合用，兼顾气血，补中有行，共奏补气活血、化瘀通络之功效。药理研究已证实，补阳还五汤方中黄芪的提取物能扩张血管，改善局部血液循环，还能发挥清除氧自由基、调节机体免疫之功能；当归尾、红花、桃仁、川芎、地龙等活血化瘀类中药有抗血小板聚集、改善血液高黏、高凝状态之功效，从而抑制血栓的形成。

桂枝茯苓丸原方出自《金匮要略》，为后世医家用来活血消癥之主方。方中桂枝性温，味辛，为君药，可温中散寒、祛瘀通络，有较强的补气作用；桃仁可活血化瘀，可助桂枝行瘀滞、化癥结，为臣药；牡丹皮及赤芍性微寒而味苦，共为佐药，能活血化瘀，清热凉血，芍药又可缓急止痛；茯苓亦为佐药，也可作为活血化瘀之要药，其味甘淡，性平，有渗湿健脾以化瘀散结之功效，此外茯苓亦又渗湿健脾化痰，益气生血以扶正之功效。诸药合用，寒温并用，能化瘀血之妄行之血；化中有止，能活血化瘀而无耗伤阴血之弊，祛瘀而不伤正，共奏补气养血，活血化瘀，温经通脉，缓消癥结之功效。现代药理学研究表明，桂枝茯苓丸药物中的活性成分能够改善血液流变，抑制动脉硬化，使内皮依赖性血管舒张增加，从而改善血管内皮的功能障碍，对于减轻中风患者血瘀症状有明显的临床获益。

　　本案运用补阳还五汤合桂枝茯苓丸加减化裁以达益气养血，化瘀通络之效用，同时考虑到夹有痰湿之病理产物，故在拟方之时配伍佩兰、陈皮，以化痰除湿，清涤经络。扶正不使邪留，祛邪勿使正伤，此为薛教授遣方用药之特点。

（五）清热化痰，理气活血法治疗脑血栓

李某，男，51岁。

主　　诉　脑血栓后1月余。

现 病 史　患者自述1月前无明显诱因出现言语不利，就诊于当地医院，诊断为"脑血栓"。现症见言语不利，伴右上肢活动无力，无头晕、头痛，无胸闷、气短，余未诉有明显不适。纳眠可，二便调。舌红，苔黄厚，脉滑数。

既 往 史　既往高血压病史1年余。

查　　体　BP：120/90mmHg。

中医诊断　1.中风–中经络　痰火上扰证　　2.眩晕病

西医诊断　1.脑血栓　　2.高血压

治　　法　清热化痰，理气活血。

处　　方　黄连温胆汤加减

黄连15g	半夏12g	竹茹12g	天竺黄12g
厚朴15g	炒枳实12g	黄芩15g	山栀15g
石菖蒲12g	片姜黄20g	桃仁9g	红花9g

水煎服，日1剂，共14剂

随访患者，患者服用中药尽剂后病情已明显好转，巩固数剂，后不复诊。

● **按语** 脑血栓为临床常见的脑血管疾病，常好发于中老年人群，西医学认为，脑动脉粥样硬化、斑块破裂后血栓形成是脑血栓发病的主要特征，以引起局部脑组织缺血缺氧坏死为终末结局。临床常以视力减退、言语不清、肢体偏瘫等为主要症状表现，老年脑血栓患者在临床中具有较高的发病风险，且脑血栓患者发病后往往会遗留一定程度的并发症，值得引起人们的重视。中医药对脑血栓的研究已经积累了数千年的经验，具有其独特的优势与特色。实践证明，中医药治疗脑血栓患者不仅安全有效，毒副作用较少，而且充分发挥了其整体调理、多途径、多环节、多靶点的优势，近年来已成为治疗脑血栓一类疾病的中坚力量。中医认为，脑血栓患者因其临床具有的猝然昏仆、半身不遂、口眼歪斜、语言不利等症状，故可从"中风""卒中"等角度来加以认识。一般来讲，脑血栓的形成多系本虚标实之证，且多以气阴两虚为主，兼由瘀血为患，多因机体阴阳失衡、脏腑功能失调、气虚血瘀、风痰阻络而发病。临床中，中医辨治脑血栓患者也常从益气、活血、化痰、通络等角度来加以治疗。

本案中患者出现言语不利、伴右上肢活动无力之症是为脑血栓的典型症状，舌红、苔黄厚、脉滑数俱为痰火之象，故可辨为痰火上扰之证。薛教授在辨病与辨证相结合的基础上，拟用黄连温胆汤加减化裁。黄连温胆汤出自清代陆廷珍的《六因条辨》，此方由温胆汤加味黄连而来，为后世治疗痰火扰心之证的经典名方。原方中黄连性寒，味苦，归心、脾、胃、胆、大肠经，有清热燥湿之功效；枳实性微寒，味苦、辛、酸，归脾、胃经，可破气消积，化痰散痞；竹茹味甘，性微寒，归肺、胃、心、胆经，可清热和胃，化痰止呕；橘红味辛、苦，性温，入肺、脾经，可健脾和胃，理气化痰；半夏辛温，有毒，归脾、胃、肺经，能降逆和胃，化痰散结；茯苓味甘、淡，性平，归心、脾、肾经，可宁心安神，健脾利湿；生姜味辛，性微温，归肺、脾经，可止咳化痰，温中止呕；炙甘草味甘，性平，归心、肺、脾、胃经，可益气健脾，调和诸药；生姜、大枣益脾和胃，安神养血，补中益气，以绝生痰之源。诸药合用，可共奏理气化痰、清热燥湿、健脾和胃之功效。

本案处方是在黄连温胆汤的基础上酌加厚朴、炒枳实以加强其行气专力，黄芩、山栀有清热泻火之专长，石菖蒲、天竺黄有清热化痰之妙用，片姜黄、桃仁、红花活血不留瘀，以杜绝血栓之形成。此方当中，清热、泻火、理气、化痰、化瘀皆已兼顾，药专力宏，实为一剂治疗脑血栓类疾病的效验良方。

参考文献

[1] 李成文. 中医各家学说 [M]. 上海：上海科学技术出版社，2014.

[2] 赵献可. 医贯 [M]. 北京：人民卫生出版社，2005.

[3] 郑钦安. 医理真传 [M]. 北京：中国中医药出版社，1993.

[4] 龚廷贤. 寿世保元 [M]. 上海：上海科学技术出版社，1989.

[5] 朱丹溪. 金匮钩玄 [M]. 北京：中国中医药出版社，2008.

[6] 朱丹溪. 格致余论 [M]. 北京：中国中医药出版社，2008.

[7] 张仲景. 金匮要略 [M]. 北京：人民卫生出版社，2009.

[8] 郭姣. 中医营养治疗学 [M]. 北京：人民卫生出版社，2009.

[9] 张锡纯. 医学衷中参西录 [M]. 石家庄：河北人民出版社，1974.

[10] 鞠俊莲，鞠宝兆. 《内经》有关心悸的理论探析 [J]. 辽宁中医药大学学报，2011，13（6）：69-70.

[11] 卢正华，王凤荣. 《伤寒论》心悸辨治探析 [J]. 辽宁中医杂志，2015，42（6）：1219-1220.

[12] 关晓宇，庞敏，石岩. 巢元方论心悸之因机思想浅析 [J]. 江苏中医药，2016，48（6）：11-12.

[13] 韩一龙，李京玉. 浅谈成无己的《伤寒明理论》[J]. 时珍国医国药，2005（10）：1050-1051.

[14] 刘晓庄. 严用和气机理论及调气思想初探 [J]. 中医杂志，1993（1）：11-13+4.

[15] 吴焕林，周文斌. 邓铁涛教授治疗心悸（心律失常）临床经验 [J]. 中医药信息，2005（5）：60-61.

[16] 韩景辉. 国医大师李振华教授异病同治思想 [J]. 中医研究，2012，25（12）：43-45.

[17] 倪淑芳，张军平. 阮士怡教授基于整体观辨证心血管疾病临床经验撷萃 [J]. 天津中医药，2010，27（5）：356-357.

[18] 王昀，颜乾麟，孔令越. 颜德馨教授应用温阳法治疗心血管疾病经验介绍

[J]. 新中医, 2005 (12): 17-18.

[19] 朱凌云, 秦嫣. 张镜人膏方调治心血管疾病精要 [J]. 上海中医药杂志, 2008, (11): 23-24.

[20] 周燕青, 张国英. 关于"瘀热"与快速型心律失常发病探析 [J]. 中医药学报, 2002 (5): 7-9.

[21] 刘宗莲, 徐淑文. 陈鼎祺辨治心律失常经验 [J]. 中国中医基础学杂志, 2007 (6): 467-468.

[22] 严冬. 李七一教授辨证治疗心悸经验 [J]. 南京中医药大学学报, 2011, 27 (6): 579-581.

[23] 王继光, 吕高虹. 苦参总黄酮抗实验性心律失常作用的研究 [J]. 中药药理与临床, 2001 (5): 13-14.

[24] 苗维纳, 沈映君, 曾晓荣, 等. 葛根素对豚鼠心室肌细胞钾离子通道的影响 [J]. 中国应用生理学杂志, 2002 (2): 52-55.

[25] 吴焕林, 周文斌. 邓铁涛教授治疗心悸(心律失常)临床经验 [J]. 中医药信息, 2005 (5): 60-61.

[26] 周玲凤. 国医大师朱良春教授治疗心悸经验 [J]. 中医研究, 2011, 24 (7): 64-65.

[27] 朱凌云, 秦嫣. 张镜人膏方调治心血管疾病精要 [J]. 上海中医药杂志, 2008, 42 (11): 23-24.

[28] 王永安, 薛一涛. 中医治疗冠心病 [M]. 济南: 山东科学技术出版社, 1995.

[29] 王阶. 中医心血管疾病医案荟萃 [M]. 北京: 人民卫生出版社, 2012.

[30] 乔冬卉, 薛一涛. 薛一涛教授应用当归六黄汤治疗心悸验案举隅 [J]. 亚太传统医学, 2019, 15 (9): 91-92.

[31] 姜泽丰, 薛一涛, 宋琳琳. 薛一涛补中益气汤加减治疗胸痹两则 [J]. 世界最新医学信息文摘, 2019, 19 (86): 202.

[32] 乔冬卉, 薛一涛. 薛一涛教授应用乌梅丸治疗心系疾病经验 [J]. 世界最新医学信息文摘, 2019, 19 (61): 229.

[33] 张蕾, 薛一涛. 薛一涛教授运用心神共调法治疗心系疾病经验总结 [J]. 中国民族民间医药, 2016, 25 (17): 60-61.

[34] 赵营, 王宁, 薛一涛. 薛一涛运用"和法"治疗胸痹气滞血瘀证验案 2 则 [J]. 江西中医药, 2016, 47 (8): 30-31.

[35] 姜永浩, 薛一涛. 薛一涛运用清上温下法治疗阵发性房颤经验 [J]. 山东中医药大学学报, 2016, 40（4）: 352-354.

[36] 石衍梅, 张庆蕊, 段佳均, 等. 基于中医传承辅助平台（V2.5）软件的《伤寒论》方剂组方用药规律分析 [J]. 中国药房, 2016, 27（16）: 2296-2298.

[37] 段佳均, 薛一涛. 膏方治疗扩张性心肌病验案 1 则 [J]. 中医药临床杂志, 2016, 28（5）: 661-662.

[38] 赵营, 王宁, 高永贵, 等. 薛一涛教授运用补法治疗眩晕验案举隅 [J]. 医话医案, 2016, 25（8）: 36-37.

[39] 石衍梅, 段佳均, 张庆蕊, 等. 薛一涛教授从"气有余便是火"辨治心律失常验案一则 [J]. 中国民族民间医药, 2016, 25（6）: 70-71.

[40] 曹海传, 贾海龙, 薛一涛. 薛一涛教授应用四逆丹参失笑汤合治胸痹举隅 [J]. 四川中医, 2015, 33（4）: 90-91.

[41] 高洪帅, 薛一涛. 薛一涛应用当归六黄汤治疗阴虚火旺型心悸经验 [J]. 江西中医药, 2015, 46（5）: 51-52.

[42] 陈瑞雪. 温阳利水法治疗慢性心衰 1 例报道 [J]. 中国民族民间医药, 2015, 24（10）: 37.

[43] 陈瑞雪, 薛一涛. 五运六气与乌梅丸结合, 寒热错杂 - 异病同治 [J]. 实用中医内科杂志, 2016, 30（1）: 51-52.

[44] 刘鹏, 薛一涛, 吴彤. 薛一涛据"凡十一脏取决于胆"广泛应用小柴胡汤 [J]. 实用中医内科杂志, 2014, 28（10）: 11-12.

[45] 贾海龙, 孙莹莹, 穆林英, 等. 薛一涛教授从少阳经论治心系疾病举隅 [J]. 中医药导报, 2014, 20（13）: 99-100.

[46] 王友娟, 李虹, 薛一涛, 等. 补肾在心脑同治中的重要作用初探 [J]. 湖南中医杂志, 2014, 30（12）: 117-118.

[47] 中国心血管健康与疾病报告编写组. 中国心血管健康与疾病报告 2020 概要 [J]. 中国循环杂志, 2021, 36（6）: 521-545.